PAVILLON DE CHIRURGIE

DES ASILES PUBLICS D'ALIÉNÉS DU DÉPARTEMENT DE LA SEINE

1, RUE CABANIS, PARIS

CHIRURGIE DES ALIÉNÉS

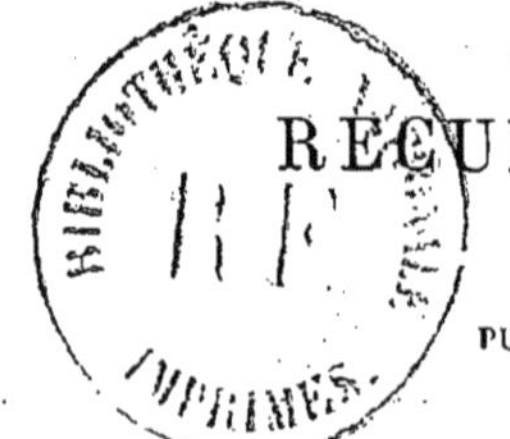

RECUEIL DE TRAVAUX

PUBLIÉS SOUS LA DIRECTION DE

Lucien PICQUÉ
CHIRURGIEN DE L'HOPITAL BICHAT
MEMBRE DE LA SOCIÉTÉ DE CHIRURGIE
CHIRURGIEN EN CHEF DES ASILES
DE LA SEINE

Jules DAGONET
MÉDECIN EN CHEF
A L'ASILE CLINIQUE SAINTE-ANNE
DIRECTEUR DES LABORATOIRES DU PAVILLON
DE CHIRURGIE

TOME PREMIER

ANNÉE 1901

PARIS
MASSON ET CIE, ÉDITEURS
LIBRAIRES DE L'ACADÉMIE DE MÉDECINE
120, BOULEVARD SAINT-GERMAIN, 120

1901

CHIRURGIE DES ALIÉNÉS

—

ANNÉE 1901

CORBEIL. — IMPRIMERIE ÉD. CRÉTÉ

PAVILLON DE CHIRURGIE

DES ASILES PUBLICS D'ALIÉNÉS DU DÉPARTEMENT DE LA SEINE

1, RUE CABANIS, PARIS

CHIRURGIE DES ALIÉNÉS

RECUEIL DE TRAVAUX

PUBLIÉS SOUS LA DIRECTION DE

Lucien PICQUÉ

CHIRURGIEN DE L'HOPITAL BICHAT
MEMBRE DE LA SOCIÉTÉ DE CHIRURGIE
CHIRURGIEN EN CHEF DES ASILES
DE LA SEINE

Jules DAGONET

MÉDECIN EN CHEF
A L'ASILE CLINIQUE SAINTE-ANNE
DIRECTEUR DES LABORATOIRES DU PAVILLON
DE CHIRURGIE

TOME PREMIER

ANNÉE 1901

PARIS

MASSON ET CIE, ÉDITEURS

LIBRAIRES DE L'ACADÉMIE DE MÉDECINE

120, BOULEVARD SAINT-GERMAIN, 120

1901

AVANT-PROPOS

La loi de 1838 a fixé dans notre pays le régime des aliénés.

Dans l'esprit du législateur l'aliéné était un incurable dont la vie sociale était terminée. Son internement était surtout un moyen de protection pour la société à laquelle ce dernier pouvait nuire.

Ce sera l'honneur des médecins de notre pays de s'être appliqués au traitement des aliénés en les assimilant aux autres malades et d'avoir une fois de plus précédé les autres pays sur le terrain de la psychiatrie, en créant l'école française de la médecine mentale qui a tenu longtemps, et tient encore près des écoles étrangères, une place prépondérante, grâce aux hommes éminents qui l'ont représentée depuis le commencement du siècle et grâce aussi à ceux qui la représentent encore.

Qu'il suffise de rappeler les noms de Pinel, Esquirol, Parchappe, Morel, Foville, Falret, Baillarger, Dagonet, Magnan, Joffroy, Bourneville et tant d'autres que je ne puis citer mais dont les travaux sont connus du monde entier.

Dans l'esprit des hommes illustres dont je viens de rappeler les noms, l'aliéné n'est plus un fardeau ni pour la société ni pour la famille.

C'est un malade qui a droit comme tous les autres de bénéficier de toutes les ressources de la thérapeutique, mais un malade d'un caractère spécial, que l'on interne tant que sa guérison n'est pas complète et qu'il peut être une cause de trouble ou de danger pour la société.

Sa vie sociale n'est terminée qu'autant qu'il est devenu incurable et tous nos efforts doivent tendre à le traiter efficacement dès le début de sa maladie, pour le rendre par la suite guéri à la société.

Le courant d'opinion qu'ils ont ainsi provoqué dans le traitement des aliénés a eu une importante répercussion sur le mode d'hospitalisation des malades, sur le régime de liberté de l'aliéné qui prend chaque jour plus d'extension à l'intérieur de l'asile.

L'asile prison du législateur de 1838 est devenu, de nos jours, un hôpital de traitement, et c'est ainsi que le problème posé par les médecins aliénistes a reçu sa solution dans notre pays.

On s'est même appliqué dans notre pays à varier le mode d'hospitalisation selon les formes de l'aliénation mentale.

C'est ainsi qu'on a créé des asiles colonies dont le type est à Vaucluse (Seine-et-Oise) et des colonies familiales où l'aliéné est directement placé en traitement dans la famille, comme à Dun-sur-Auron (Cher) où le conseil général de la Seine et l'administration ont fait un essai si heureusement suivi de succès, grâce au dévouement de M. le Dr Marie, notre distingué collègue des asiles.

On peut dire que l'hospitalisation des aliénés en France est en voie de transformation complète, grâce au personnel médical qui a posé le principe des réformes, grâce à l'esprit éclairé du conseil général et de l'administration qui n'ont ménagé jusqu'ici ni leur dévouement ni leur concours financier.

Je suis heureux de reconnaître qu'ils ont puissamment aidé le corps médical dans cette voie des réformes, et que l'évolution administrative a suivi de près l'évolution scientifique.

L'organisation de l'assistance chirurgicale dans les asiles semblait devoir être la conséquence logique du courant d'opinion et d'idées qui s'était fait jour en France depuis un demi-siècle sur le traitement des aliénés.

Il pouvait paraître naturel, puisqu'on avait admis que l'aliéné était un malade et méritait l'attention des médecins au point de vue médical, qu'un service de chirurgie fût placé au centre d'une population de 7000 malades et même de 14000, si l'on ajoute au premier de ces chiffres, celui de 7000 aliénés parisiens qui, faute de place dans les asiles de Paris, sont mis en traitement dans les départements.

Or ce fut cependant le pas le plus difficile à franchir, car rien n'avait été fait dans cette voie, et il me fallut quinze ans pour arriver à faire accepter chez les aliénés le principe de l'intervention chirurgicale.

Depuis l'époque lointaine où je fus chargé du service de chirurgie dans les asiles, j'étais astreint par les idées courantes à une pratique des plus restreintes et qui ne ressemblait en rien à notre pratique des hôpitaux de Paris.

Certes, je pratiquai depuis le début les opérations d'extrême urgence, celles motivées par des lésions pouvant menacer l'existence *à brève échéance* (plaies d'artères, hernies étranglées, suffocations, suppurations superficielles).

Quant aux opérations non urgentes, il ne pouvait pas en être question.

La chirurgie des tumeurs, la chirurgie orthopédique échappaient à notre action.

Combien j'ai vu de malades se lamenter pendant des années à l'occasion de difformités pénibles à supporter au point de vue esthétique ou fonctionnel, et qui auraient si bien pu bénéficier de l'action chirurgicale.

Enfin la chirurgie viscérale venait de naître et de se développer dans tous les pays. Nous savions qu'il existait du côté du foie, de l'estomac, de l'intestin, des organes génitaux de la femme, des affections pouvant menacer la vie rapidement et que désormais nous pouvions guérir. Nos statistiques étaient là pour le prouver. Nous obtenions de beaux succès dans nos services d'hôpitaux et nous ne pouvions rien tenter pour nos aliénés.

Cette nouvelle chirurgie date d'hier, à la vérité, et c'est là certes l'excuse des hommes qui nous ont précédé de n'avoir pas brisé plus tôt les obstacles contre lesquels venait se heurter la chirurgie des aliénés.

On verra dans le cours de ce volume quels ont été ces obstacles, faits de préjugés, de doctrines scientifiques erronées, de tendances opératoires abusives.

Je ne puis les énumérer toutes ici. L'argument légal tiré de l'état de l'aliéné est celui dont je me suis tout d'abord occupé ; et j'ai fait régler d'abord par l'administration, puis par une commission spéciale de la société de médecine légale devant laquelle j'avais porté la question, les conditions dans lesquelles la chirurgie pouvait désormais s'exercer chez les aliénés.

La doctrine des psychoses post-opératoire constituait au point de vue scientifique le plus grand obstacle à l'essor de cette chirurgie. J'entrepris sa réfutation dans une communication faite à la société de chirurgie en 1898 et qui donna lieu à une longue discussion ou nos collègues acceptèrent mes conclusions.

Quelques mois après, la question était de nouveau posée

devant le congrès des médecins aliénistes à Angers, et cette doctrine qui, pendant près d'un demi-siècle, avait entravé la chirurgie des aliénés, fut définitivement abandonnée.

De nouveau la chirurgie devait être compromise par quelques doctrinaires audacieux qui, en Amérique, avaient entrepris le traitement systématique de la folie par l'instrument tranchant : comme il arrive souvent, la réaction vint à dépasser le but et l'on ne tarda pas à tomber dans un excès contraire : la chirurgie faillit être à jamais proscrite dans les asiles.

Pour sauvegarder l'assistance chirurgicale des aliénés de la défiance légitime qu'elle avait fait naître, il fallait la replacer sur son véritable terrain jusqu'alors méconnu du plus grand nombre, c'est-à-dire sur celui de la chirurgie ordinaire, en lui enlevant son caractère doctrinal et lui restituant son rôle humanitaire.

C'est la conception que je me suis appliqué à faire prévaloir dans tous mes rapports au Préfet de la Seine depuis 1892 et dans mes divers écrits.

Assimiler l'aliéné à un malade ordinaire, comme l'avaient fait les médecins ; l'opérer comme on le ferait s'il était libre, en s'appuyant sur les indications ordinaires de la chirurgie et sans se préoccuper autrement de son état mental que pour lui éviter certaines opérations qui pourraient aggraver son état, tel doit être le rôle du chirurgien dans les asiles, et je me suis efforcé d'établir quels rapports devaient exister à l'asile, entre lui et les médecins aliénistes, pour rendre cette chirurgie utile et surtout pour l'empêcher d'aggraver l'état mental des malades.

Cette conception devait, par contre, rendre plus facile la solution de la question légale précédemment fixée par moi devant la société de médecine légale.

Aujourd'hui la partie est gagnée et je suis heureux de dire que l'administration, le conseil de surveillance, le conseil général et tous mes collègues m'ont prêté, dans cette longue campagne, le concours le plus libéral, le plus bienveillant et le plus généreux.

Dès que la question a été mûre, au point de vue scientifique et légal, je n'ai trouvé que des encouragements partout et tous les efforts ont abouti à la construction d'un pavillon central de chirurgie à l'asile Sainte-Anne, destiné à recevoir tous les malades parisiens, qu'ils soient hospitalisés dans le département de la Seine ou en province.

Ce pavillon représente donc le succès des idées que je défends depuis bien longtemps et en est comme la consécration.

Le succès même a de beaucoup dépassé mes espérances, car le congrès d'assistance tenu à Paris en août 1900, a émis le vœu qu'un essai de ce genre soit tenté dans tous les départements français.

J'espère donc que d'ici peu tous les aliénés de France pourront bénéficier de l'action bienfaisante de la chirurgie.

Je tiens particulièrement à associer à mon œuvre, au point de vue scientifique, les noms de mes collègues et amis Febvré, Briand et Dagonet.

M. le Dr Febvré, de Ville-Évrard, m'a le premier ouvert libéralement son service pour y installer un service « d'observation gynécologique. »

Grâce à lui, j'ai pu recueillir une série d'observations importantes qui ont servi de base au long travail présenté de concert avec lui à la Société de chirurgie : depuis lors nous poursuivons ensemble ces études.

Depuis longtemps déjà mon ami Briand m'avait ouvert son service de Villejuif, au point de vue de la chirurgie générale, et m'avait permis de constituer des documents importants qui ont été le point de départ de ma communication sur les psychoses post-opératiores.

Au point de vue administratif, je suis tout particulièrement heureux de rendre un hommage mérité à M. Leroux, l'éminent directeur des affaires départementales, dont l'initiative et le dévouement ont fait aboutir si heureusement le projet de construction du pavillon. A M. Pelletier, inspecteur général et chef du service des aliénés, dont les conseils et la grande expérience m'ont été si précieux, j'adresse tous mes remerciements.

M. le Dr Thulié et M. André Lefèvre ont présenté, l'un à la commission de surveillance, l'autre au conseil général, une étude très approfondie en faveur de la chirurgie dans les asiles, et ont fait adopter par leurs collègues le projet présenté par M. Leroux. Je les remercie de tout cœur de s'être associés à mes études et de les avoir défendues avec autant de conviction que de talent. Ils sont bien, avec M. Leroux, les vrais fondateurs du pavillon.

M. Perronne, l'architecte distingué du département, a mis tout son talent dans son projet du pavillon : il a voulu que son œuvre fût tout à la fois simple, élégante et bien coordonnée, et pour qu'elle soit bien adaptée aux exigences actuelles de la chirurgie, il a bien voulu m'associer à son œuvre, ainsi que M. Dagonet pour l'installation des services scientifiques. Son œuvre est à la fois parfaite au point de vue architectural et chirurgical.

M. Dagonet, très au courant des questions relatives à l'installation et à l'outillage des laboratoires, nous a rendu, sur ce rapport, les plus grands services.

Ses conseils et son dévouement de tous les instants nous ont permis de perfectionner l'œuvre dans les moindres détails. Mais sa grande expérience nous a été également très utile au point de vue de la distribution générale du pavillon et de la division méthodique des services.

Notre ami M. Bardy, pharmacien de la ville, a bien voulu nous aider de ses conseils dans l'organisation du service du pansement. Nous l'en remercions vivement.

En terminant, je ne veux pas oublier Mme Félix, le type accompli de la surveillante laïque, qui m'a suivi depuis de longues années dans tous les services où j'ai passé et m'a donné, depuis, la preuve quotidienne de son activité, de son intelligence et de son dévouement. Les services qu'elle nous a rendus au pavillon montrent que je n'avais pas trop compté sur son expérience des services de la désinfection, des pansements et des instruments.

Le pavillon est sur le point de fonctionner.

Il importe maintenant de justifier l'importance scientifique de la chirurgie des aliénés. Il faut qu'une œuvre utile et durable sorte de cette magnifique installation. J'y appliquerai toute mon ardeur scientifique.

Les services scientifiques (histologie, bactériologie, chimie), qui ont dans le pavillon une si grande importance, ont été confiés par moi à des hommes dont les titres scientifiques, le dévouement à mes idées, et leur amitié personnelle, sont les garants de l'activité qu'ils sauront leur imprimer.

Je tiens à remercier d'avance M. Dagonet, médecin en chef à Sainte-Anne, M. Macé, chef de clinique à la Faculté et chef de laboratoire à l'hôpital Bichat, M. André, pharmacien de 1re classe, de leur inestimable concours.

Nous nous proposons de publier chaque année un volume des travaux du pavillon, qui comprendra mes travaux personnels, ceux de mes élèves, les tableaux statistiques de l'année et le mouvement de chaque laboratoire.

Le premier volume contient tous les travaux déjà publiés et qui ont abouti au projet de construction du pavillon. Il représente en quelque sorte l'histoire scientifique du pavillon.

Nous devons beaucoup, pour la publication de ce volume, au regretté M. Georges Masson ainsi qu'à ses successeurs, chez lesquels j'ai rencontré les traditions d'obligeance et d'amabilité de la maison. Je suis heureux de les en remercier.

Notre élève Mallet, interne des asiles, a bien voulu se charger des fonctions de secrétaire de la rédaction. Nous lui adressons nos affectueux remerciements.

Lucien PICQUÉ.

Nota. — Ce premier volume contient tous les articles et communications que j'ai publiés en vue de définir la chirurgie des aliénés, telle que je la comprends et d'arriver à la réalisation pratique de l'assistance chirurgicale des aliénés. J'ai été amené à poser la question sur différents terrains, soit dans la presse médicale, soit dans les sociétés savantes exclusivement chirurgicales ou médicales. Dans ces conditions il m'est arrivé de reprendre plusieurs fois les mêmes arguments et parfois dans les mêmes termes. Aussi le lecteur pourra-t-il retrouver, dans des articles différents, les mêmes arguments.

DE

L'ASSISTANCE CHIRURGICALE

DES ALIÉNÉS

DANS LES ASILES PUBLICS DU DÉPARTEMENT DE LA SEINE (1)

PAR

M. Lucien PICQUÉ

INTRODUCTION

C'est une constatation bien réconfortante en ce temps-ci que de voir se multiplier et se perfectionner partout les œuvres d'assistance, et ce ne sera pas l'un des moindres titres de notre époque à la reconnaissance des générations à venir, que cette union de tous les hommes publics, administrateurs et hommes politiques, qui, sans distinction d'opinion et dans un même élan de fraternité, viennent se prêter un mutuel concours quand il s'agit d'améliorer le sort des malheureux et des déshérités. Je me propose de faire connaître aux lecteurs de cette revue une œuvre intéressante entre toutes, l'Assistance chirurgicale des aliénés, ainsi que l'organisation du service de chirurgie dans les asiles, organisation qui permet de pratiquer cette assistance dans des conditions convenables et fait le plus grand honneur à l'administration préfectorale qui l'a préparée, ainsi qu'au Conseil général de la Seine qui a étudié la question avec le plus grand soin, y a donné son adhésion la plus complète et en a amené la réalisation rapide.

(1) Extrait de la *Revue philanthropique*, 10 décembre 1899.

Assister les aliénés au point de vue chirurgical, c'est-à-dire les opérer quand ils présentent une affection chirurgicale, paraît *a priori* la chose la plus simple. Nous verrons cependant, dans le cours de cet exposé, à quels obstacles est venu se heurter pendant un demi-siècle, jusqu'au principe même de cette assistance.

Le Conseil général et l'administration, composés d'hommes vraiment compétents et animés du meilleur esprit, ont su faire bon marché des préjugés anciens et des obstacles divers qui se sont opposés de tout temps à l'assistance chirurgicale des aliénés, et tenant compte, d'autre part, des progrès scientifiques les plus récents obtenus sur le terrain de la chirurgie spéciale des aliénés, ils viennent de doter les asiles d'aliénés du département de la Seine de l'outillage qui leur faisait absolument défaut. Le Conseil général de la Seine aura favorisé de la sorte par ses libéralités l'extension de la chirurgie sur ce terrain nouveau et créé en quelque sorte, au grand bénéfice de nos aliénés, un domaine scientifique que nous aurons le devoir de féconder dans l'avenir.

En même temps qu'ils ont fait une œuvre philanthropique, ils ont donc réalisé un réel progrès scientifique qui nous donne, du coup, sur ce terrain, une avance considérable sur les autres pays.

I

HISTORIQUE.

1re période : Obstacles divers à la chirurgie des aliénés. — 2e période, 1re phase : Psychoses post-opératoires. — 2e phase : Écoles différentes. — Résultats obtenus dans le traitement des aliénés.

Sous ce titre, nous comprenons l'étude des faits scientifiques qui ont favorisé l'évolution des idées dans ce domaine spécial, mais nous devons, en outre, faire une place importante aux arguments qu'on a opposés depuis longtemps à la pratique des opérations chirurgicales chez les aliénés.

Parmi ces arguments, il en est de directs, qui touchent spécialement aux aliénés : ils sont d'ordre sentimental, légal ou administratif.

Il en est d'autres qui sont d'ordre purement scientifique, et dont l'étude doit servir en quelque sorte de préface à la chirurgie, telle que nous la concevons aujourd'hui, car ils ont exercé sur elle une action réelle, bien qu'indirecte.

La mise en lumière de ces derniers qu'on a opposés sans relâche depuis vingt ans à la chirurgie des aliénés, et l'étude des faits sur lesquels nous pouvons aujourd'hui baser cette chirurgie, nous montreront, mieux encore qu'en les envisageant à part, l'évolution des idées dans la question si délicate que nous nous proposons d'exposer ici.

Ainsi se trouvera complétée l'histoire scientifique de cette chirurgie spéciale, ou plus exactement des rapports de la chirurgie avec l'aliénation mentale.

Si, dès lors, nous tenons compte des éléments qui précèdent, l'histoire de la chirurgie des aliénés doit comprendre deux périodes qui, en réalité, empiètent l'une sur l'autre, mais que nous tenons à séparer pour la clarté du sujet.

I. *Première période, ou période pré-scientifique.* — On peut en fixer le début en 1838, époque à laquelle a été promulguée la loi sur le régime des aliénés. Elle s'étend presque jusqu'à nos jours. C'est la période des obstacles directs à la pratique chirurgicale. A cette époque la chirurgie spéciale des aliénés n'existe pas et l'étude des circonstances que nous allons étudier va nous montrer pourquoi : Le législateur de 1838, s'inspirant des idées de l'époque, considérait surtout l'internement de l'aliéné comme un moyen de protection pour la société à laquelle ce dernier pouvait nuire. Dans son esprit, l'aliéné était un incurable, sa vie sociale était terminée.

Intervenir chez un aliéné constituait pour beaucoup une œuvre stérile, et pour certains un acte blâmable.

C'est l'argument sentimental basé sur une erreur scientifique qui a retenu pendant longtemps la main du chirurgien. On comprend bien pourquoi on hésitait autrefois à soigner chirurgicalement des malades qu'on considérait comme un fardeau pour leur famille et la société.

Or ce sera l'honneur des médecins de notre pays de s'être appliqués à transformer les asiles-prisons du législateur de

1838 en véritables hôpitaux, où l'on tend à hospitaliser de plus en plus les aliénés au début de leur maladie, pour les traiter plus efficacement et les rendre par la suite guéris à la société. A l'heure actuelle, l'aliéné est heureusement considéré comme un malade qui a le droit de bénéficier de toutes les ressources de la thérapeutique.

Situation légale de l'aliéné. — Mais si l'aliéné doit être traité comme un malade, il n'en est pas moins vrai qu'il se présente au chirurgien comme un malade d'une nature particulière.

Dès son entrée à l'asile et par cela même qu'il est interné, il tombe sous le coup de la loi de 1838. Il devient mineur : la loi lui retire ses droits civils ; il ne pourra désormais ni tester ni signer un acte quelconque pouvant engager sa fortune ou celle de ses descendants.

Peut-on, en conséquence, lui imposer une intervention chirurgicale qui, dans les conditions normales, nécessite l'acquiescement soit écrit, soit verbal du malade ? L'aliéné n'étant pas *compos sui*, ne peut être considéré comme susceptible de donner son consentement légitime. Le désir même qu'il peut exprimer de subir une opération doit être tenu pour suspect. Aussi beaucoup se sont appuyés sur ce fait pour réfuter le principe même de l'intervention chez l'aliéné. Voilà l'obstacle légal. Nous verrons plus loin combien cette conclusion est excessive et ce qu'on peut faire sur ce terrain délicat pour ménager les intérêts réels des malades.

Absence d'installation chirurgicale. — C'est l'argument d'ordre administratif. Jusqu'à présent, nos asiles ont été absolument dépourvus de toute installation chirurgicale.

Et ce fut, pendant cette première période, l'obstacle matériel principal à la pratique de la chirurgie chez les aliénés. De plus, le principe même de cette chirurgie étant contesté par la plupart, aucun progrès n'était possible dans cette voie.

Il faut bien dire que la situation est la même à l'étranger au point de vue matériel. En Angleterre et en Écosse, il n'existe aucune installation dans les asiles. Moi-même, j'ai visité un certain nombre d'asiles en Allemagne, et principalement dans le Wurtemberg. Je n'ai trouvé qu'une toute petite salle dans le bel asile de Tubingue, dirigé par Sœmerling. J'ai d'ailleurs interrogé plusieurs aliénistes distingués sur cette question de l'intervention chez les aliénés. Jusqu'à présent leur attention ne semble pas avoir été attirée de ce côté.

Voilà les arguments qui ont toujours été opposés à la chirurgie des aliénés pendant cette période. Ce sont les arguments que j'ai appelés directs, et qui, jusqu'à ces derniers temps, ont été mis en avant pour faire échec à l'assistance chirurgicale des aliénés.

II. *Deuxième période.* — La *deuxième période* commence en 1865, c'est à ce moment que la chirurgie des aliénés entre dans une phase scientifique. En réalité, elle n'existe pas encore, les arguments qu'on lui a opposés et que nous avons développés plus haut continueront à lui faire obstacle; mais on va, à partir de cette époque, lui en opposer d'ordre scientifique, et ce n'est que beaucoup plus tard qu'elle finira par vaincre ce nouvel et dernier obstacle, de beaucoup le plus redoutable.

Aussi subdiviserons-nous cette période en deux phases :

La première ne lui appartient donc pas en propre : c'est la phase des obstacles d'ordre scientifique que la chirurgie des aliénés va rencontrer sur sa route, qui ne lui sont pas directement destinés, mais qui vont encore la paralyser pendant de longues années.

Commencée en 1865, elle va s'étendre jusqu'à nos jours. Elle offre à considérer tous les faits qui démontrent chez les malades non aliénés la production de troubles psychiques à la suite d'une opération chirurgicale et qui tendent en conséquence à établir la responsabilité de cette dernière.

Le premier en date est celui de Courty, qui signale en 1865 l'apparition d'un accès de manie aiguë à la suite d'une opération pratiquée sur l'abdomen : cette dernière fut naturellement déclarée responsable du trouble cérébral.

Cette observation venait à propos favoriser le courant d'opinion qui tendait à se produire à cette époque contre l'extension croissante de la chirurgie : aussi provoqua-t-elle, à l'étranger surtout, la production d'une quantité considérable de mémoires, de même qu'elle souleva dans les sociétés savantes d'importantes discussions. Partout, en Angleterre, en Allemagne et en Amérique, on s'appliqua à constituer un dossier de ces faits. J'ai montré ailleurs que les observations manquaient souvent de rigueur scientifique et que les mémoires publiés sur cette question, depuis une vingtaine d'années, semblaient plutôt écrits par des psychologues que par des médecins, et parfois dans un esprit de justice et de sincérité contestables. Certains de ces mémoires sont des plaidoyers contre l'extension croissante de la chirurgie.

Quoi qu'il en soit, cette campagne exclusivement dirigée contre la chirurgie générale ne put réussir à arrêter l'essor de cette dernière; mais, par contre, elle eut sur la chirurgie des aliénés la plus fâcheuse répercussion et la paralysa pendant de longues années. Il est certain que les faits publiés de folie survenue après des opérations chirurgicales ou psychoses post-opératoires ont été pour beaucoup dans la résistance à laquelle est venue se heurter la chirurgie des aliénés.

Comment opérer un aliéné lorsque chez un homme sain d'esprit ou réputé tel, l'acte chirurgical pouvait engendrer le délire?

En tout cas, si la doctrine des psychoses post-opératoires était exacte, combien ne devait-on pas se montrer ménager de toute intervention chez un aliéné.

Bien que la question des psychoses ait pris naissance dans notre pays, la France y resta pendant très longtemps indifférente. On pourrait en rechercher la cause. Qu'il nous suffise de rappeler que les excès opératoires y sont restés pendant longtemps inconnus, et que c'est peut-être une des raisons pour lesquelles le besoin de réaction ne s'y faisait pas sentir au même degré que dans certains pays étrangers.

A partir de 1880, cependant, nous voyons apparaître une série de travaux parmi lesquels je signalerai surtout ceux de Mairet, de Montpellier, et plus récemment ceux de Musin, de Lille, et Seligman, de Nancy. Moi-même, en 1898, je provoquai par la lecture de deux mémoires à la Société de chirurgie une discussion importante qui eut un certain retentissement et souleva à son tour de nouvelles discussions, à Bordeaux notamment, ainsi que la publication de thèses et de mémoires.

J'essayai d'établir que la psychose post-opératoire est une légende. D'une part, je m'appuyai sur une longue pratique des aliénés pour démontrer que chez eux jamais l'aggravation de la folie n'avait été la conséquence d'une intervention légitime.

D'autre part, je démontrai que l'examen attentif des malades qui présentaient des troubles cérébraux après les opérations révélait chez eux des psychopathies antérieures plus ou moins graves, quand il ne s'agissait pas même de malades en puissance de folie au moment de l'intervention.

Enfin, chez ceux qui ne rentraient dans aucune de ces deux catégories, il était facile démontrer que la production de troubles intellectuels était sous la dépendance d'intoxications diverses (alcool, intoxication chloroformique ou iodoformique). Je terminai d'ailleurs ma communication en disant que si la chirurgie était susceptible d'exercer une influence sur l'état cérébral des aliénés, c'était une influence plutôt bienfaisante, et mon observation personnelle me permit d'affirmer que la chirurgie intervient non pour provoquer des troubles cérébraux, mais pour les améliorer ou du moins les guérir dans des cas déterminés.

Peu après cette communication, M. Rayneau, d'Orléans, publia au Congrès d'Angers, qui avait mis à l'ordre du jour de ses travaux la question des psychoses post-opératoires, un rapport très étudié dans lequel il voulait bien accepter un certain nombre de mes conclusions.

Depuis la discussion de la Société de chirurgie et du Congrès d'Angers, cette première période peut être considérée comme définitivement close. La plupart des chirurgiens ont accepté les conclusions que j'avais formulées et se sont nettement prononcés contre la prétendue influence exercée par l'intervention chirurgicale et en particulier par les opérations pratiquées dans la sphère génitale de la femme sur la production des psychoses.

Désormais le chirurgien général, en s'appuyant sur les

travaux récents, saura ce qu'il faut penser des psychoses post-opératoires. Quant au chirurgien aliéniste, sa voie devient plus libre sur le terrain de l'aliénation mentale. Il n'aura plus à tenir compte des idées erronées qui ont pris naissance sur des faits mal observés et qui ont retardé pendant de longues années l'évolution de la chirurgie chez les aliénés.

La *deuxième phase* offre à l'étude tous les faits qui tendent à démontrer l'action bienfaisante que la chirurgie peut, comme je le disais plus haut, exercer sur l'aliéné pour hâter sa guérison.

Mais ici il faut distiguer deux écoles ou plutôt deux tendances essentiellement différentes.

L'une recherche le traitement systématique de la folie par l'intervention chirurgicale : c'est cette tendance, surtout accusée en Angleterre et en Amérique, qui a failli, par les excès mêmes auxquels elle a été entraînée, compromettre pour longtemps l'assistance chirurgicale des aliénés, en la ramenant à la période d'opposition systématique dont on a eu tant de peine à la faire sortir.

Prétendre, en effet, guérir la folie par un acte chirurgical, proposer systématiquement l'instrument tranchant à tous nos malades délirants dans le but de les guérir, constitue l'illusion la plus décevante et la plus dangereuse, car elle conduit fatalement aux pires excès, c'est-à-dire au sacrifice d'organes sains considérés théoriquement et sans preuves suffisantes, comme le point de départ de l'affection mentale, ou encore à la pratique abusive des trépanations craniennes dans les cas de lésions plus ou moins étendues et en tout cas incurables des centres nerveux.

Cette doctrine rencontra d'ailleurs partout l'opposition la plus vive et la plus justifiée : en Amérique, où elle avait pris naissance, au Canada, en Italie, en Belgique, partout elle provoqua d'ardentes polémiques et la réprobation de tous les médecins, spécialement des aliénistes.

Des enquêtes, des consultations internationales ont été faites, qui ont abouti à la publication de documents et de statistiques défavorables et qui sont venus s'ajouter, sous forme de preuves matérielles, aux arguments d'ordre social ou scientifique mis en avant contre les tendances de la chirurgie sur ce terrain spécial.

Parmi ces enquêtes, nous devons surtout signaler celle que Russell d'Hamilton a faite en 1897, en s'appuyant sur l'opinion de cent vingt aliénistes de la Grande-Bretagne et de l'Amérique, et qu'il a publiée au Congrès de Montréal (1897) ; celle plus récente faite en Italie par Angelucci et Pierraccini et que Cuylitz a utilisée en Belgique, dans son plaidoyer contre l'intervention chirurgicale chez les aliénés.

Bien que conçues dans un mauvais esprit scientifique et justiciables de critiques que nous avons formulées ailleurs, ces statistiques n'en firent pas moins une très grande impression dans le monde médical.

Évidemment le chirurgien aliéniste devait, pour sauvegarder l'assistance chirurgicale des aliénés de la défiance légitime qu'elle faisait naître, abandonner le terrain dangereux du traitement systématique de la folie.

Comme j'ai eu, en effet, l'occasion de le dire dans un autre travail, le chirurgien n'a pas le droit d'exposer la vie de malades qui ne sont pas *compos sui*, à moins d'avoir l'absolue certitude qu'il pourra leur être utile. Or rien n'est plus aléatoire avec la pratique des castrations et des trépanations à outrance. Et les résultats sont là qui démontrent l'impuissance de cette thérapeutique.

Ainsi donc la chirurgie des aliénés, retardée par la doctrine funeste et parfaitement erronée des psychoses post-opératoires, compromise par les doctrinaires qui opposaient systématiquement le bistouri à toutes les formes de la folie, ne pouvait désormais être acceptée des aliénistes qu'en lui restituant un rôle purement humanitaire, c'est-à-dire en la replaçant sur le terrain de la chirurgie ordinaire. Or voilà la conception simple que nous nous sommes appliqués à faire prévaloir dans les asiles depuis plusieurs années avec mon collègue Febvré, et que j'ai proposée à mes collègues de la Société de Chirurgie dans ma communication de 1898.

Assimiler l'aliéné à un malade ordinaire, l'opérer comme on le ferait s'il était libre, en s'appuyant sur les indications ordinaires de la chirurgie et sans se préoccuper autrement de son état mental que pour lui éviter certaines opérations qui pourraient aggraver cet état : tel doit être pour nous le but de la chirurgie des aliénés. Tel doit être le rôle du chirurgien aliéniste qui n'a tout d'abord qu'à connaître, outre les indications chirurgicales ordinaires, les contre-indications tirées de l'état mental des malades.

Or ce rôle lui permet de guérir l'aliéné d'affections graves et parfois mortelles dont il peut être atteint à l'asile aussi bien qu'il pourrait l'être au dehors. Mais aussi il lui procure de temps à autre la satisfaction de constater en même temps la guérison de l'affection mentale dans les conditions que j'ai indiquées ailleurs, mais qui présentent un caractère trop technique pour être reproduites dans cette Revue.

Dès l'année 1892, j'avais déjà attiré sur ces faits l'attention de M. le préfet de la Seine, dans un rapport que je lui adressais. En 1897, dans mon rapport annuel, je disais précisément : « Les affections utérines ne peuvent être ignorées ou laissées sans soins. Aux souffrances morales atroces observées dans certaines formes dépressives de la folie, ne doivent pas s'ajouter des souffrances physiques qu'on peut éviter ou atténuer. » Esquirol avait autrefois insisté sur l'importance des causes physiques dans la guérison du délire. Dans ce même rapport, je signalais déjà des améliorations très prolongées de l'état mental à la suite des interventions, et j'insistais sur les conséquences importantes qui en résultaient.

Quelques mois après, à Montréal, au 65e Congrès annuel de la Brit. med. Association (Section de Psychiatrie), la question fut nettement posée sous cette forme par Rohé, médecin en chef de l'asile de Maryland, et par Hobbs, de London (Ontario). Plaçant la chirurgie des aliénés sur le terrain où je l'avais placée moi-même, ils ont présenté des statistiques qui démontrent la possibilité de la guérison mentale à la suite d'interventions. J'ai éprouvé, je l'avoue, une satisfaction bien vive de voir des idées auxquelles je suis attaché depuis bien des années soutenues par deux médecins distingués du nouveau continent, aboutir aux mêmes résultats pratiques et donner lieu à une discussion passionnée mais pourtant décisive. Le premier de ces médecins est mort cette année même à Baltimore, mais les idées qu'il a défendues, en les appuyant sur des statistiques convaincantes, ne peuvent qu'exercer la plus heureuse influence sur l'évolution de la chirurgie chez les aliénés.

En France, la question a été jusqu'ici peu étudiée ; quelques observations ont été publiées qui sont venues démontrer l'amélioration possible de l'état mental à la suite des opérations. Ces observations, en petit nombre d'ailleurs, sont restées isolées. La plupart manquent de rigueur scientifique ; aucun auteur n'a eu jusqu'à présent l'idée de réunir ces observations éparses dans la science et d'en dégager l'enseignement général qu'elles comportent au point de vue du traitement chirurgical chez les aliénés. C'est cette lacune que nous nous sommes proposé nous-même de combler, dans un récent travail présenté à la Société de Chirurgie, en collaboration avec le docteur Febvré, travail qui comprend en même temps les résultats de notre pratique basés sur une statistique personnelle portant sur quinze années.

Aujourd'hui il n'est plus possible de nier l'influence curatrice de la chirurgie dans certaines formes de l'aliénation mentale. Les faits qui le démontrent commencent à être nombreux, anciens de date : les observations présentent toute la rigueur désirable.

C'est donc une nouvelle voie ouverte à l'activité chirurgicale, voie délicate entre toutes si l'on veut obtenir des résultats définitifs, et qui exige du chirurgien la plus grande prudence en même temps qu'une extrême patience dans l'examen des malades.

II

CHIRURGIE ACTUELLE DES ALIÉNÉS.

Population actuelle des asiles. — Principes humanitaires de la chirurgie actuelle. — Rôle du chirurgien d'asile. — Action de l'intervention chirurgicale sur certaines formes d'aliénation. — Conditions légales de l'intervention.

Dans le précédent chapitre, j'ai indiqué sur quel terrain devait être placée la chirurgie des aliénés. J'ai dit qu'il fallait lui restituer son rôle humanitaire, assimiler l'aliéné à un malade, et l'opérer comme s'il était libre, sans se préoccuper de son état mental, et en ne tenant compte que des indications ordinaires de la chirurgie.

Pour apprécier la valeur de cette conception nouvelle de la chirurgie des aliénés, il convient de dire quelle est actuellement la population des asiles.

Sous l'empire des idées actuelles et qui font honneur aux médecins aliénistes de notre pays, on ne se contente plus, ainsi que je l'ai dit plus haut, d'interner les malades comme on le faisait jadis pour les empêcher de nuire à eux-mêmes et à la société.

Aujourd'hui on tend de plus en plus à les interner pour les soumettre à un traitement méthodique dans le but de les guérir. Il en est résulté que la population des asiles a notablement augmenté en même temps qu'elle a changé de caractère. Aux aliénés incurables, est venue s'ajouter une catégorie très nombreuse d'aliénés curables, qui ont pu venir à l'asile soit directement, soit par voie de placement d'office, et qui, au lieu d'y séjourner quelques jours pendant la durée de leur crise, y sont hospitalisés régulièrement dans le but de prévenir les rechutes, par une prophylaxie judicieuse et de les amener parfois à une guérison définitive. Ce sont les aliénés temporaires qu'un chirurgien d'asile a intérêt à bien connaître.

Cette modification profonde dans la population de l'asile nous permet de comprendre ce que nous avons appelé précédemment le rôle humanitaire de la chirurgie des asiles et les changements que nous avons été amené à introduire dans l'assistance chirurgicale des aliénés.

Jusque dans ces derniers temps, alors que la population des asiles était presque entièrement composée d'incurables, je ne pratiquais guère que des opérations réellement urgentes, et je n'intervenais que lorsque l'existence des malades était menacée à brève échéance, soit par une hémorragie artérielle, un accès de suffocation, une hernie étranglée ou une suppuration grave.

En effet, s'il est humain de soustraire les aliénés à une

affection chirurgicale menaçant rapidement leur existence, il n'en est pas moins vrai qu'il convient de rester très réservé en face des malades dont le rôle social a pris fin et qui ne doivent plus quitter l'asile.

Je ne me suis jamais, pour ma part, départi vis-à-vis de cette catégorie d'aliénés de cette ligne de conduite à laquelle j'avais été astreint par les idées de l'époque depuis une quinzaine d'années.

Mais quand il s'agit des malades de plus en plus nombreux qui viennent temporairement à l'asile, on doit agir, selon moi, d'une façon toute différente.

C'est pour eux spécialement qu'il convient d'invoquer le rôle humanitaire de la chirurgie.

Ces malades doivent en effet, après la guérison de l'affection mentale qui les a conduits à l'asile, reprendre leur place dans la société : ce sont ou des mères de famille, ou des ouvriers chargés d'enfants qui attendent avec angoisse le retour au foyer de celui qui les nourrit.

Or ils peuvent présenter des affections chirurgicales qui se sont développées pendant leur séjour à l'asile ou qui tendent à s'aggraver depuis leur entrée.

Dans quelques cas elles peuvent compromettre leur vie, devenir inopérables à leur sortie ou, ce qui n'est pas moins grave, les priver de l'usage d'un membre et les mettre dans l'impossibilité de subvenir à leurs besoins, ou à ceux des leurs, une fois rentrés dans la vie commune. Quelle responsabilité morale et même matérielle de l'administration, si l'on songe que ces malades sont souvent placés d'office !

En conséquence, ainsi que j'ai eu l'occasion de le dire dans mes rapports successifs de 1892 et 1898 à M. le préfet de la Seine, la chirurgie pour ces malades ne doit pas avoir de limites : le chirurgien d'asile, tout comme à l'hôpital, doit être prêt à pratiquer toutes les opérations de la chirurgie, depuis les plus simples jusqu'aux plus compliquées.

Les aliénés, au même titre que ceux qui ne le sont pas, ont, selon nous, le droit au traitement chirurgical des affections dont ils peuvent être atteints.

J'ai cité dans mes rapports des faits intéressants dont

quelques-uns ont été reproduits par M. le docteur Thulié dans l'intéressant rapport qu'il vient de présenter sur cette question à la Commission de surveillance des asiles d'aliénés. Je ne puis les rappeler ici dans une Revue qui n'est pas exclusivement destinée à des médecins, et je ne rappellerai que le cas d'une jeune fille de dix-huit ans, internée à Villejuif et à laquelle j'ai pu éviter une cécité absolue en pratiquant à temps l'énucléation d'un œil (Rapport de 1892). Combien pourrais-je citer d'accidents graves dus à des affections de l'utérus chez la femme ou des voies urinaires chez l'homme qui ne disparaissent que grâce à des interventions chirurgicales (Rapports de 1892 et 1898).

On ne saurait nier devant tous ces faits l'utilité de la chirurgie dans les asiles, envisagée non plus d'une façon doctrinale mais dans son rôle humanitaire.

N'est-il pas d'ailleurs logique que les malades internés, le plus souvent d'office, jouissent dans les établissements d'aliénés où ils ne séjournent que temporairement des mêmes prérogatives que les malades des hôpitaux, et cette question de droit est encore connexe de la responsabilité particulière de l'administration vis-à-vis de malades placés sous le régime spécial de la loi de 1838.

En résumé, ce qui caractérise selon nous la chirurgie de l'aliéné, c'est que toutes les opérations qui leur sont pratiquées doivent porter sur des sujets atteints d'affections chirurgicales, qui ont, par cela même, droit à l'intervention et qu'ils subiraient s'ils étaient libres.

Le principe de l'intervention chez l'aliéné étant admis, et ses bases bien nettement établies, il nous faut maintenant définir quelle doit être dans l'asile auprès d'un aliéné la situation du chirurgien aliéniste, et par cela même le mode de fonctionnement de son service.

Cette situation ne ressemble en rien à celle du chirurgien d'hôpital.

Dans les asiles d'aliénés, en effet, le service chirurgical a un fonctionnement tout spécial, qui tient au mode particulier de recrutement des malades.

Le malade entre à l'asile après une série de formalités

prévues par la loi de 1838 sur le régime des aliénés. Il n'entre à l'asile que parce qu'il est aliéné.

La voie d'entrée est unique parce que le motif d'entrée est lui-même unique. Il suit de là que le service chirurgical ne saurait être autonome comme dans les hôpitaux. Médecin et chirurgien ne peuvent être dans l'asile indépendants l'un de l'autre.

La situation particulière du chirurgien tient évidemment à la qualité particulière des malades, à leur mode d'entrée dans l'asile et aussi à l'organisation spéciale des asiles où n'existait pas encore d'infirmerie chirurgicale spéciale. Ce dernier point est d'ailleurs secondaire. La création d'un pavillon de chirurgie ne donnera au service qu'une autonomie apparente. Maître de son pavillon, où il pourra désormais pratiquer la chirurgie dans de bonnes conditions, il ne saurait l'être des malades.

Le malade à opérer sera d'abord et toujours un aliéné. Aucune nouvelle disposition légale ne pourrait même raisonnablement conférer au chirurgien une indépendance qu'il ne peut avoir vis-à-vis des aliénés : ce serait une véritable absurdité que d'ajouter sous ce rapport un article nouveau à la loi, qui permettrait au chirurgien d'asile de signer une sortie de malade. Le chirurgien n'est pas, ne peut pas être un aliéniste. Il ne saurait pas davantage le devenir.

Et inversement, si l'aliéniste peut devenir expert dans la pratique de certaines opérations ou même dans certaines branches de la chirurgie comme la gynécologie, ainsi que cela se voit dans certains pays étrangers, il ne pourra jamais avoir l'universalité des connaissances qu'un chirurgien doit posséder quand il s'agit de faire bénéficier de la chirurgie des aliénés qui ne sont que temporairement malades, qui doivent reprendre leur rôle social et qui, dans ces conditions, ont le droit de trouver à l'asile un chirurgien de carrière, comme ils pourraient le trouver à l'hôpital s'ils jouissaient de leur liberté.

Cette manière d'envisager les choses pourra surprendre quelques esprits superficiels. Si j'y ai tant insisté, c'est que cette chirurgie des aliénés, qui est réellement nouvelle, doit être comprise sous peine de la voir compromise au point de vue scientifique et aussi près des pouvoirs publics.

C'est une branche de la science qu'on ne peut et qu'on ne doit explorer qu'à deux et où médecin et chirurgien doivent constamment se donner la main au grand bénéfice des malades.

Si le chirurgien peut naturellement pratiquer les opérations urgentes sur l'unique appréciation des indications chirurgicales, dans l'immense majorité des cas, il aura besoin du concours éclairé du médecin aliéniste, dans la crainte de voir une intervention, rationnelle en apparence, aggraver l'état mental du malade.

Le médecin aliéniste seul pourra lui dire les cas où l'état mental est susceptible ou non de fournir une contre-indication à l'acte opératoire.

Parfois également il pourra l'amener dans des conditions toutes spéciales et que nous avons indiquées dans notre Mémoire présenté en 1897 à la Société de chirurgie, en collaboration avec M. Febvré, à pratiquer des interventions susceptibles d'améliorer ou même de guérir certaines formes d'aliénation mentale. On voit donc à quel point est utile dans cette chirurgie si spéciale des aliénés la collaboration du médecin aliéniste.

Combien d'ailleurs certaines spécialités mériteraient d'être ainsi comprises, telles l'ophtalmologie, l'otologie ou l'électrothérapie par exemple ; mais là des raisons que je n'ai pas à examiner ici font que le plus souvent les hommes qui les pratiquent comprennent leur rôle d'une façon toute différente.

Heureusement que dans un service public comme le nôtre ces raisons n'existent pas, et que nous pouvons y organiser l'assistance chirurgicale de nos aliénés sur des bases exclusivement et rigoureusement scientifiques.

C'est d'ailleurs cette conception du service chirurgical dans nos asiles, qui m'a conduit avec le concours de mes collègues aliénistes, et principalement de M. Febvré, de Ville-Évrard, à voir que le rôle de la chirurgie pouvait être plus étendu que nous ne le pensions tout d'abord, et à constater que certaines formes d'aliénation mentale pouvaient guérir par l'intervention chirurgicale.

Déjà en 1892, j'avais signalé dans mon Rapport quelques faits intéressants à cet égard.

Le hasard m'avait conduit à opérer des malades présentant des indications opératoires précises et chez lesquels les accidents qui avaient motivé leur internement disparaissaient rapidement au point de permettre leur sortie.

Le lecteur pourra se reporter à ma communication faite, en 1899, à la Société de Chirurgie, où il trouvera réunis un grand nombre de ces cas dont le premier remonte à l'année 1884 et que je n'avais pas encore publié. Nous sommes loin du traitement systématique de la folie par l'intervention chirurgicale. On se rappelle que sous l'influence d'opinions exclusives dont j'ai fait justice au chapitre historique, on en était arrivé à supposer, *a priori*, qu'une intervention ne pouvait qu'aggraver l'état antérieur d'un aliéné. C'était évidemment aller contre les faits.

Le but de mon travail de 1899 a été de démontrer qu'un certain nombre d'aliénés, atteints d'affections chirurgicales bien définies, pouvaient retirer de l'intervention un grand bénéfice au point de vue mental, et ce furent les abus chirurgicaux dont nous avons parlé plus haut qui, mettant les esprits en éveil, firent rejeter *a priori* l'heureuse influence qu'une intervention, légitime d'ailleurs, peut, selon nous, exercer sur l'état mental des malades.

Au cours des interventions que nous fîmes chez les aliénés dans les conditions que nous avons plusieurs fois indiquées au cours de ce travail, il nous a été possible de faire ainsi deux constatations: d'abord l'extrême fréquence des affections gynécologiques chez les aliénés. Il y a longtemps qu'en France, Loiseau, Azams, Mairet avaient signalé les relations étiologiques qui existent entre les affections pelviennes de la femme et la folie. Malheureusement, la chirurgie gynécologique n'existait pas alors, et cette notion resta sans effet. Au Congrès de Montréal, Rohé signala de nouveau la plus grande fréquence des affections pelviennes chez les folles (60 p. 100). Des chiffres plus élevés encore furent fournis au même congrès, par Davenport de Kaukakee, 80 p. 100 ; Hobbs, 93 p. 100.

Nous-même avons trouvé à Ville-Évrard 89 p. 100 des malades internées, et si d'autres auteurs fournissent des chiffres beaucoup moins élevés, il est bon de remarquer que beaucoup de malades ou bien ignorent l'affection dont elles sont atteintes, ou la cachent avec soin. C'est là une circonstance qui doit conduire le médecin d'asile à examiner, sous certaines réserves évidemment, l'appareil génital des malades internées.

Un deuxième point qui m'a vivement frappé, ainsi que je l'ai dit plus haut, c'est qu'un certain nombre de ces malades guérissent en même temps de l'affection mentale dont elles sont atteintes.

La première observation recueillie par moi remonte à 1884. Je pus croire à cette époque qu'il ne s'agissait que d'une simple coïncidence dans la cessation des troubles mentaux. J'ai tenu, avant de la publier, quinze ans après, à ce que cette prétendue coïncidence se renouvelât un certain nombre de fois. J'ai donné ailleurs les raisons scientifiques qui me permettent d'affirmer aujourd'hui qu'il s'agit réellement d'une relation de causalité dans les quatorze guérisons que j'ai observées actuellement.

Rohé et Hobbs ont eux-mêmes publié des statistiques très intéressantes au Congrès de Montréal. Aujourd'hui, la voie est ouverte : certaines formes d'aliénation peuvent guérir sous l'influence d'une intervention chirurgicale, quand toutefois celle-ci vise une lésion bien déterminée ; mais cette intervention elle-même ne convient pas à toutes les variétés d'aliénatien mentale. La chirurgie chez l'aliéné est, en effet, une arme à double tranchant, tantôt aggravant l'état mental préexistant, tantôt, au contraire, amenant la guérison du délire. Les indications opératoires seront par cela même toujours très délicates à établir, et c'est pourquoi la collaboration de l'aliéniste est si utile au chirurgien. C'est à eux deux qu'il appartient d'écrire, en mettant à contribution leur expérience personnelle, ce nouveau chapitre de pathologie chirurgicale.

Nous venons d'étudier successivement le but actuel de la chirurgie des aliénés et le rôle du chirurgien dans l'asile.

Nous avons à envisager actuellement le rôle de chirurgien près de l'aliéné.

L'affection chirurgicale d'un aliéné est établie, l'indication opératoire est posée avec la collaboration du médecin aliéniste.

La question que doit se poser le chirurgien est de savoir s'il a le droit d'imposer à son malade, qui n'a pas son *compos sui*, une opération chirurgicale qui est d'ailleurs parfaitement légitime.

J'ai dit plus haut les scrupules des aliénistes d'autrefois à cet égard : ce sont ces mêmes scrupules qui m'ont engagé à étudier de près cette question au moment où j'allais organiser le service chirurgical dans les asiles du département.

J'ai posé la question à la Société de Médecine légale de France, dans une communication où j'ai étudié la solution la plus sage et la plus conforme au bien du malade et au devoir du chirurgien.

Il convenait en effet, avant de songer à entreprendre une organisation chirurgicale, d'aller au-devant des objections légitimes qui pouvaient être faites et de chercher dans quelles conditions un chirurgien pouvait intervenir.

Pour bien apprécier le rôle du chirurgien d'asile en présence d'un malade atteint d'une affection chirurgicale qui nécessite une intervention, il faut rappeler en quelques mots les conditions de la pratique chez les malades ordinaires.

Deux cas peuvent se présenter :

Premier cas. — On a affaire à un adulte majeur, sain d'esprit, qui consulte un chirurgien pour une affection dont il ignore souvent la nature exacte et la gravité, et ce dernier propose une intervention. Parfois le malade refuse, même quand elle est on ne peut plus justifiée et nécessaire. Les causes de ce refus sont diverses : tantôt c'est une véritable phobie opératoire, tantôt c'est l'influence d'un entourage peu éclairé et souvent intéressé. Quoi qu'il en soit, le malade est libre, et le chirurgien a terminé sa mission quand il l'a éclairé sur son état exact et sur le but de l'intervention ainsi que sur l'importance et la nature de cette dernière.

Quand le malade est dans un état grave et incapable de prendre lui-même une détermination, nous trouvons l'entourage formé de proches et d'amis qui vient se substituer à lui. Parfois, la volonté exprimée est différente de celle que le malade exprimerait s'il était maître de lui-même ; elle est souvent contraire à ses intérêts : on doit s'y conformer.

Deuxième cas. — Il s'agit d'un mineur. La question est très simple. Le Code a établi l'autorité absolue du père de famille sur ses enfants jusqu'à leur majorité. En matière thérapeutique personne ne peut aller contre la volonté du père de famille, même quand elle est contraire aux intérêts de l'enfant mineur. Il peut prendre vis-à-vis de lui les responsabilités les plus abusives ; il reste le maître absolu de son enfant tant que la justice ne l'a pas déclaré indigne, et la loi a fixé d'avance les cas d'indignité.

Ceci dit, quelle peut être la conduite du chirurgien vis-à-vis d'un aliéné interné dans un asile?

Comme précédemment, deux cas peuvent se présenter, suivant que le malade réclame lui-même ou bien au contraire refuse l'intervention.

Premier cas. — Dans une récente étude faite à la Société de Chirurgie en collaboration avec le docteur Briand, médecin en chef des asiles, nous avons démontré l'existence d'une catégorie d'aliénés libres qui, invoquant des troubles subjectifs imaginaires, arrivaient à exercer à la longue sur le chirurgien une véritable suggestion. Nous avons insisté sur la difficulté qu'il y avait à établir dans ces conditions l'état mental de ces malades qui cachent avec soin leur délire ainsi que leurs antécédents.

Dans les asiles, le chirurgien est souvent sollicité de la sorte, mais alors la solution lui est facile : il a devant lui un malade classé, atteint d'une affection mentale dont le diagnostic lui est fourni par le médecin aliéniste. Il n'a donc pas à craindre la suggestion que pourrait exercer sur lui le même malade s'il était libre. Mais il lui faut une grande expérience clinique jointe à la longue fréquentation des asiles, et comme toujours l'intervention du médecin aliéniste, pour distinguer les cas où il doit s'abstenir et ceux au contraire où il peut rendre de réels services aux malades.

Deuxième cas. — Le malade, loin de réclamer une intervention, la refuse ou est incapable par son état mental de formuler une opinion.

On se rappelle par les développements qui précèdent, la nature des opérations que le chirurgien peut avoir à pratiquer dans les asiles, ce sont tantôt des opérations d'une urgence absolue telle que celles nécessitées par une plaie artérielle par exemple ou un accès de suffocation, ou bien une hernie étranglée ; tantôt, au contraire, se sont les opérations de la chirurgie ordinaire, j'ai dit dans une autre partie de ce travail qu'on était amené chez les aliénés temporaires à pratiquer toutes les opérations, depuis les plus simples jusqu'aux plus compliquées, et que ces opérations pouvaient non seulement les guérir, d'une affection chirurgicale plus ou moins grave, mais encore améliorer, sinon guérir dans des conditions particulières, l'affection mentale qui les avait amenés à l'asile. Que doit faire alors le chirurgien d'asile ?

A défaut d'un texte légal précis que ne pouvait fixer le législateur de 1838, à une époque où la thérapeutique chirurgicale de l'aliéné n'existait pas, il s'est établi dans les asiles de la Seine une tradition à laquelle, pour ma part, je me suis toujours conformé, c'est de s'adresser à la famille du malade qui accepte ou refuse l'intervention proposée pour ce dernier.

Cette manière d'agir est évidemment la plus commode et elle simplifie considérablement le rôle du chirurgien. Elle évite en tout cas toute récrimination de la part des familles. Une opération est jugée nécessaire : une demande d'autorisation est adressée à la famille ; si elle refuse, tout est dit : on s'abstient.

Malheureusement cette pratique est évidemment contraire au moins dans un grand nombre de cas, à l'intérêt des malades. Pouvons-nous les y soustraire ? Tout est là. J'ai indiqué un peu plus haut ce qu'avait parfois d'abusif en matière d'intervention chirurgicale le droit du père de famille vis-à-vis d'un enfant mineur. J'ai cité dans mon travail des faits intéressants tirés de ma pratique, mais si nous n'avons pas à discuter ce droit qui, dans l'état actuel de la législation, doit rester intangible, sauf les cas prévus par la loi, il n'en est certes pas de même du droit des familles vis-à-vis des aliénés. Ce droit, en effet, est provisoire et temporaire ; il n'a sa raison d'être que tant que le malade est sous le régime de la loi de 1838. Il prend fin naturellement lorsque le malade a recouvré sa liberté morale. Ce n'est qu'exceptionnellement, à savoir, quand il s'agit d'un incurable et d'un interdit, que le droit du tuteur s'étend jusqu'à la mort.

Mais dans les cas heureusement très nombreux où le malade est curable, ce droit n'est, à vrai dire, qu'une délégation qui est respectable seulement si elle est utilement exercée au mieux des intérêts de l'aliéné. En tout cas on ne peut attribuer à la famille ou au tuteur un droit absolu, comme au père vis-à-vis de son enfant, et on est fondé à demander que la tutelle exercée, vis-à-vis de l'aliéné, soit à la fois intelligente et désintéressé.

Or que voyons-nous dans la pratique? Les ascendants ou collatéraux de l'aliéné présentent parfois, en raison des lois de l'hérédité, des tares cérébrales qui les rendent suspects et empêchent souvent qu'on leur confie, au point de vue social, de graves intérêts. Parfois encore on se trouve en présence de gens inintelligents, qui comprennent mal la raison d'une intervention et la refusent systématiquement, alors qu'elle pourrait sauver l'existence de celui dont ils ont temporairement la charge morale, ou amener la guérison de l'affection mentale. Parfois enfin, pour tout dire, les familles obéissent à des mobiles honteux. Pour ma part, j'ai plusieurs fois reçu l'aveu de gens qui, cyniquement, me déclaraient que, s'appuyant sur la gravité attestée de la lésion motivant cette opération, ils s'opposaient à l'intervention jugée nécessaire, « espérant abréger ainsi la durée des frais de séjour dans l'établissement ou recueillir plus rapidement un héritage attendu » ! Voilà, dans certains cas, quelle est la valeur intellectuelle ou morale des gens auxquels un usage traditionnel, mais nullement légal, confie l'intérêt de nos malades. Certes, il s'agit, je le concède, de cas exceptionnels, mais dans ma pratique déjà longue, j'en ai vu un certain nombre et d'ailleurs la possibilité du fait vaut bien la peine qu'on cherche à remédier à un semblable état de choses. En outre, il y a parfois conflit entre les divers membres d'une famille, les uns acceptant, les autres refusant l'intervention, les uns et les autres pour des motifs variables, mais également contraires aux véritables intérêts de l'aliéné.

Au surplus, et ceci complique encore les difficultés, on ne sait où commence et où finit la famille de l'aliéné. Il est impossible dans la pratique de dire exactement ce qu'il faut entendre par la famille de l'aliéné.

Ce peut être tout le monde, tous ceux qui touchent à lui de près ou de loin, tantôt les ascendants ou les descendants, tantôt les collatéraux, parfois des parents très éloignés et même des amis. Et les uns et les autres viennent mettre le veto aux décisions du chirurgien, heureux d'exercer une autorité dont, le plus souvent, ils ne sont pas les dépositaires et que certains malades, chose grave et bien digne d'attention, seraient les premiers à contester s'ils avaient le pouvoir de comprendre et de juger.

Donc, d'une part, « la famille », qui peut imposer son veto, n'a ni limitation précise ni attribution légale. D'autre part, en principe, on ne peut contester au chirurgien le droit de faire bénéficier un malade à lui confié des moyens thérapeutiques dont il dispose; mais l'aliéné n'a pas choisi son chirurgien. C'est l'administration qui lui en a donné un, qui le lui a imposé. Et c'est là une nouvelle difficulté.

Aussi en pratique, le chirurgien ne peut-il agir qu'avec l'autorisation « de la famille », et nous venons de dire combien le terme est élastique et les déterminations prises par sa famille sujettes à caution. D'autre part, nous n'avons pas la latitude, comme à l'hôpital, de renvoyer le malade dans sa famille et de refuser nos soins. La situation spéciale de l'aliéné nous oblige à le garder, sauf le cas de déplacement volontaire, et en cas de refus des familles, nous sommes réduits à voir évoluer jusqu'à la mort, sans pouvoir y remédier, les accidents que nous aurions pu éviter par une thérapeutique judicieuse, de même que nous sommes contraints à voir indéfiniment persister une affection mentale qui, rationnellement, aurait pu guérir ou s'améliorer si elle avait été suffisamment traitée.

Que faire en conséquence? Pouvons-nous donc nous affranchir de la demande d'autorisation et passer outre à la volonté exprimée par la famille?

En 1876, la question avait été soulevée au sein de la Société médico-psychologique par le docteur Billod, alors médecin des asiles. Cet auteur, s'appuyant sur le fait d'une malade qui guérit spontanément d'une affection mentale, après avoir échappé à une mort certaine, grâce à une intervention chirurgicale, conclut que dans les cas d'aliénés curables, « il faut agir malgré le refus et la résistance des malades ».

Pour les aliénés incurables, il est d'avis de passer outre, « quand ils basent leur refus sur des motifs qui portent l'empreinte du délire ». Il citait à ce propos le cas d'un malade qui, après un commencement de suicide, refusait les soins immédiats qui lui étaient prodigués, prétendant qu'il regrettait de ne pas s'être tué, mais qu'il ne voulait du moins rien faire qui pût amener la guérison.

Pour M. Billod, le médecin aliéniste « a le droit et le devoir d'opérer malgré les familles ».

Il n'admettait donc aucune entrave; il se plaçait uniquement en face de sa conscience et de l'intérêt du malade.

Tout récemment, M. Briand a émis une opinion qui se rapproche beaucoup de celle-ci. Pour lui, les raisons de l'intervention découlent de l'observation attentive du malade, et en cas de placement d'office, on n'a nullement à tenir compte de la famille.

Pour rationnelle qu'elle paraisse au premier abord, cette façon d'envisager la question me semble inacceptable. Je ne parle pas, bien entendu, des cas urgents où la mort peut survenir en quelques instants, et où l'action du chirurgien ne peut être différée s'il a le bonheur de se trouver à proximité du malade. Là, évidemment, il n'a qu'à consulter sa conscience.

Mais dans tous les cas où le malade peut attendre sans danger pour son existence, je ne puis accepter, vis-à-vis d'un aliéné privé de sa liberté morale, cette action sans contrôle, et qui, si elle est au demeurant, parfaitement légitime, peut toujours, néanmoins, prêter à la critique. Certes on peut invoquer l'opinion du médecin dont relève directement le malade, qui a discuté avec le chirurgien l'opportunité de l'acte opératoire et qui en partage la responsabilité. Pour ma part, je n'ai jamais opéré dans les asiles sans prendre au préalable l'avis du médecin sur l'opportunité opératoire, si variable du reste, selon l'état mental du malade, et cependant j'estime que si l'on doit supprimer, pour le grand bien des malades, la demande d'autorisation aux familles, il faut la remplacer par autre chose, qui puisse mettre nos actes chirurgicaux au-dessus de toute critique. A un autre point de vue, la formule de MM. Billod et Briand ne saurait se généraliser à tous les cas. Facile à appliquer aux malades placés d'office, elle devient impossible pour les malades payants, et ceux qui rentrent dans la catégorie des placements volontaires, ainsi que le reconnaissait d'ailleurs M. Billod. N'est-ce pas alors la condamnation de sa thèse?

Au résumé, il n'appartient pas, selon nous, au médecin de modifier des traditions qui ont presque acquis une force légale ; mais comme nous savons qu'il y aurait un réel intérêt à soustraire les malades au veto souvent intéressé des familles, à une époque où la thérapeutique chirurgicale tend à prendre chaque jour une importance plus grande, je pense pour ma part qu'il y a lieu de chercher la solution de ce grave problème dans une interprétation nouvelle, voire même une modification de la loi de 1838 sur le régime des aliénés.

Peut-on tout d'abord, en s'appuyant sur le texte actuel de la loi, autoriser l'administrateur provisoire ou les commissions administratives à intervenir dans les questions qui touchent au traitement des malades dans les établissements où ils sont internés, comme ils interviennent légalement dans les questions qui touchent à l'administration de leur biens?

Telle est la question que j'ai posée à la Société de Médecine légale. Dans le cas où l'interprétation du texte ne permettrait pas d'attribuer actuellement le droit ni à l'administrateur provisoire, ni aux commissions administratives, ne pourrait-on pas demander à la Commisson parlementaire chargée de reviser la loi de 1838 un paragraphe qui leur confère ce droit?

Dans la pratique, il pourrait n'être exercé qu'en cas de conflit. Pour des raisons de convenance sociale, la famille serait appelée, comme par le passé, à donner son avis, mais l'administrateur provisoire aurait le droit légal d'intervenir dans le cas où elle opposerait un refus non justifié à un traitement nécessaire aux intérêts actuels ou éloignés du malade.

Une commission composée de magistrats, de médecins et d'avocats a été nommée sur ma demande pour étudier cette importante quèstion. J'espère qu'elle viendra donner, dans un prochain rapport, avec une solution satisfaisante, un nouvel essor à l'assistance chirurgicale chez les aliénés (1).

III

ORGANISATION ACTUELLE DE LA CHIRURGIE DES ALIÉNÉS.

Transformation successive des asiles d'aliénés.
La création du pavillon de chirurgie en est le stade le plus caractéristique.

Nous avons vu précédemment l'évolution qui s'est faite dans les idées, au point de vue de la chirurgie des aliénés, ainsi que les considérations théoriques qui lui servent de base et en ont fait accepter le principe.

Nous allons passer en revue dans ce chapitre les conséquences pratiques qui en découlent, c'est-à-dire la mise en

(1) Le rapport a été adopté dans une récente séance de la Société de médecine légale. Dans les cas où l'avis des familles est manifestement opposé aux intérêts de l'aliéné, il a été décidé que la question serait portée devant le tribunal des Référés qui déciderait sans appel. Le rapport sera adressé à M. le ministre de l'Intérieur, qui le transmettra, après avis, au Parlement (M. Dubief, rapporteur de la loi nouvelle). Quand les familles refusent de répondre, le cas ne peut relever que de l'action administrative.

œuvre et la réalisation matérielle des idées que nous venons de développer.

La création du pavillon de chirurgie est en effet la conséquence logique du courant d'opinions et d'idées qui s'est fait jour sur l'assistance chirurgicale des aliénés.

Elle est, d'autre part, une résultante de l'évolution qui s'est faite au sein de l'administration et du Conseil général sur l'hospitalisation actuelle des aliénés et la transformation successive des asiles.

L'évolution scientifique a précédé l'évolution administrative : celle-ci a été la conséquence de celle-là.

L'administration, ce qui est tout à l'honneur des hommes qui la représentent, n'est pas restée en retard sur le chemin du progrès.

D'ailleurs, travaillant dans une sphère différente, mais partant les uns et les autres du même point de vue humanitaire, l'entente devenait facile.

D'utiles réformes avaient été faites dans les asiles pour satisfaire aux progrès incessants de la science. La construction du pavillon de chirurgie rentrait dans le même programme. Dès qu'il parut répondre à un besoin réel et précis, il fut rapidement décidé.

Depuis quelques années déjà, les pouvoirs publics ont apporté des réformes sérieuses dans les services d'aliénés. Pour répondre à un programme tracé par les maîtres de l'aliénation mentale, ils s'efforcent de faire des asiles des hôpitaux de traitement proprement dits.

L'asile, destiné pendant longtemps à éloigner de la société des êtres considérés autrefois comme incurables et susceptibles de devenir une cause de danger et de trouble pour la société, tend à devenir un véritable hôpital.

Le vieil asile avec ses quartiers toujours fermés et toujours symétriques , ses murs élevés, ses moyens de contention, tend à disparaître pour faire place à un régime de liberté qui, de jour en jour, prend plus d'extension. De plus, l'antique division des malades en agités et tranquilles ayant paru insuffisante, on s'est appliqué à faire une sélection entre les diverses catégories d'aliénés.

De là l'essai de modes d'hospitalisation appropriés aux diverses formes d'aliénation mentale observées.

A ce point de vue, l'étude comparative de l'hospitalisation dans les asiles proprement dits, les asiles-colonies et les colonies familiales ou agricoles, basée sur des expériences faites à l'étranger, est devenue depuis quelque temps l'objet de discussions approfondies, tant à la Commission de surveillance des asiles de la Seine qu'au sein de la grande commission organisée par le Conseil général de la Seine, en vue de la réforme des asiles d'aliénés.

Bien des progrès restent encore à réaliser dans cette voie. On doit ainsi envisager dans la question d'hospitalisation le sexe de l'aliéné ainsi que nous en avons exprimé le vœu dans une récente communication faite au Congrès de Marseille (en 1899), en collaboration avec le docteur Febvré. Il y a lieu, en effet, à l'avenir, de tenir compte dans les quartiers de femmes de certaines considérations d'ordre hygiénique et thérapeutique qui leur sont spéciales.

Dans son service de Ville-Évrard, mon collègue Febvré a su apporter certaines modifications qui permettent de donner à la femme aliénée certains soins hygiéniques dont elle a absolument besoin, et dont la privation constitue pour elle un véritable supplice.

Nous avons vu plus haut dans quelles proportions considérables (89 p. 100) la femme aliénée présentait de lésions de l'appareil génito-urinaire.

Le défaut de soins est dès lors susceptible d'aggraver ces lésions, le plus souvent ignorées des malades et des médecins eux-mêmes, quand ceux-ci se contentent de l'affirmation des malades. Parfois même cette absence d'hygiène peut engendrer des affections diverses.

Nous avons eu l'occasion d'observer avec un de nos élèves, le docteur Macé, une série de femmes qui paraissaient atteintes d'affections vénériennes graves. L'examen bactériologique du mucus, recueilli dans le canal vulvo-vaginal, démontra l'absence de tout agent virulent et permit d'établir qu'il ne s'agissait que d'une inflammation banale, dans laquelle la malpropreté avait la plus grande place, et qui disparut d'ailleurs très rapidement à la suite de quelques lavages.

Quand on songe d'une part à l'impressionnabilité spéciale des aliénés, sous l'influence des moindres causes extérieures, quand, d'autre part, on sait combien cette impressionnabilité devient excessive chez la femme aliénée, combien chez elle l'attention est toujours appelée vers certaines lésions des organes génitaux et peut dégénérer en obsessions qui provoquent l'éclosion de troubles intellectuels, on conçoit qu'il y ait là une situation digne d'attirer l'attention des pouvoirs publics quand il y aura lieu de construire de nouveaux quartiers de femmes. D'ailleurs, l'administration et le Conseil général sont disposés à faire dans cette voie toutes les améliorations nécessaires.

Ainsi que je le disais plus haut, le pavillon de chirurgie est l'aboutissant de toutes ces réformes.

Ce qui semble indispensable à tous pour la femme aliénée non atteinte de lésion de l'appareil génital, est *a fortiori* nécessaire pour la femme malade dont la proportion est si élevée dans les asiles d'aliénés, aussi bien à Paris qu'en Amérique, où les statistiques concordent du reste. Pour cette dernière, ne faut-il donc pas une installation qui permette de la faire bénéficier de toutes les ressources de la thérapeutique, et je ne fais que rappeler qu'en dehors d'elle, nous avons tous les aliénés temporaires qui, ainsi que nous l'avons établi plus haut, ont également droit à la chirurgie.

Le pavillon de chirurgie constitue donc, dans cet ordre d'idées, un progrès très notable. Il marquera une époque dans l'œuvre humanitaire des pouvoirs publics vis-à-vis des aliénés.

Désormais, l'aliéné classé dans l'asile, selon son sexe et la forme d'aliénation mentale qu'il présente, trouvera, du moins dans le département de la Seine, les moyens de récupérer sa santé physique s'il n'est que temporairement aliéné et parfois sa santé mentale, grâce à l'intervention chirurgicale, s'il s'agit surtout de femmes atteintes d'affections gynécologiques dans des conditions mentales bien déterminées.

Organisation générale du service chirurgical. — Nous ne

pouvons, dans cette Revue, entrer dans le détail technique de ce service; nous nous bornerons à quelques renseignements généraux sur son organisation, nous réservant de publier à part une étude complète du pavillon envisagé à un point de vue technique et dans ses divers services.

Ce pavillon doit recevoir tous les malades ayant besoin de subir une opération et susceptibles d'y être transportés sans danger.

Ils viennent soit directement du service de l'admission où sont dirigés tous les aliénés pour la répartition, soit des asiles externes, s'ils y ont été envoyés par erreur, ou si leur affection a réellement débuté après leur entrée dans le service. Le recrutement se fera donc par deux voies distinctes; la voie directe ou la voie du transfert.

Le pavillon n'étant pas destiné à hospitaliser les malades, mais à les y opérer, d'autre part, une catégorie de malades infectés ne pouvant y être admis, il est certain que l'admission des malades devra être l'objet d'une réglementation particulière que l'administration aura à étudier.

Tous les malades qui ne pourront sans danger être transportés, continueront à être opérés sur place. Leur nombre en sera toujours très restreint. L'administration a d'ailleurs prévu à cet effet, dans chaque asile, une installation sommaire, où les opérations d'urgence pourront être faites dans des conditions convenables.

L'installation intérieure du pavillon est tout à fait conforme aux exigences actuelles de la chirurgie. La division en service aseptique et service des malades infectés est absolue. Chacun de ces services a son outillage distinct de stérilisation et de désinfection. Sous ce rapport, rien n'a été négligé pour donner aux malades le maximum de sécurité.

Résultats obtenus. — L'augmentation progressive du nombre des malades assistés chirurgicalement depuis le projet de création du pavillon, montre bien à quel désidératum il répond et laisse pressentir les services qu'il est appelé à rendre.

Nous citerons quelques chiffres particulièrement intéressants.

Jusqu'en 1897, le nombre habituel des malades assistés

ne dépasse guère 180. En 1898 il monte brusquement à 412. En 1899 il atteignait près de 700 à la fin de novembre.

Le nombre des opérations augmente dans la même proportion. Il atteindra 100 en 1899. Quelles sont les raisons de ce changement si brusque? Je crois qu'il faut invoquer tout d'abord, ce fait, que l'attention a été attirée dans ces derniers temps sur la fréquence des cas chirurgicaux dans les asiles, sur le devoir du médecin à les soumettre à l'intervention chirugicale, enfin sur les résultats obtenus et la sécurité plus grande des actes opératoires, grâce aux libéralités de l'administration.

Le temps seul pourra montrer désormais ce qu'une organisation chirurgicale bien comprise peut rendre de services à une population qui atteint près de 7000 aliénés dans le département de la Seine.

GÉNÉRALITÉS

DE
L'INTERVENTION CHIRURGICALE
CHEZ LES ALIÉNÉS
ENVISAGÉE AU POINT DE VUE LÉGAL (1).

PAR

Lucien PICQUÉ

La situation spéciale des malades placés sous le régime de la loi de 1838 crée au médecin des difficultés particulières dans l'application des méthodes thérapeutiques qu'il a à sa disposition. Le législateur de 1838 est excusable de les avoir méconnues et de n'avoir rien fait pour les prévoir à une époque où la thérapeutique médico-chirurgicale n'existait pour ainsi dire pas pour les aliénés et où les asiles, selon un mot à la mode, n'étaient encore que des « garderies ».

Des traditions ont alors remplacé ce qu'il y avait d'incomplet dans les articles mêmes de la loi, mais de là ont surgi des difficultés nouvelles qui soulèvent des questions importantes au point de vue légal. Ces difficultés ont été indiquées plusieurs fois et tout récemment par M. Briand, à la Société de médecine légale. En ma qualité de chirurgien des asiles d'aliénés j'ai été moi-même amené bien souvent à étudier les conditions de l'intervention chez les aliénés. Je me

(1) Extrait du *Bulletin médical*, 16 novembre 1898. Cet article dans lequel M. Picqué examine la question de l'intervention chez les aliénés, exclusivement au point de vue légal, a servi en grande partie à la rédaction de l'article précédent, danslequel la question est traitée à un point de vue plus général. Le lecteur ne s'étonnera donc pas de retrouver des passages communs aux deux articles.

propose donc d'examiner dans cet article quelle est, à mon avis, la solution la plus sage, la plus conforme au bien du malade et au devoir du chirurgien.

Pour bien apprécier le rôle du chirurgien d'asile en présence d'un malade atteint d'une affection chirurgicale qui nécessite une intervention, il me paraît tout d'abord nécessaire de rappeler, en quelques mots, les conditions de la pratique chez les malades ordinaires.

Deux cas peuvent se présenter :

Premier cas. — On a affaire à un adulte, majeur, sain d'esprit, qui consulte un chirurgien pour une affection dont il ignore souvent la nature exacte et la gravité, et ce dernier propose une intervention. Parfois le malade la refuse, même quand elle est on ne peut plus justifiée et nécessaire. Les causes de ce refus sont diverses. Tantôt c'est une véritable phobie opératoire, tantôt c'est l'influence d'un entourage peu éclairé et souvent intéressé. Quoi qu'il en soit, le malade est libre et le chirurgien a terminé sa mission quand il l'a éclairé sur son état exact et sur le but de l'intervention, ainsi que sur l'importance et la nature de cette dernière.

Quand le malade est dans un état grave et incapable de prendre lui-même une détermination, nous trouvons l'entourage, formé de proches ou d'amis, qui vient se substituer à lui. Parfois la volonté exprimée est différente de celle que le malade exprimerait s'il était maître de lui-même; elle est souvent contraire à son intérêt; il est cependant d'usage de s'y conformer.

Deuxième cas. — S'il s'agit d'un mineur, la question est très simple. Le Code a établi l'autorité absolue du père de famille sur ses enfants, jusqu'à leur majorité. En matière thérapeutique, personne ne peut aller contre la volonté du père de famille, même quand elle est au contraire aux intérêts de l'enfant mineur. Il peut prendre, vis-à-vis de ce dernier, les responsabilités les plus abusives ; il reste le maître absolu de son enfant, tant que la justice ne l'en a pas déclaré indigne, et la loi a fixé d'avance les cas d'indignité.

Ceci dit, quelle peut être, quelle doit être la conduite du

chirurgien vis-à-vis d'un aliéné, et d'un aliéné interné dans un asile?

Comme précédemment, deux cas peuvent se présenter, suivant que le malade réclame lui-même ou bien, au contraire, refuse une opération.

Premier cas. — Dans une récente communication faite à la Société de chirurgie, en collaboration avec M. Briand, nous avons démontré l'existence d'une catégorie d'aliénés libres qui, invoquant des troubles subjectifs imaginaires, arrivaient à exercer à la longue, sur le chirurgien, une véritable suggestion qui l'amenait à pratiquer des opérations parfois peu justifiées. Nous avons insisté sur la difficulté qu'il y avait à établir, dans ces conditions, l'état mental de ces malades qui cachent avec soin leur délire ainsi que leurs antécédents, et dans la discussion, qui a suivi notre communication, plusieurs chirurgiens ont ajouté des faits intéressants à ceux que nous avons signalés.

Dans les asiles, le chirurgien est souvent sollicité de la sorte ; mais alors la solution lui est facile. Il a devant lui un malade classé, atteint d'une affection mentale dont le diagnostic lui est fourni par le médecin aliéniste dans le service duquel il se trouve. Il n'a donc pas à craindre la suggestion que pourrait exercer sur lui le même malade s'il était libre. Mais il est un autre écueil qu'il doit éviter : c'est de considérer ce malade « comme un incurable, auquel la chirurgie d'urgence seule doit convenir », selon une formule que j'avais autrefois adoptée, et de lui refuser une opération qui pourrait le guérir de l'affection mentale dont il est atteint ou tout au moins l'améliorer.

Il faut au chirurgien une grande expérience clinique jointe à une longue fréquentation des asiles, et aussi l'intervention du médecin aliéniste, pour distinguer les cas où il doit s'abstenir et ceux, au contraire, où il peut, en intervenant, rendre un service aux malades. C'est un des points les plus intéressants de cette thérapeutique spéciale. Dans aucun cas d'ailleurs l'action commune du médecin aliéniste et du chirurgien n'est plus nécessaire.

Deuxième cas. — Le malade, loin de réclamer une intervention, la refuse ou est incapable, par son état mental, de formuler une opinion.

Avant d'examiner la ligne de conduite à tenir, il est tout d'abord nécessaire de préciser la nature des opérations qu'un chirurgien d'asile peut avoir à proposer à un aliéné.

Or, on peut répartir ces opérations en deux groupes principaux.

Le premier comprend celles qui présentent un caractère d'urgence absolue, telles celles nécessitées par une plaie artérielle, une hernie étranglée ou un accès de suffocation : dans ce cas, la vie se trouve menacée à brève échéance si le chirurgien n'intervient pas de suite. Il doit donc intervenir.

Le deuxième groupe comprend toutes les autres opérations de la chirurgie, depuis les plus simples jusqu'aux plus compliquées; mais pour en apprécier l'importance vis-à-vis de l'aliéné, il est nécessaire d'envisager parallèlement comme je l'ai fait dans un rapport de 1892 à M. le préfet de la Seine, l'affection mentale du malade et son degré de curabilité.

Je faisais remarquer, dans ce travail, que les aliénés temporaires constituaient, dans les asiles, une catégorie de plus en plus considérable, et j'insistais sur ce fait que ces malades, susceptibles de reprendre la vie ordinaire au bout d'un temps plus ou moins long, avaient plus particulièrement besoin de la sollicitude du chirurgien. Je montrais que pour eux la chirurgie ne devait pas avoir de limites; que telle affection, si elle était négligée, pouvait non seulement compromettre l'existence d'un malade curable mentalement, mais, encore, ce qui n'était pas moins grave, le priver de l'usage d'un membre et le mettre dans l'impossibilité de subvenir à ses besoins une fois rentré dans la vie commune.

Quant aux incurables, qui sont perdus pour la société et doivent rester indéfiniment à l'asile, j'avais émis l'opinion que la chirurgie d'urgence seule était recevable, que vis-à-vis d'eux, on devait se montrer ménager de tout acte chirurgical et que l'on ne devait intervenir que lorsque leur existence se trouvait menacée à brève échéance.

Telle a été ma ligne de conduite depuis bientôt quinze ans. Dans ces derniers temps, cependant, l'expérience que j'ai acquise au conctact des aliénés a modifié quelque peu ma conviction à cet égard; j'ai vu, en effet, des malades réputés incurables avec les ressources ordinaires de la médecine, guérir à la suite d'une intervention chirurgicale. Le hasard m'ayant amené à opérer d'urgence des aliénés qui étaient considérés comme peu curables, je fus surpris de constater, dans certains cas, une amélioration considérable et parfois très prolongée — je n'ose dire une guérison définitive — des troubles mentaux qu'ils présentaient.

Ces faits personnels (1) très encourageants, d'autres analogues publiés à l'étranger, principalement en Amérique m'ont conduit à penser qu'on pouvait songer, dans quelques cas particuliers, et sous certaines réserves, à instituer le traitement chirurgical de certaines formes d'aliénation mentale. J'ai été, d'ailleurs, encouragé dans cette voie nouvelle par mon excellent collègue et ami M. Febvré, qui m'a ouvert très libéralement son service, et nous devons sous peu présenter à la Société de chirurgie un travail sur ce sujet.

Comme on le voit par ce simple aperçu le champ de l'action chirurgicale tend à s'étendre sans cesse dans les asiles d'aliénés.

Certes, il s'agit là d'une thérapeutique qui doit être menée très prudemment si l'on veut aboutir à des résultats incontestés, mais il n'en est pas moins vrai qu'elle peut rendre de réels services, et qu'il serait utile que le chirurgien pût en faire bénéficier les malades avec l'assentiment d'une tutelle intelligente et désintéressée.

Voilà donc les conditions dans lesquelles un chirurgien d'asile aura à intervenir. On a pu voir combien elles sont multiples, puisqu'aux indications ordinaires de la chirurgie viennent s'ajouter celles relatives à l'état mental, qui augmentent chaque jour.

Que doit faire le chirurgien d'asile? A défaut d'un texte légal

(1) Quelques-uns de ces faits sont consignés dans mon rapport. L'un d'eux a été publié par M. Febvré et par moi-même en 1891 à la Société médico-psychologique.

précis, la tradition qui s'est établie dans les asiles de la Seine et à laquelle, pour ma part, je me suis toujours conformé, est de s'adresser à la famille du malade, qui accepte ou refuse l'intervention proposée pour ce dernier.

Cette manière d'agir est évidemment la plus commode : elle simplifie considérablement le rôle du chirurgien. Elle évite en tout cas toute récrimination de la part des familles. Une opération est jugée nécessaire ; une demande d'autorisation est adressée à la famille ; si elle refuse, tout est dit. On s'abstient.

Malheureusement, cette pratique est évidemment contraire, au moins dans un très grand nombre de cas, à l'intérêt des malades. Pouvons-nous les y soustraire ? Tout est là.

J'ai indiqué un peu plus haut ce qu'avait parfois d'abusif, en matière d'intervention chirurgicale, le droit du père de famille vis-à-vis d'un enfant mineur (1) ; mais si nous n'avons pas à discuter ce droit, qui, dans l'état actuel de la législation, doit rester intangible, sauf les cas prévus par la loi, il n'en est certes pas de même du droit des familles vis-à-vis des aliénés. Ce droit, en effet, est provisoire et temporaire : il n'a sa raison d'être que tant que le malade est sous le régime de la loi 1838. Il prend fin naturellement lorsque le malade a recouvré sa liberté morale. Ce n'est qu'exceptionnellement, à savoir quand il s'agit d'un incurable ou d'un interdit, que le droit du tuteur s'étend jusqu'à la mort. Mais dans les cas, heureusement très nombreux, où le malade est curable, ce droit n'est, à vrai dire, qu'une délégation, qui est respectable seulement si elle est utilement exercée au mieux des intérêts de l'aliéné. En tout cas on ne peut attribuer à la famille ou au tuteur un droit absolu, comme au père vis-à-vis de son enfant, et on est fondé à demander que la tutelle exercée vis-à-vis de l'aliéné soit à la fois intelligente et désintéressée.

Or que voyons-nous dans la pratique ? Les ascendants ou

(1) Je pourrais, comme exemple, citer le cas d'une jeune fille à laquelle une amputation de cuisse devait très probablement sauver la vie et qui réclamait avec instance cette intervention. Elle fut obstinément refusée par le père qui me déclara préférer la mort — pour son enfant — à la mutilation que je conseillais et qu'elle voulait.

collatéraux de l'aliéné présentent parfois, en raison des lois de l'hérédité, des tares cérébrales qui les rendent suspects et empêchent souvent qu'on leur confie, au point de vue social, de graves intérêts. Parfois encore on se trouve en présence de gens inintelligents qui comprennent mal la raison d'une intervention et la refusent systématiquement alors qu'elle pourrait sauver l'existence de celui dont ils ont temporairement la charge morale ou assurer la guérison de l'affection mentale. Parfois enfin, pour tout dire, les familles obéissent à des mobiles honteux. Pour ma part, j'ai plusieurs fois reçu l'aveu de gens qui, cyniquement, me déclaraient que, s'appuyant sur la gravité attestée de la lésion motivant cette opération, ils s'opposaient à l'intervention jugée nécessaire « espérant abréger ainsi la durée des frais de séjour dans l'établissement ou recueillir plus rapidement un héritage attendu ! »

Voilà, dans certains cas, quelle est la valeur intellectuelle ou morale des gens auxquels un usage traditionnel mais nullement légal confie l'intérêt de nos malades.

Certes, il s'agit, je le concède, de cas exceptionnels, mais, dans une pratique déjà longue, j'en ai vu un certain nombre, et d'ailleurs la possibilité du fait vaut bien la peine qu'on cherche à remédier à un semblable état de choses. En outre, comme l'a fait remarquer M. Briand, il y a parfois conflit entre les divers membres d'une famille, les uns acceptant, les autres repoussant l'intervention, les uns et les autres pour des motifs variables, mais également contraires aux véritables intérêts de l'aliéné.

Au surplus — et ceci complique encore les difficultés — on ne sait où commence et où finit la famille de l'aliéné. Il est impossible, dans la pratique, de dire exactement ce qu'il faut entendre par la famille de l'aliéné. Ce peut être tout le monde, tous ceux qui touchent à lui de près ou de loin, tantôt les ascendants ou les descendants, tantôt les collatéraux, parfois des parents très éloignés ou même des amis. Et les uns et autres viennent mettre le veto aux décisions du chirurgien, heureux d'exercer une autorité dont, le plus souvent, ils ne sont pas les dépositaires et que certains malades — chose grave et bien digne d'attention — seraient les premiers à contester s'ils avaient le pouvoir de comprendre et de juger.

Donc, d'une part, la « famille » qui peut imposer son veto n'a ni limitation précise, ni attribution légale. D'autre part, en principe et en fait, on ne peut contester au chirurgien le droit de faire bénéficier un malade à lui confié des moyens thérapeutiques dont il dispose. Mais l'aliéné n'a pas choisi son chirurgien. C'est l'Administration qui lui en a donné un, qui le lui a imposé. Aussi, en pratique, le chirurgien ne peut-il agir qu'avec l'autorisation « de la famille » et nous venons de dire combien le terme est élastique et les déterminations prises par la famille sujettes à caution. D'autre part, nous n'avons pas la latitude, comme à l'hôpital, de renvoyer le malade dont la famille a refusé nos soins. La situation spéciale de l'aliéné nous oblige à le garder — sauf les cas de placement volontaire — et en cas de refus des familles, nous sommes réduits à voir évoluer jusqu'à la mort sans pouvoir y remédier, les accidents que nous aurions pu éviter par une thérapeutique judicieuse, de même que nous sommes contraints à voir indéfiniment persister une affection mentale qui, rationnellement, aurait pu guérir ou s'améliorer si elle avait été suffisamment traitée.

Que faire en conséquence?

Pouvons-nous donc nous affranchir de la demande d'autorisation et passer outre à la volonté exprimée par la famille?

La question a déjà été soulevée au sein de la Société médico-psychologique en 1876 par M. le Dr Billod, alors médecin des asiles. Son travail était basé sur un fait bien digne d'attirer l'attention, celui d'une malade atteinte d'un sarcome de la cuisse, opérée trois fois et *guérie définitivement de cette lésion et de son affection mentale*. M. Billod conclut que dans ces cas d'aliénés curables « il faut agir malgré le refus et la résistance des malades. » Pour les aliénés incurables, il est d'avis de passer outre « quand ils basent leur refus sur des motifs qui portent l'empreinte du délire. » Il citait à ce propos le cas d'un malade qui, après un commencement de suicide, refusait les soins immédiats qui lui étaient prodigués, prétendant qu'il regrettait de ne pas s'être tué mais qu'il ne voulait, du moins, rien faire qui pût amener sa guérison.

M. Billod terminait en déclarant que le médecin peut consulter la famille à titre gracieux, mais « sans aliéner pour cela le droit qu'il a de passer outre en cas de refus ». Pour lui le médecin aliéniste « a le droit et le devoir d'opérer malgré les familles ». C'est seulement dans le but de se couvrir, c'est comme une concession, que M. Billod accepte le principe de la consultation.

Comme on le voit, notre confrère n'admettait aucune entrave administrative ou légale ; il se plaçait uniquement en face de sa conscience et de l'intérêt du malade.

Tout récemment M. Briand a émis une opinion qui se rapproche beaucoup de celle-ci. Pour lui, les raisons d'intervention découlent de l'observation attentive du malade et, en cas de placement d'office, on n'a nullement à tenir compte de la famille.

Pour rationnelle qu'elle paraisse au premier abord, cette façon d'envisager la question me semble inacceptable.

Je ne parle, bien entendu, pas des cas urgents où la mort peut survenir en quelques instants et où l'action du chirurgien ne peut être différée, s'il a le bonheur de se trouver à proximité du malade. Là, évidemment, il n'a à consulter que sa conscience.

Mais dans tous les cas où le malade peut attendre sans danger pour son existence, je ne puis accepter, vis-à-vis d'un aliéné privé de sa liberté morale, cette action sans contrôle qui, si elle est, au demeurant parfaitement légitime, peut toujours, néanmoins, prêter à la critique. Certes on peut invoquer l'opinion du médecin dont relève directement le malade, qui a discuté avec le chirurgien l'opportunité de l'acte opératoire, et qui en partage la responsabilité. Pour ma part, je n'ai jamais opéré dans les asiles sans prendre, au préalable, l'avis du médecin sur l'opportunité opératoire — si variable, du reste, selon l'état mental du malade — et cependant j'estime que si l'on veut supprimer, pour le grand bien des malades, la demande d'autorisation aux familles, il faut la remplacer par autre chose qui puisse mettre nos actes chirurgicaux au-dessus de toute critique.

A un autre point de vue, la formule de MM. Billod et Briand ne saurait se généraliser à tous les cas. Facile à appliquer aux malades placés d'office, elle devient impossible pour les malades payants et ceux qui rentrent dans la catégorie des placements volontaires, ainsi que le reconnaissait d'ailleurs M. Billod. N'est-ce pas la condamnation de sa thèse?

Au résumé, il n'appartient pas, selon moi, au médecin de modifier des traditions qui ont presque acquis une force légale, mais comme nous savons qu'il y aurait un réel intérêt à soustraire les malades au veto souvent intéressé des familles, à une époque où la thérapeutique chirurgicale tend à prendre chaque jour une importance plus grande, je pense, pour ma part, qu'il y a lieu de chercher la solution de ce grave problème dans une interprétation nouvelle, voire même une modification, de la loi de 1838 sur le régime des aliénés.

Peut-on tout d'abord, en s'appuyant sur le texte actuel de la loi, autoriser l'administrateur provisoire ou les commissions administratives à intervenir dans les questions qui touchent au traitement des malades dans les établissements où ils sont internés, comme ils interviennent légalement dans les questions qui touchent à l'administration de leurs biens? Telle est la question que je pose ici. Dans le cas où l'interprétation des textes ne permettrait pas d'attribuer actuellement ce droit ni à l'administrateur provisoire ni aux commissions administratives, on pourrait demander à la commission parlementaire chargée de reviser la loi de 1838 d'introduire un paragraphe qui leur consacre ce droit. Dans la pratique il pourrait n'être exercé qu'en cas de conflit. Pour des raisons de convenance sociale, la famille serait appelée, comme par le passé, à donner son avis, mais l'administrateur provisoire aurait le droit légal d'intervenir dans le cas où elle opposerait un refus non justifié à un traitement nécessaire aux intérêts actuels ou éloignés du malade.

En conséquence, la modification que je propose est la

suivante : ajouter à l'article 31 de la loi de 1838, après l'alinéa suivant :

« L'administrateur provisoire devra, en outre, s'occuper de tout ce qui peut accélérer la guérison des aliénés.... »

Ceci :

« Il pourra, en cas de conflit avec les familles, ordonner l'application des traitements reconnus indispensables. »

DE

LA CHIRURGIE DES ALIÉNÉS

ENVISAGÉE AU POINT DE VUE LÉGAL ET ADMINISTRATIF.

PAR

Lucien PICQUÉ (1)

Jusque dans les dernières années, la chirurgie des aliénés n'existait pour ainsi dire pas dans notre pays. On ne connaissait guère que les abus opératoires qui avaient été commis sur les aliénés dans certains pays étrangers, et le rôle du chirurgien se bornait dans nos asiles à pratiquer deux ou trois opérations d'urgence, parmi lesquelles la kélotomie dans le cas de hernie étranglée.

Presque partout s'était élevé un mouvement marqué de réprobation contre ceux qui cherchaient la guérison systématique de la folie par l'instrument tranchant.

Dans une série de rapports et de travaux dont le premier remonte à 1892, je me suis appliqué à établir les bases scientifiques et humanitaires de cette chirurgie qui peut rendre les plus grands services quand elle est pratiquée avec prudence et discernement et, dans un récent travail publié à la Société de chirurgie, j'ai montré combien était étendu le champ d'action de cette chirurgie.

Ce sont ces études qui ont abouti à la construction du pavillon de chirurgie de l'asile clinique que je vous invite à venir visiter dans quelques jours.

Mon but en venant prendre la parole dans ce Congrès

(1) Présenté au Congrès International d'assistance publique et de bienfaisance privée, 2e section.

devant tant d'hommes distingués sur un sujet qui semble, *a priori*, d'ordre exclusivement scientifique, est d'en étudier deux points qui sont plus particulièrement d'ordre légal et administratif.

1° A-t-on le droit d'opérer un aliéné placé d'office dans un asile par application de la loi de 1838?

Pour certains la réponse paraît si facile que la question pour eux ne semble même pas nécessaire à poser. Quand une opération est nécessaire, il faut la pratiquer. Je me souviens avoir provoqué un véritable étonnement chez certains administrateurs éminents en leur faisant part de mes scrupules à cet égard.

Certes il est des cas où la solution n'est pas douteuse quand il s'agit d'affection chirurgicale pouvant mettre à brève échéance la vie du malade en danger.

Mais la maladie n'est pas toujours si redoutable et l'opération qu'elle nécessite ne présente pas dès lors un caractère d'urgence immédiate.

C'est alors que les difficultés commencent.

Dans une récente communication faite à la Société de médecine légale, j'ai insisté sur les difficultés avec lesquelles nous sommes aux prises dans la pratique dans les cas si fréquents où l'urgence n'est pas immédiate, mais qui demandent néanmoins une intervention rapide si l'on ne veut pas voir sortir de l'asile des malades guéris de leur affection mentale, mais présentant une infirmité ou une lésion chirurgicale incurable, parce qu'on n'est pas intervenu à temps. Peut-on consulter l'aliéné? Certes il en est parmi eux qui pourraient parfaitement donner leur avis, à preuve ceux qu'on autorise à jouir d'une certaine liberté dans l'asile ou en dehors et ceux qui peuvent, dans certaines conditions, être appelés à signer des actes civils.

Il en va tout autrement à mon sens pour ce qui concerne la chirurgie. J'estime pour ma part qu'il ne faut dans aucun cas demander l'avis d'un malade aliéné au sujet d'une opération chirurgicale, parce que c'est là une solution dangereuse et qui peut ouvrir la porte à bien des abus.

Je tiens à m'expliquer sur ce point devant le Congrès. Un

aliéné a été jugé assez lucide pour signer un acte. Cet acte sera toujours revisible.

Il jouit de certaines libertés qu'on peut à la rigueur lui retirer s'il en mésuse. Il ne saurait en être de même de la chirurgie et je ne parle pas des cas mortels qui peuvent survenir, lorsque le chirurgien est appelé dans des situations désespérées ; je fais allusion aux cas d'opérations nécessitant des mutilations et pouvant devenir ultérieurement le point de départ de réclamations de la part des familles ou des malades.

D'ailleurs, où commence la lucidité? Quelle en est la limite exacte? Ne pourra-t-elle pas être contestée si l'intervention a été suivie d'un insuccès souvent justifié par la gravité du cas ?

Le praticien lui-même ne pourra-t-il pas toujours être accusé de n'admettre la lucidité que lorsque le malade accepte l'opération et de la rejeter quand il la refuse.

J'estime, au résumé, que la responsabilité du chirurgien devient trop lourde dans ces conditions et je refuse pour ma part, contrairement à l'opinion des chirurgiens américains, à solliciter l'avis des malades.

Il est cependant nécessaire d'aviser, car j'ai montré ailleurs combien était étendue la chirurgie des aliénés.

Or, j'ai introduit, d'accord avec des collègues aliénistes, une tradition dans les asiles et établi la formule suivante : Solliciter l'avis des familles et s'abstenir en cas de refus.

Formule évidemment commode pour le chirurgien, mais bien souvent contraire aux vrais intérêts de l'aliéné. J'en ai développé les raisons devant la Société de médecine légale et je ne veux pas y revenir ici.

Qu'il me suffise de dire que la famille n'a ni limitation précise ni attribution légale et que, d'autre part, les déterminations prises par elle sont bien souvent sujettes à caution.

C'est alors que la Société de médecine légale a nommé une commission chargée de trouver une solution plus favorable aux intérêts de l'aliéné. Cette dernière a pensé, par l'organe de M. Lefuel, rapporteur, que le législateur devait sauvegarder aussi bien la santé des malades que leur fortune, et que si le législateur de 1838 n'avait songé qu'à protéger l'aliéné contre les spoliations dont il pourrait être victime pendant son internement, celui de 1900 devait s'occuper de la protection de l'aliéné dans sa santé contre ceux qui pourraient avoir intérêt à le voir disparaître.

Elle a donc émis le vœu que le rapporteur de la loi nouvelle à la Chambre des députés devrait introduire un article donnant au tribunal des référés, en cas de refus de la famille, le droit d'ordonner l'application de tout traitement utile à la santé d'un aliéné. Mais cette intervention du pouvoir judiciaire suppose un conflit avec la famille. Or, nombreux sont les cas où les familles refusent de répondre aux demandes des médecins.

La question relève alors de l'action administrative et je viens soumettre à votre attention la proposition suivante :

Dans les cas où les familles ne répondront pas aux demandes des médecins, soit par absence, soit par négligence, soit par calcul et lorsque toutes les précautions ont été prises pour que l'avis leur parvienne, le cas pourrait être soumis à une commission formée par tous les médecins de l'asile. L'administration suffisamment éclairée prendrait alors une mesure conforme aux décisions de la commission et aux intérêts du malade.

J'arrive, Messieurs, au deuxième point de ma communication.

On a souvent discuté dans ces derniers temps la question de savoir si l'aliéné trouvait un tel avantage à être opéré à l'asile et s'il n'y aurait pas plus d'intérêt pour lui d'être transporté dans un hôpital voisin, comme cela se pratique dans certains pays étrangers, et comme je l'ai fait moi-même pour certaines catégories d'opérations, quand le pavillon de chirurgie n'existait pas à l'asile clinique.

Il est certain qu'il y aurait, au point de vue de l'économie, un sérieux avantage qui a été mis en relief par quelques-uns au moment où l'on discutait la création du pavillon de chirurgie.

Les raisons que j'ai fait valoir ont entraîné la conviction dans les esprits, mais la question me paraît avoir assez d'importance pour mériter l'attention des membres du Congrès.

Tout d'abord il est légitime que l'aliéné, qui se trouve interné le plus souvent d'office, trouve dans l'établissement où il est placé, tous les secours qui lui sont nécessaires et que l'asile ait en conséquence une autonomie complète. De plus il ne me paraît pas juste que l'aliéné atteint d'une affection chirurgicale et qui peut ne pas être indigent soit placé à l'hôpital, c'est-à-dire dans la maison des indigents. On m'objectera peut-être que beaucoup de malades non indigents recherchent les soins des chirurgiens à l'hôpital et que c'est même une grosse préoccupation de l'administration à notre époque d'empêcher l'invasion des hôpitaux par les malades riches. Cette objection pourrait être facilement réfutée.

A côté de ces questions de sentiment qui peuvent laisser indifférents certains esprits, il est une raison capitale qui s'oppose à l'envoi des aliénés dans les hôpitaux, c'est que l'hôpital n'est pas disposé pour en recevoir, à preuve que dès qu'un aliéné libre arrive à l'hôpital il est immédiatement dirigé vers un asile.

L'hôpital n'a ni salle d'isolement pour les aliénés bruyants qui peuvent gêner le repos des malades ordinaires, ni personnel à immobiliser près d'un agité, ni moyens de contention et de prévention contre les tentatives de suicide. Les aliénés tranquilles pourraient seuls être tolérés dans les salles de l'hôpital.

Or j'estime que même pour ces malades il peut y avoir de sérieux inconvénients à leur faire quitter momentanément le milieu des asiles.

Je prendrai comme exemple le mélancolique, celui que je connais le mieux, parce que c'est lui que je suis appelé à fréquenter le plus comme chirurgien des asiles.

Il faut connaître ces malades et d'autre part le personnel médical et secondaire qui les entoure pour comprendre qu'à l'asile seulement ils peuvent éviter les rechutes et arriver à la guérison.

Le médecin aliéniste que la loi oblige à résider à l'asile

arrive à connaître à fond toute l'histoire clinique des malades dont il enregistre au jour le jour les détails.

C'est sur la connaissance approfondie du mélancolique qu'il base sa manière d'être vis-à-vis de lui et qu'il peut arriver à prévoir toute rechute et à déjouer toute tentative de suicide.

Il faut avoir fréquenté les médecins aliénistes et les asiles pour comprendre toute la prudence qu'il convient d'apporter dans ses rapports avec cette catégorie de malades, pour savoir ce qu'il faut leur dire, dans quels termes et à quel moment il faut le faire.

Quand le médecin a quitté le service, le malade se trouve en rapport avec le personnel secondaire qui seconde admirablement le médecin dans sa tâche.

Il m'est agréable de dire ici publiquement tout le bien que je pense de ce personnel de beaucoup supérieur à celui de nos hôpitaux et que je connais depuis plus de quinze ans.

Il remplit sa mission souvent pénible avec un zèle, une discrétion et un dévouement au-dessus de tout éloge, il sait accepter avec calme les rebuffades, parfois les grossièretés des malades, et certainement c'est grâce à la manière dont il remplit la surveillance qui lui est imposée par le médecin que l'on voit si rarement des suicides dans nos asiles.

Je me rappelle un cas qui s'est produit récemment dans mon service d'hôpital et qui m'a vivement ému.

Il vient bien à l'appui de ma thèse. Il s'agissait d'une pauvre femme obsédée par une névralgie pelvienne et qui était venue dans mon service sur le conseil d'un médecin qui avait pensé qu'une opération était nécessaire. Cette femme qui souffrait depuis au moins dix ans se présenta à mon examen, la joie dans l'âme, pensant que j'allais la délivrer de tous ses maux, par une intervention chirurgicale. Ma fréquentation des asiles me permit de reconnaître facilement que j'avais affaire à une mélancolique avec obsession d'origine génitale. Elle ne présentait d'ailleurs aucune lésion de ce côté et je pris toutes les précautions d'usage pour ne pas provoquer chez elle un violent désespoir et une crise nouvelle de mélancolie. Je redoutais chez elle une tentative de suicide.

Je lui annoncai donc que j'avais besoin de l'observer pendant quelque temps et qu'il serait probablement nécessaire de la soumettre tout d'abord à un traitement médical.

L'élève chargé de la soigner oublia les recommandations expresses que j'avais faites, la fit sortir brusquement du service. Rentrée chez elle, elle se tua avec ses quatre enfants.

C'était en vérité une aliénée, mais qui n'avait jamais été internée et que la famille n'aurait jamais consenti à voir interner dans un asile. Elle ne pouvait être en conséquence soignée qu'à l'hôpital. Je n'en ai pas moins été navré que cette malade n'ait pu se trouver dans notre milieu des asiles. Ce drame ne se serait jamais produit.

Je veux en terminant envisager la question devant vous à un autre point de vue.

En dehors du milieu spécial nécessaire à l'aliéné il faut aussi savoir que la chirurgie chez lui n'est pas la même que chez les malades ordinaires. Pour une même affection, telle opération qui convient à ce dernier serait défectueuse pour un aliéné, et cela pour des raisons d'ordres divers que je ne peux développer devant vous; d'ailleurs une opération peut exiger chez l'aliéné une technique opératoire différente.

Il existe bien réellement une adaptation particulière de la chirurgie à cette catégorie spéciale de malades et qui exige de la part du chirurgien une connaissance véritable de l'aliéné.

Les considérations précédentes m'amènent à conclure que la chirurgie des aliénés ne peut se faire que dans l'asile et ne saurait être confiée qu'à un chirurgien qui s'est spécialisé dans cette branche si intéressante. Faut-il aller plus loin encore et demander que le chirurgien soit aliéniste? Je me suis déjà prononcé ailleurs pour la négative mais je me propose d'étudier à nouveau la question devant le Congrès de psychiatrie.

LE

PAVILLON DE CHIRURGIE DE L'ASILE-CLINIQUE

(SAINTE-ANNE)

ENVISAGÉ AU POINT DE VUE TECHNIQUE

PAR

Lucien PICQUÉ et **PÉRONNE**
Architecte du département de la Seine.

AVANT-PROPOS.

Dans un précédent article, l'un de nous s'est appliqué à mettre en relief les raisons scientifiques et humanitaires qui militaient en faveur de l'organisation d'un service régulier de chirurgie dans les asiles de la Seine et à montrer l'évolution des idées qui ont abouti au projet de construction d'un pavillon de chirurgie à l'asile clinique.

Aujourd'hui, nous nous proposons de présenter une étude technique de ce pavillon.

Celui-ci ne constitue dans l'esprit de l'administration préfectorale et du Conseil général de la Seine ni un service de chirurgie ni une infirmerie d'asile.

C'est un pavillon d'opérations mis à la disposition du chirurgien pour y pratiquer, dans des conditions matérielles et scientifiques qui lui faisaient jusqu'alors absolument défaut, les opérations chirurgicales reconnues désormais nécessaires chez les malades des asiles.

Il représente un centre opératoire et non pas un pavillon d'hospitalisation, distinction importante qui permet à la fois de se rendre un compte exact de l'agencement et de l'importance relative de ses diverses parties, en même temps que des conditions de son fonctionnement spécial. Primitivement, on avait pensé à faire, dans chaque asile, une construction de ce genre, mais outre que la dépense globale eût été bien supérieure à celle du pavillon unique 500 000 francs d'après l'avant-projet de l'architecte), chaque pavillon de 100 000 francs eût présenté une organisation forcément rudimentaire et n'aurait pas, à coup sûr, rendu les mêmes services que celui de l'asile clinique, vu la population variable des divers asiles. Tel pavillon eût été peu utilisé ; tel autre eût été insuffisant.

Par contre, le pavillon unique pouvait, avec une dépense beaucoup moindre, devenir un pavillon modèle, outillé conformément aux récents progrès de la science et de la pratique chirurgicale et susceptible, en conséquence, de rendre les plus réels services à une population qui s'élève à près de 14 000 malades, si l'on ajoute aux malades soignés dans les asiles de la Seine ceux que le département confie aux asiles départementaux et dont le chiffre est d'environ 7 000. C'est à cette dernière solution que s'est arrêtée l'administration, et c'est pour nous conformer à ce désir, exprimé dans le rapport de M. Thulié adopté par le conseil de surveillance, séance du 8 novembre 1898, et dans celui de M. A. Lefèvre au Conseil général, que nous avons dressé les plans de ce pavillon.

Le rôle spécial du pavillon de chirurgie dans les asiles, tel que nous l'avons indiqué plus haut, entraîne deux conséquences relatives aux catégories de malades qui doivent y venir, ainsi qu'au séjour qu'ils y feront.

Sous ce dernier rapport, le pavillon constituant exclusivement un centre opératoire, les malades ne devront y venir que pour y subir des opérations et non dans un but d'observation clinique et de traitement médical.

L'observation nécessaire à toute intervention chirurgicale rationnelle continuera à se faire dans les quartiers d'asile et les malades ne devront être dirigés sur le pavillon que lorsque l'opération aura été décidée de concert avec le médecin dans le quartier duquel ils se trouvent.

Le séjour qu'ils y feront devra être dès lors très limité : avant l'opération, ils auront à subir la préparation antiseptique ordinaire ; après, ils y séjourneront pendant la période nécessaire à la réunion de la plaie opératoire et devront rentrer dans leur quartier pour y terminer leur convalescence dès que leur transfert pourra s'effectuer sans danger.

Le deuxième point de vue à considérer est relatif aux catégories de malades susceptibles d'être conduits au pavillon.

Depuis quelques années, il existe dans plusieurs de nos hôpitaux parisiens des pavillons exclusivement réservés aux grandes opérations. Ils ont été construits ordinairement à une certaine distance du service général dont ils dépendent, dans le but d'éviter l'infection chez les opérés ; aussi les malades qui ont à subir des interventions graves et aseptiques y sont *seuls* admis.

Quant aux malades infectés, ils sont opérés à proximité des salles dans des locaux différents et spéciaux.

Notre pavillon, au contraire, devra recevoir tous les malades septiques ou aseptiques qui auront à subir des opérations, exception faite pour les cas d'urgence qui continueront à être opérés dans les asiles et aussi pour les malades atteints d'affections transmissibles; d'autre part, les malades ne viennent pas d'un service central de chirurgie, mais de tous les services d'aliénés du département.

Le chirurgien aura donc à se prémunir, à la fois, contre l'infection venue du dehors et celle venue du dedans, par le fait des malades septiques qui devront y être amenés à fin d'opération. Le problème y est dès lors beaucoup plus complexe que dans les hôpitaux et sa solution nécessite un agencement tout spécial et des dispositions administratives particulières.

Pour se mettre à l'abri de l'infection venue du dehors, il convient de réglementer d'une façon spéciale l'admission des malades dans le pavillon et d'établir des catégories parmi les malades infectés qui pourront y venir, pour éviter toute cause possible de contamination.

Pour éviter d'autre part l'infection par les malades septiques

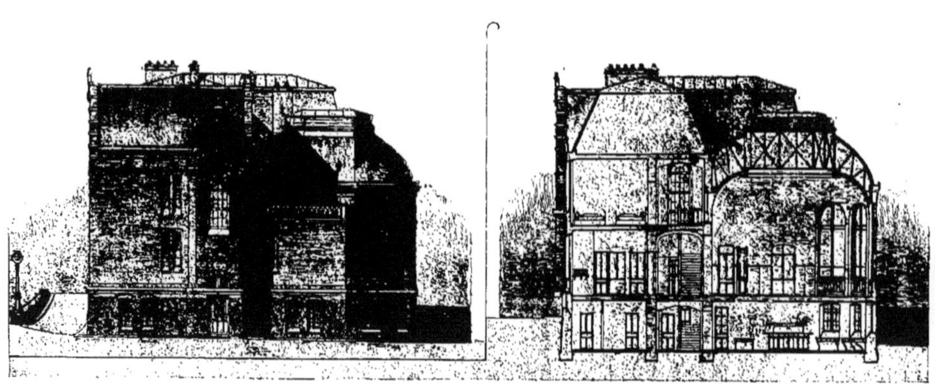

Fig. 1.

qui devront, dans le pavillon, subir des opérations, on comprend facilement que l'installation sommaire, et d'ailleurs le plus souvent défectueuse, des pavillons d'isolement construits dans nos hôpitaux n'est plus suffisante. Il devient dès lors indispensable d'organiser une défense plus efficace du pavillon contre l'infection, en multipliant les précautions préventives, en doublant les salles opératoires, en installant des services nombreux de désinfection et en les complétant par un outillage destiné au contrôle scientifique (laboratoire de bactériologie et d'inoculation sur les animaux).

Le service de la désinfection y est complet : il comprend la désinfection des malades à l'entrée, la désinfection instrumentale qui forme un service dédoublé, dont les deux parties sont affectées aux deux salles opératoires, la désinfection de la literie qui devra se faire systématiquement, après le départ de chaque malade : les deux catégories de malades doivent de plus y être rigoureusement séparées dans des chambres isolées.

Tous ces services devaient être prévus pour rendre aussi sûre que possible la pratique chirurgicale dans un pavillon à destination complexe et répondre au vœu de l'administration et du Conseil général.

A côté de ces services, nous avons dû organiser celui des pansements, qui vient en quelque sorte compléter les services opératoires et en constitue l'annexe la plus importante.

Service des pansements. — Depuis que les agents physiques ont remplacé les substances chimiques dans la stérilisation des pièces de pansements, beaucoup de chirurgiens se sont appliqués à stériliser eux-mêmes les pièces de pansement et le matériel de sutures dont ils se servent. Il résulte, de cette manière de faire, une sérieuse économie et aussi une sécurité beaucoup plus grande. Au lieu de faire usage de produits toujours chers et souvent préparés d'une façon défectueuse, le chirurgien a un sérieux avantage à préparer lui-même les substances dont il se sert, s'il est pourvu d'une bonne installation, d'un personnel exercé et de moyens de contrôle scientifiques suffisants. Pour ma part, j'ai suivi cette pratique dans tous les services hospitaliers que j'ai dirigés et je pourrais citer tel service où j'ai réalisé sur la pratique de mes prédécesseurs une économie annuelle très sérieuse. Mais, dans les hôpitaux, cette pratique n'est pas sans présenter quelques inconvénients, car les installations y sont presque toujours insuffisantes, l'outillage ordinairement défectueux et le personnel souvent inférieur. Il était nécessaire de prévoir, dans le nouveau pavillon, une véritable fabrique de pansements sur le modèle de celles qui fonctionnent depuis quelques années dans certains pays de l'étranger. Cette fabrique comprend la salle de découpage et de préparation, celle de stérilisation, la salle de contrôle bactériologique. L'outillage en est important, car ce service doit fournir non seulement à l'approvisionnement du pavillon, mais à celui des asiles externes qui viendront y chercher le matériel nécessaire aux opérations d'urgence qui se feront en dehors du pavillon.

L'outillage chirurgical comprend le matériel destiné aux opérations, ainsi que tous les appareils électriques destinés au diagnostic (radiographie, éclairage électrique des cavités, etc.), d'une importance toute spéciale chez les aliénés. Le pavillon contient encore les installations destinées aux recherches scientifiques et de contrôle (laboratoire d'histologie, de bactériologie), ainsi que des locaux spéciaux pour la conservation des archives, des observations, des pièces anatomiques importantes et des moulages (musée et bibliothèque).

Dans ce pavillon, installé dans des conditions antiseptiques de premier ordre, il était naturel de prévoir une section obstétricale pour les aliénées qui accouchent à l'asile. En moyenne, dix à douze aliénées seulement accouchent dans nos asiles. Désormais, elles seront délivrées sous la direction du chirurgien, dans une salle spéciale du pavillon.

Nous venons d'indiquer dans ses grandes lignes ce qu'est le pavillon de chirurgie de l'asile clinique. Cette étude générale était nécessaire avant d'aborder dans ses détails la description de ce pavillon modèle, que le service chirurgical des asiles doit aux libéralités du Conseil général et à l'esprit éclairé de l'administration préfectorale et dont on ne saurait trouver l'analogue dans nos hôpitaux parisiens

DESCRIPTION DU PAVILLON.

Le pavillon occupe une bande de terrain située au sud de la grande allée de l'asile clinique, à proximité de la porte donnant sur la rue d'Alesia. C'est par cette dernière que pénétreront les voitures amenant les malades et plus tard le tramway projeté qui sera mis en communication avec la ligne desservant les asiles de la Seine (1).

Le pavillon présente ses salles opératoires et ses laboratoires au nord : c'est l'orientation qui donne la meilleure lumière. C'est pourquoi la façade Sud, où se trouve la porte d'entrée, regarde la rue d'Alesia et le mur qui l'en sépare. Un grand jardin à l'anglaise a été dessiné au-devant de la façade Nord.

L'architecte, ayant à traiter un projet nouveau et dont nul exemple n'existe à Paris, n'a pas voulu suivre, aux regrets de quelques-uns peut-être, le mode de construction adopté pour les bâtiments de l'asile clinique, et s'est ainsi affranchi de toute copie de construction en pierre et moellon.

Il a conçu ses façades complètement en briques de même ton, en évitant les effets de briques de couleur dont l'emploi est si difficile parce que, répété à satiété sur de longues façades, ces briques produisent un miroitement fatigant et monotone.

Le soubassement en pierre meulière, couronné d'un bandeau de pierre de Givet, ainsi que les appuis et quelques autres points, complètent, avec les saillies, toute la décoration extérieure.

Les matériaux employés à la construction sont donc la meulière et la brique pour les murs et les façades; les cloisons de distributions intérieures sont en brique de Liége avec vide entre les deux parements.

Les planchers sont en fer système Matrai, hourdé en ciment de Portland. La couverture est en ardoises et zinc.

Sa division intérieure est méthodique et comprend trois

(1) L'administration étudie en ce moment un modèle commode de tramway pour le transport des malades, ainsi que le mode de traction le plus pratique.

Fig. 2.

étages. Le sous-sol est réservé aux services scientifiques, le rez-de-chaussée constitue la partie principale, les services opératoires proprement dits. Le premier est réservé aux malades.

1° Au sous-sol, nous trouvons les laboratoires de bactériologie, de microphotographie, de radiographie avec leurs annexes : une salle de moulage, un musée, une bibliothèque, le service des inoculations; un magasin, la chaufferie avec soute à charbon et une salle d'étuve à désinfection pour la literie et les vêtements de malades;

2° Le rez-de-chaussée, auquel on accède de l'extérieur sur la façade Sud par deux rampes pour voitures et deux portes de plain-pied aux deux extrémités, comprend les services de chirurgie proprement dits, avec leurs salles de stérilisation pour instruments, d'anesthésie et d'électricité; une salle des accouchements avec salle de stérilisation et baignoire; la fabrique de pansements avec ses deux salles et les deux services bien séparés pour la désinfection des malades septiques et aseptiques;

3° Le premier étage, auquel on accède par les deux escaliers aux deux extrémités du bâtiment, contient les chambres de malades avec salle de pansement aseptique, water-closet et lavabos. La séparation des malades suppurants y est rigoureuse.

Enfin, au centre du pavillon, à proximité de l'arrivée, est installé un ascenseur à système hydraulique desservant du sous-sol au premier étage, pour descendre et monter les malades dans leurs lits, accompagnés de deux infirmiers.

Il est bon d'insister sur ce fait que si, du rez-de-chaussée, on élève une verticale au milieu du pavillon, on trouve à droite le service aseptique avec toutes ses annexes : désinfection des malades, salles opératoires, désinfection instrumentale et chambres des malades.

Le service du pansement commun aux deux services se trouve naturellement dans le service aseptique; à gauche, on trouve le service aseptique, avec le même nombre d'annexes. La situation des malades au-dessus du service opératoire ne serait discutable que s'il s'agissait d'un service d'hôpital. Elle existe dans tous nos pavillons d'isolement des hôpitaux, et elle est de plus nécessaire au bon fonctionnement du service.

CHAUFFAGE DU PAVILLON ET VENTILATION.

Avant d'entrer dans la description des divers services, nous parlerons tout d'abord du chauffage et de la ventilation, en insistant surtout sur le chauffage pour lequel nous avons adopté le système nouveau de M. J. Nessi, ingénieur, qui paraît devoir donner les meilleurs résultats.

Chauffage. — Le pavillon, dans son entier, est chauffé par la vapeur à basse pression et par radiation directe.

A cet effet, des radiateurs en fonte lisse sont placés dans le voisinage des surfaces de refroidissement.

Chacun de ces appareils est rendu indépendant des autres, au moyen d'une petite vanne permettant l'admission de la vapeur à volonté.

Les canalisations principales de distribution sont établies au plafond du sous-sol.

La vapeur à basse pression est produite par deux générateurs verticaux communiquant entre eux et pouvant être rendus indépendants au moyen d'un système de vannes. Ces chaudières sont munies de leurs accessoires et de dispositifs de sûreté dont nous donnons plus loin le détail de fonctionnement.

Un régulateur automatique de pression et de tirage rend la quantité de combustible dépensée sensiblement proportionnelle à la quantité de vapeur utilisée par les différentes surfaces de radiation, permet de faire varier à volonté la pression du chauffage et réduit la dépense à son minimum.

Le fonctionnement est automatique et ne nécessite aucune surveillance. Les chaudières sont construites en tôle d'acier. Un faisceau tubulaire vertical établit un contact intime entre l'eau à évaporer et les gaz de la combustion et assure l'utilisation complète de la chaleur dégagée dans le foyer.

Au centre, une trémie de chargement permet d'emmagasiner la quantité de combustible correspondant à une durée de marche de douze heures.

Les chaudières sont entourées d'une enveloppe en maçonnerie avec retour de flamme augmentant sensiblement la surface de chauffe, tout en réduisant la chaleur entraînée par les gaz chauds se rendant à la cheminée. Cette enveloppe a, en outre, l'avantage d'atténuer considérablement le rayonnement direct des chaudières et d'éviter toute perte de chaleur.

Des tampons de visite placés au pourtour de la maçonnerie permettent un nettoyage facile des carneaux à chaque fin de saison.

On peut se rendre compte à chaque instant de la pression au moyen du manomètre gradué entre 0 et 500 grammes.

Le niveau d'eau est indiqué de deux manières différentes :

1° Par un niveau à tube de verre permettant une lecture facile de la position de l'eau dans la chaudière ;

2° Au moyen des deux robinets de jauge permettant de s'assurer que le niveau de l'eau est bien compris entre les deux positions qu'ils occupent sur la bouteille porte-accessoire.

Chaque chaudière est munie d'un régulateur automatique de pression et de tirage, sur la disposition duquel nous ne nous étendrons pas plus, si ce n'est pour dire que cet appareil est, par sa construction, d'une sensibilité extrême, et que la simplicité de son mécanisme rend son fonctionnement absolument sûr.

Il présente, en outre, les avantages suivants : par la simple manœuvre d'un contrepoids, on peut modifier la pression dans toute l'installation et par suite régler la quantité de vapeur à admettre dans les surfaces de radiation à distance.

La quantité de combustible est réduite à minima.

Dans le but d'éviter que la chaudière ne dépasse, en cas de non-fonctionnement des organes régulateurs, la pression maxima qui lui a été assignée au moment du réglage, la conduite de vapeur porte un branchement laissant échapper automatiquement dans l'atmosphère l'excès de vapeur qui pourra se produire.

Cet appareil a le précieux avantage de se réamorcer de lui-même dès que la pression de la chaudière est redevenue

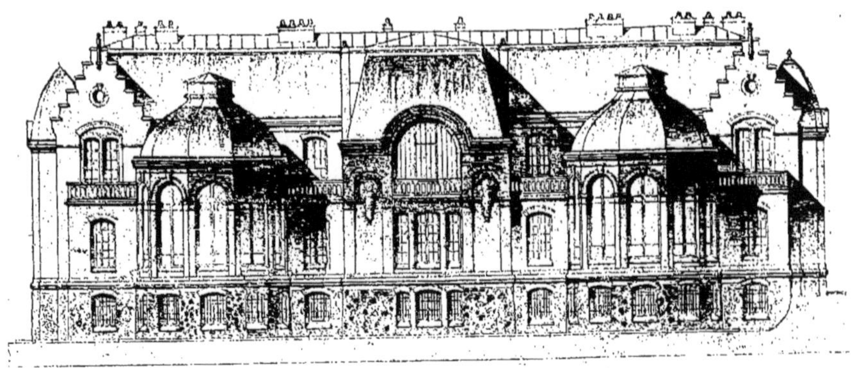

Fig. 3.

normale. On évite ainsi toutes manœuvres de robinet. De plus, cet appareil se trouvant branché sur la conduite de vapeur, la chaudière ne pourra se vider en aucun cas. On ne risquera donc jamais de donner un coup de feu à la chaudière.

Canalisation de vapeur et de retour d'eau condensée. — La tuyauterie est établie en tubes de fer spéciaux pour vapeur avec coudes, tés, manchons, raccords en fonte malléable. Tous ces tuyaux sont facilement démontables. Pour les petits diamètres, la tuyauterie est en cuivre rouge sans soudure, raccordé au moyen de raccords spéciaux en bronze. De distance en distance et aux points bas des canalisations de vapeur, sont établis des siphons de purge, en sorte que celle-ci ne se trouve jamais contrariée par l'eau de condensation et tout bruit est évité pendant le fonctionnement.

Surface de chauffage. — Les radiateurs employés sont en fonte lisse et construits de manière à éviter le dépôt des poussières, et les éléments sont écartés de manière à rendre le nettoyage facile sans démontage.

Le rendement est très grand et ces appareils fournissent par suite une quantité de chaleur considérable sous un petit volume.

Degrés de température. — La température obtenue dans les différentes pièces sont, pour une température extérieure de 7° au-dessous de 0, les suivantes:

1° Sous-sol, pièces et couloirs	15°
2° Pièces habitées, mais où ne se trouvent pas les malades.	17°
3° Dans les chambres de malades	19°
4° Dans les salles d'opération	28°

Le réglage de la température dans les locaux chauffés peut s'obtenir de deux manières :

D'abord, au moyen de vannes réglables placées à l'entrée de chacune des surfaces de chauffe, on pourra modifier dans la pièce l'admission de la vapeur. On pourra aussi ne faire fonctionner que les radiateurs que l'on voudra.

Le régulateur permet de son côté de modifier la pression dans l'ensemble du chauffage, et par suite, de modifier la quantité de vapeur à admettre dans chaque poste. Le réglage une fois fait, la température se maintiendra constante et quelle que soit la température extérieure.

Les radiateurs ne portent pas de purgeurs spéciaux; l'évacuation de l'air se fait par le tube de retour de l'eau condensée.

A l'ouverture du poêle, la vapeur chasse l'air contenu dans le radiateur et le pousse dans le conduit de retour. Sur celui-ci se trouvent, à certains points déterminés communiquant avec l'air extérieur, un certain nombre d'évents servant de purge d'air. Si, au contraire, on ferme un radiateur, le vide produit par la condensation de la vapeur qui entre dans la surface aspirera l'air intérieur par le conduit de retour.

La purge d'air est donc effectuée d'une façon très simple et les radiateurs ne peuvent se remplir d'air en aucun cas, l'eau de condensation retournant, par son propre poids, directement à la chaudière. Le robinet régulateur à soupape a pour but d'éviter le montage de deux robinets et présente le grand avantage d'être à fermeture rapide.

En effet, on est obligé, si on désire un réglage parfait, d'accoupler sur les radiateurs deux robinets à soupape, dont l'un se manœuvre et dont l'autre a sa tige immobilisée pour servir de régulateur.

Dans le système employé, les deux robinets sont réunis en un seul. Le volant est en ébonite, afin d'éviter de se brûler les doigts, et son montage spécial l'empêche de prendre du jeu sur la tige.

Le système se complète par le chauffage de l'eau dans un réservoir placé dans les combles, ainsi qu'il est décrit ci-après.

Un serpentin de vapeur, alimenté par une des chaudières, produira en hiver, sans augmentation de dépense de combustible, l'eau chaude pour les bains et les lavabos, et le chauffage sera remplacé en été par un appareil à gaz.

Un système de canalisation va-et-vient entretiendra continuellement un réservoir de 1 000 litres placé dans les combles à une température de 80 à 90°. De ce réservoir partiront les canalisations de distribution aux divers services.

Cette installation a l'avantage de supprimer, dans chaque salle de bains, la manipulation, par des employés souvent inexpérimentés, des chauffe-bains à gaz qui présentent d'ailleurs encore bien d'autres inconvénients.

Toutes les canalisations d'arrivée d'eau, de gaz et de vapeur sont apparentes. Les avantages que présentent les murs creux préconisés dans certains établissements sont un peu illusoires; il vaut mieux voir les tuyaux, afin de se rendre compte immédiatement d'une fuite et la réparer, que d'attendre que cette fuite ait causé des dégâts apparents, au bout de très longtemps quelquefois, pour la réparer.

Le système d'évacuation des eaux est le tout à l'égout. Un nombre suffisant de regards-siphons en permet l'examen et le nettoyage ; les descentes et décharges de tous les appareils sont siphonés aussi et montent en ventilation jusque sur les combles.

La ventilation est assurée dans chaque pièce, en dehors de l'ouverture des croisées, par des trappes de ventilation dans le bas et le haut des murs correspondant à des gaines montant aussi sur les combles.

Les salles d'opérations sont, de plus, ventilées par le comble au moyen de deux trémies à soufflet dans le châssis vitré ; les chambres de malades reçoivent directement l'air extérieur par des métopes en terre cuite ajourées en façade, et à l'intérieur une bouche à soufflet.

DESCRIPTION DU SOUS-SOL.

Nous commencerons maintenant l'examen détaillé de toutes les installations du pavillon en commençant par le sous-sol, où nous pénétrerons par une des portes placées aux extrémités de la galerie centrale qui dessert tous les services Nord et Sud. Ainsi qu'il a été dit précédemment, il comprend: au centre, le *calorifère* avec le *dépôt de charbon*, l'*ascenseur* ; à l'extrémité ouest, la *stérilisation de la literie* et des vêtements avec le magasin, puis un ensemble de salles réservées aux *laboratoires scientifiques* et à leurs annexes que nous décrirons successivement.

Musée
Moulages
Bactériologie
Vestiaire
Micrographie
Laboratoire
Magasins
Etuve de
Charbons
Calorifère
Chimie
Radiographie
Animaux inoculés
Soute
à
charbons

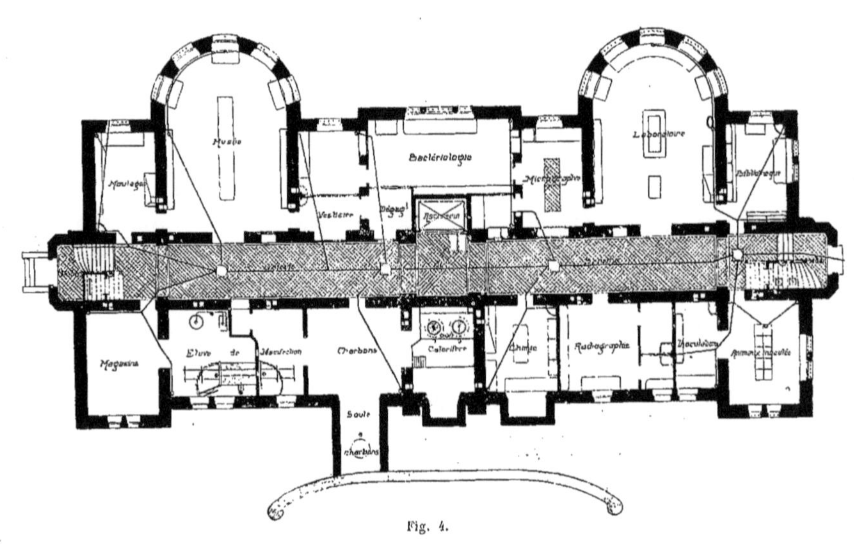

Fig. 4.

A droite de la galerie centrale se trouve :

La *bibliothèque*, salle rectangulaire, bien chauffée, et laissant la lumière entrer largement de deux côtés. Elle contient deux tables mobiles qui sont placées devant les fenêtres, et ses murs sont garnis de rayons réservés aux ouvrages et aux revues de chirurgie. Dans un coin, le poste d'eau et le portemanteaux. Éclairage électrique.

Le *laboratoire d'histologie*, à côté de la bibliothèque, est de vastes dimensions, 9 mètres sur 6, et éclairé par cinq fenêtres disposées sur une ligne demi-circulaire.

Au milieu du laboratoire, une armoire étagère, fixée au sol, renferme la verrerie et supporte les flacons qui contiennent les différentes solutions nécessaires au durcissement des pièces anatomiques et les balances à trébuchet et de Roberval. Au-dessus de ce meuble, une rampe d'éclairage permet d'amener le gaz à l'aide de tuyaux en caoutchouc sur la table étagère.

Devant les fenêtres du milieu se trouve une grande table fixe, demi-circulaire, à tiroirs plats, sur laquelle sont les microtomes mécaniques, tous les accessoires nécessaires à la préparation et à la coloration des coupes, et le microscope.

A droite de la table demi-circulaire, devant une fenêtre latérale, une petite table mobile sert pour l'expérimentation ; à gauche, devant une autre fenêtre, est le soufflet de forge pour travailler le verre.

A chaque fenêtre, il y a une double prise de gaz et une lampe électrique à verre dépoli. Le long des murs, au-dessous du vitrage, se trouve la canalisation qui sert au chauffage avec les radiateurs.

Le long du mur de droite, nous voyons l'évier, puis une table fixe, recouverte d'une plaque de lave, sur laquelle on chauffe, à l'aide du gaz, les différentes solutions et où l'on fait les colorations des préparations histologiques. Une hotte recueille les émanations qui s'échappent des liquides en ébullition, et une lampe électrique donne l'éclairage suffisant. Plus loin sont les étuves.

A gauche, contre les murs, une longue vitrine peu profonde à tablettes mobiles. C'est là que sont enfermées les pièces qui durcissent, les préparations histologiques, les matières colorantes et les différents produits nécessaires à l'histologie, les livres d'anatomie pathologiques, etc...

Ajoutons, pour être complet, l'établi qui permet de faire les petits travaux indispensables dans tout laboratoire.

Le laboratoire d'histologie a son entrée principale sur la galerie centrale ; il communique à droite avec la bibliothèque et à gauche avec la *salle de microphotographie*, pièce rectangulaire de 5 mètres sur 3 avec une fenêtre, un évier et des rayons le long des murs. Le plancher est remplacé au milieu par des dalles, sur lesquelles repose l'appareil microphotographique et qui ont pour but de supprimer les trépidations. Un *cabinet noir* avec poste d'eau est annexé à cette salle ; il est pourvu d'une double porte, ce qui permet d'entrer et de sortir sans laisser pénétrer la lumière du jour, et il est éclairé par deux lampes électriques rouge et blanche.

Que le lecteur nous permette d'expliquer les motifs pour lesquels nous avons donné cette importance à la microphotographie.

La *microphotographie* a été longtemps considérée comme ne pouvant pas donner de résultats pratiques, et elle avait été réservée surtout à l'étude des diatomées.

Les premiers savants qui ont su en tirer parti sont Donné et Foucault, et ils ont publié en 1845, à Paris, leur bel *Atlas du cours de microscopie.* Ils avaient fait des daguerréotypes de préparations histologiques. Comme le tirage sur papier n'était pas connu, ils avaient dû reproduire ces daguerréotypes par la gravure.

Avec la découverte des clichés sur verre, les microphotogrammes se sont multipliés, puis les perfectionnements successifs de la photographie ont permis d'en généraliser l'emploi.

La microphotographie est indispensable au bactériologiste. Nous rappellerons à ce sujet ce que le professeur R. Koch a su en tirer pour l'étude des microorganismes. Les photographies des bactéries permettent de les comparer entre elles, de les mesurer ; elles sont un moyen précieux de diagnostic.

La microphotographie, de plus, contribue à résoudre un certain nombre de questions scientifiques : grâce à elle, il a été possible de reconnaître certains détails de structure qui échappèrent à d'autres méthodes. On lui doit, entre autres, la découverte des filaments des bacilles du choléra. La plaque photographique, différents savants l'ont montré, est sensible à des rayons ultra-violets qui ne sont pas perçus par notre rétine ; on peut donc obtenir, en l'utilisant, des détails que l'œil ne perçoit pas ou perçoit mal.

La microphotographie est donc un procédé scientifique par excellence ; aussi les atlas de bactériologie se sont-ils multipliés dans ces derniers temps après la publication des belles planches de Frænkel et Pfeiffer, d'Itzerott et Niemann. Elle a une supériorité très grande sur le dessin, car elle reproduit la préparation telle qu'elle est. Un dessin, par contre, est plus ou moins exact : le dessinateur interprète et par suite dessine d'après l'idée qu'il se fait des éléments anatomiques.

Outre sa valeur scientifique incontestable, la microphotographie a un intérêt éminemment pratique : elle permet de remplacer le dessin ; que l'on prenne un cliché d'une préparation microscopique quelconque et que l'on en fasse le décalque, on a là un procédé beaucoup plus exact et beaucoup plus rapide que le dessin.

La microphotographie est actuellement à la portée de tous. Un médecin de cet asile, le Dr Dagonet, l'a utilisée pour reproduire des coupes histologiques du système nerveux dans un atlas qui sert de complément à l'étude histologique de la paralysie générale du *Traité des maladies mentales* du Dr H. Dagonet.

Sortons du laboratoire d'histologie et continuons notre chemin dans la galerie centrale ; nous arrivons au *laboratoire de bactériologie*. Une petite entrée ouvre à gauche sur un *vestiaire*, petite pièce éclairée par un vitrage et qui communique avec le musée. Le vestiaire est garni de porte-manteaux et il a un poste d'eau.

La deuxième porte nous fait entrer dans le laboratoire de bactériologie. C'est une salle allongée dans son diamètre transversal, de 9 mètres sur 4, avec large vitrage devant lequel se trouve une grande table de laboratoire, fixe, avec gaz et lampes électriques. En face de la fenêtre, une longue vitrine, pareille à celle du laboratoire d'histologie, recouvre le mur; des tables mobiles, des rayons sont tous les meubles de ce laboratoire. A droite est l'évier; à gauche, la porte qui fait communiquer le laboratoire avec la petite *pièce où sont les étuves*. Cette pièce, séparée du vestiaire par un vitrage, est éclairée par une grande fenêtre. Outre les étuves, on y voit un évier et une table pour l'ensemencement.

Le *musée* ouvre sur la galerie centrale. Il a les dimensions et la configuration du laboratoire d'histologie; il est, comme ce dernier, formé d'une salle de 9 mètres sur 7, éclairée au nord par cinq grandes fenêtres et dont les murs sont garnis de vitrines. Au milieu de la salle, une longue vitrine double contient les pièces anatomiques rares et les moulages. Devant les fenêtres, se trouvent des tables et des casiers pour les photographies et les radiographies qui forment une collection remarquable.

Comme annexe du musée, communiquant avec lui et avec la galerie centrale, nous trouvons une dernière pièce où se font les *moulages* et la préparation des pièces destinées au musée.

Revenons sur nos pas. A l'entrée du bâtiment, en face de la bibliothèque et du laboratoire d'histologie, c'est-à-dire du côté sud, trois portes nous font pénétrer : 1° dans la salle des animaux inoculés ; 2° dans la salle de radiographie; 3° dans le laboratoire de chimie.

La *salle des animaux inoculés* est vaste et largement éclairée de deux côtés. Son sol est cimenté et parcouru par une rigole où l'on voit l'eau couler continuellement, entraînant les urines et les déjections des animaux. Le ciment remonte latéralement sur les murs, ce qui permet de laver largement sans crainte d'endommager les murs.

Les animaux à expérience sont dans des cages métalliques, à réseau en fil de fer galvanisé. Ce réseau a pour but de tenir les animaux dans un état de propreté parfait, et les cages sont placées sur des supports en tôle ondulée, ce qui permet aux détritus d'être facilement entraînés par l'eau de lavage.

Ces cages, fort bien aménagées, sont celles de M. le Dr Malassez, et cette installation est en tout point semblable à celle qu'il a adoptée pour le Collège de France.

Comme annexe à la salle des animaux à expérience, une petite *pièce* avec un poste d'eau et une table fixe permet de faire les dissections et les inoculations aux animaux.

La deuxième porte nous mène dans la *salle de radiographie.* On sait tous les services que la radiographie rend à la chirurgie ; pas de luxations, pas de fractures qui ne soient radiographiées, pas de corps étrangers dont le siège ne soit précisé grâce à elle. Ces corps étrangers sont particulièrement fréquents chez les aliénés. Ce sont soit des balles de revolver à la suite de tentatives de suicide, soit des morceaux de verre, des clous, etc., avalés par eux ou introduits par eux dans différentes cavités. La radiographie est un complément indispensable à la chirurgie des aliénés.

La salle qui lui est réservée a 4 mètres carrés. Elle est éclairée par une fenêtre, mais un rideau noir permet de la transformer en une chambre pour les examens radioscopiques. Outre l'installation radiographique, fort bien comprise, mais que nous ne décrirons pas ici, on a joint à cette pièce un *cabinet noir* pour révéler les plaques radiographiques et un cabinet éclairé par une fenêtre pour les lavages photographiques habituels.

Le *laboratoire de chimie* est complètement séparé des autres salles ; il est pourvu d'eau et de gaz, de rayons et de tables avec une hotte. C'est là que sont faites les analyses des urines et des différents liquides organiques.

DESCRIPTION DU REZ-DE-CHAUSSÉE.

Le rez-de-chaussée a son entrée principale sur la façade Sud ; on y accède par un perron de quelques marches correspondant au palier des deux rampes pour voitures. Il est fermé par une grille en fer avec glaces.

Dans le vestibule, nous trouvons à droite le cabinet de la surveillante, servant en même temps de vestiaire, et à gauche la fabrique des pansements. Du vestibule on pénètre dans la galerie de service correspondant à celle du sous-sol et qui s'étend à droite et à gauche jusqu'aux deux escaliers desservant le sous-sol et le premier étage.

Cette galerie, comme le vestibule, est voûtée et les murs sont recouverts de stuc avec indication d'appareils; elle dessert, en face le vestibule, la cabine de l'ascenseur fermée par une porte en menuiserie et vitrée. Nous avons déjà dit que la cabine est de grandeur suffisante pour monter et descendre les malades dans leur lit et accompagnés de deux infirmiers ou infirmières.

Cet appareil fonctionne hydrauliquement. La manœuvre se fait intérieurement ou extérieurement; un système automatique de condamnation empêche l'ouverture des portes lorsque l'appareil est en marche et, au contraire, l'appareil ne peut fonctionner quand les portes ne sont pas fermées.

Les accidents pouvant provenir d'une fausse manœuvre sont ainsi évités.

A gauche de l'ascenseur se trouve une petite antichambre donnant accès au cabinet du chirurgien ; éclairé par trois croisées au nord, il possède un grand meuble-bibliothèque à double corps sur la hauteur. Placé en cet endroit, le cabinet occupe l'axe de tous les services.

Il y est joint, comme dans beaucoup de services de l'étranger, une pièce munie d'une baignoire qui sert au chirurgien après les opérations septiques, d'un lavabo et d'un water-closet.

Ressortant dans la galerie, nous trouvons à gauche le service opératoire aseptique et à droite le service opératoire septique.

Chaque service possède sa salle d'opérations sur plan rectangulaire et demi-circulaire, dans la partie en façade recevant l'éclairage au nord par cinq grandes croisées vitrées de glaces granulées.

Cette salle mesure $10^{m},50$ de longueur sur $7^{m},35$ de largeur et $7^{m},25$ de hauteur. A première vue, ces salles semblent très grandes et en vérité dépassent de beaucoup les dimensions des salles de Paris. Or il convient de faire remarquer que, dans un hôpital, la place la plus grande devant être réservée à l'hospitalisation, le service opératoire est fatalement secondaire; or, nous nous trouvons ici dans un pavillon d'opérations où l'hospitalisation n'est pas prévue. Le service opératoire en est l'élément principal. Il était naturel de lui donner les dimensions nécessaires.

D'ailleurs, ces dimensions sont celles de la plupart des salles que nous avons vues en Allemagne. La salle d'Olshausen à Berlin mesure 10 mètres sur 8; celle de l'hôpital de Friedrichshain a 9 mètres sur 7m,60; à la clinique de Bergmann, à Berlin, nous trouvons 10m,80 sur 8 mètres, et la salle des cours où se pratiquent les opérations a 13m,44 de long sur 9m,60 de large. A la Charité (professeur Kœnig), l'ancienne salle mesurait 11 mètres sur 8; la nouvelle, mal éclairée, n'en a que 7 sur 6. Celle de Sonnenburg à Moabit Hospital mesure 9 mètres sur 7m,22; celle de Korte (Urban Hospital), 8m,70 sur 7m,60.

Le plafond en coupole fermée par un châssis en fer vitré, est recouvert d'un comble aussi de forme ronde, avec lanterneau, contenant ainsi un vaste matelas d'air qui empêchera la température intérieure de se modifier, et l'intervalle entre les deux combles sert en même temps, comme il a été dit plus haut, à la ventilation, le lanterneau n'étant pas complètement fermé. L'accès de la salle par la galerie a lieu au moyen d'une large porte permettant de faire pénétrer le malade dans son lit, et en face la porte est un paravent fixe monté en fer avec opaline et carreaux translucides, destiné à empêcher la vue de la salle et à couper l'arrivée trop brusque de l'air extérieur sur le malade.

Tous les sols, comme d'ailleurs dans presque toutes les pièces, sont revêtus de grès cérame, raccordé avec les murs au moyen de gorges aussi en grès, et sur celles-ci les parois des murs sont revêtues d'opaline; partout ailleurs, on a fait usage de carreaux en faïence.

Au-dessus, les murs sont revêtus de peintures vernissées dites Ripolin ou Bonneville, etc.

Les sols des salles d'opérations ont de la pente, de manière à pouvoir laver à grande eau, et celle-ci est recueillie dans

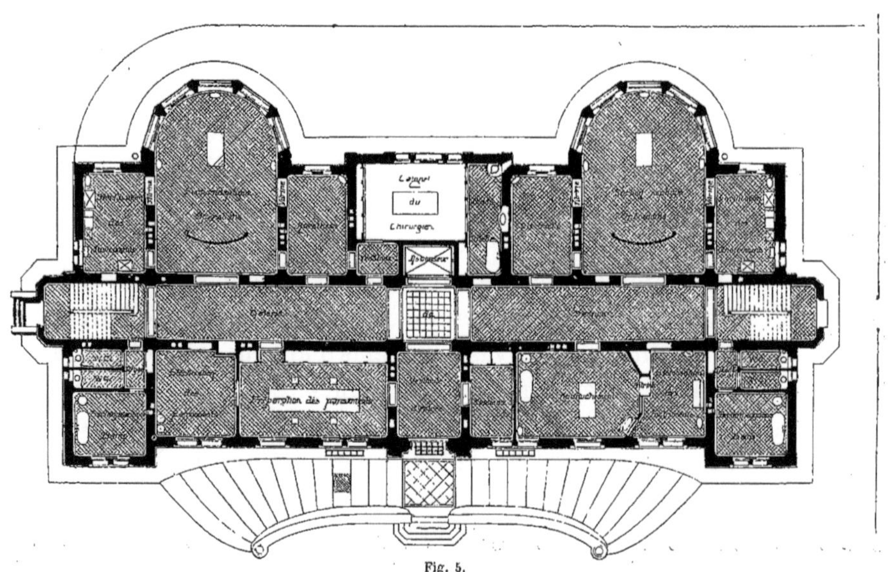

Fig. 5.

un siphon en cuivre posé à niveau du carrelage qui l'emporte aux canalisations rejoignant l'égout.

Les peintures vernissées Ripolin et Bonneville présentent le même avantage de pouvoir aussi être lavées à grande eau.

Leur emploi simultané permettra d'en pouvoir faire une expérience concluante et de recommander l'emploi de préférence de l'une ou de l'autre, à l'avenir.

La salle est munie à droite et à gauche de deux armoires en fer nickelé comprises dans l'épaisseur du mur, garnies de glaces sur toutes faces et avec porte côté de la salle et côté des salles annexes. Ces vitrines sont destinées à recevoir les instruments de chirurgie et du service.

Au surplus, une porte, à fleur du sol, correspond à une gaine descendant au sous-sol pour l'évacuation à la désinfection des linges et pansements venant d'être utilisés.

Chaque salle contient en outre trois lavabos isolés avec alimentation d'eau stérilisée (chaude et froide) commandée par pédale.

Un stérilisateur électrique construit sur mes indications est fixé au mur et permet de porter, pendant une durée déterminée, les instruments à une température de 150 à 180° contrôlée par un thermomètre. Il remplace avantageusement la coction qui détériore les instruments. Des cadres à solution, des appareils mobiles à injection, des porte-capsules, une table porte-instruments et la table d'opérations proprement dite complètent cette installation.

A droite et à gauche sont les portes de communication avec les salles de stérilisation de l'eau et des instruments, et d'une part le cabinet à électricité et d'autre part celui pour l'anesthésie. Ces salles sont revêtues par le bas de faïence et éclairées aussi au nord. Les *salles de stérilisation* contiennent chacune : un vidoir avec chasse d'eau, un bassin en grès pour les lavages d'instruments ; une cuve à température constante pour le chauffage des solutions antiseptiques, un stérilisateur de flanelle et de linge pour les malades au cours des opérations, un appareil à coction pour la stérilisation des instruments, une étuve Poupinel et un stérilisateur à sondes, enfin le stérilisateur de l'eau construit par Bardy sur mes indications et que je décrirai dans une étude spéciale. La *salle d'électricité* contient le moteur électrique et tous les instruments destinés à la chirurgie osseuse ; elle comprend en outre les lampes électriques spéciales pour la recherche des corps étrangers, si fréquents chez les aliénés. Il existe de plus dans cette salle un lavabo et des appareils à injection destinés spécialement à la cystoscopie.

Ressortant dans la galerie et exposés au sud nous trouvons. à chaque extrémité du bâtiment, une salle de bains, deux water-closets et deux vidoirs.

C'est dans les salles de bains que se fait la désinfection des malades à leur entrée dans le pavillon et avant les opérations. On voit qu'il existe une salle spéciale pour les deux catégories de malades (septiques et aseptiques).

Pour les salles de bains, nous avons déjà parlé du mode de chauffage de l'eau, nous n'y reviendrons pas; la circulation d'eau chaude sert au chauffe-linge. Ces salles sont revêtues de faïence dans la partie basse, le sol est en grès cérame et muni d'un siphon pour l'écoulement des eaux de lavage.

A côté, et en retournant sur le vestibule nous entrons dans la fabrique de pansements qui comprend la préparation des pansements et leur stérilisation.

La salle de préparation, avec ses grandes armoires, est spécialement affectée à la préparation des pièces de pansement. Les matériaux de pansement y sont reçus à l'état brut; une fois préparés, ils sont placés dans des boîtes spéciales et portés dans la salle de stérilisation qui comprend deux autoclaves.

Le mode de stérilisation des pansements qui doivent servir non seulement au pavillon, mais au service des asiles externes, nous a beaucoup préoccupés. Nous publierons ailleurs les études que nous avons faites à cet égard et les résultats auxquels nous sommes arrivés.

De l'autre côté du vestibule et en face la porte d'entrée de la salle d'opérations du service aseptique, est située la salle de travail d'accouchements avec son annexe affectée à la stérilisation des instruments.

Elle donne sur la façade principale du bâtiment, où elle s'ouvre par trois fenêtres.

Une porte donne accès dans cette salle qui est divisée par une cloison demi-circulaire en deux parties différentes ; une grande et spacieuse, éclairée par deux fenêtres, constitue la salle de travail. A gauche de la salle de travail se trouve une salle de stérilisation.

La salle de travail, carrelée et dont les murs sont revêtus d'opaline jusqu'à hauteur d'homme, possède le mobilier suivant :

En entrant et à droite, se trouve une baignoire en tôle émaillée qui ne servira que pour les femmes en travail dans les cas où un bain sera jugé utile, soit pour activer le travail, soit pour calmer une irritabilité nerveuse des parturientes. Cette baignoire répond à la cloison qui sépare la salle de travail du cabinet de la surveillante. Sur cette même cloison est installée une étuve chauffe-linge ordinaire, chauffée par une rampe de gaz cachée. Plus loin et dans ce même plan, se trouve un lavabo, système Flicoteau, à pédale, alimenté par de l'eau froide et chaude stérilisée.

Entre la première et la seconde fenêtre, une chaise métallique ; au milieu de la salle, un lit d'accouchement construit sur le modèle de Fritsch (de Bonn). Ce lit métallique, à sommier fait de lames métalliques système Herbet, repose sur le sol par huit pieds. C'est, en définitive, un lit ordinaire facile à tenir toujours propre, séparé du sol par des isolants en caoutchouc et se composant de deux parties qui, réunies, forment le lit ordinaire. Les deux portions sont d'inégale longueur ; la tête du lit, beaucoup plus longue, servira, lors du détachement du tiers inférieur, de lit d'opération pour les interventions obstétricales, sans qu'on soit forcé d'imprimer à la malade aucun déplacement. Il suffit de détacher la partie inférieure et de relever les membres inférieurs de la malade pour que celle-ci se trouve au bord du lit, en position obstétricale.

Deux supports métalliques de cuvette en verre pour les mains flanquent à droite et à gauche le lit d'accouchement. Enfin, signalons une vitrine occupant la hauteur de la cloison gauche de séparation de la salle, ne faisant pas saillie dans la salle de travail, comprise dans la cloison de

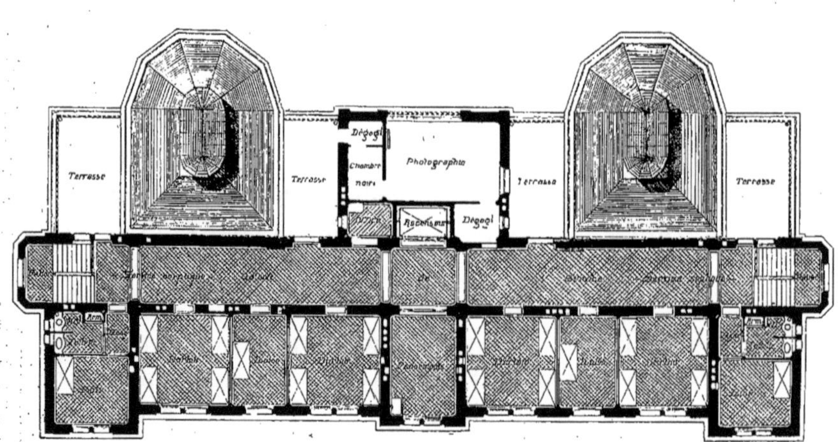

Terrasse
Terrasse
Dégagt
Chambre noire
Photographie
Terrasse
Dégagt
Terrasse

Fig. 6.

séparation et s'ouvrant de ce côté par une porte répondant à la hauteur de la vitrine. Elle est faite pour contenir les instruments appropriés et les objets nécessaires à un accouchement.

Plus loin, dans cette cloison et au voisinage de la porte qui fait communiquer la salle de stérilisation et la salle de travail, un lavabo à pédales, à quatre robinets permettant l'emploi direct des eaux antiseptiques sans cuvette et sans translation préalable. Les sels antiseptiques sont placés dans les bocaux au-dessus desquels court une rampe d'eau aseptique munie de quatre robinets correspondant aux barillets.

La salle de stérilisation communique avec la salle de travail. Son mobilier se compose d'un Poupinel ordinaire pour stériliser les instruments, d'une crèche analogue à celles qui existent dans les maternités, de deux baignoires en tôle émaillée placées sous cette crèche, d'une petite table recouverte d'une plaque d'opaline. Un vidoir complète cette installation.

L'eau chaude pour les bains des enfants nous est donnée par un robinet amenant l'eau de la salle des bains des femmes et situé au-dessus du vidoir. La vitrine à instruments s'ouvre, comme du côté de la salle de travail, dans la salle de stérilisation et sur toute la hauteur. Les instruments stérilisés au Poupinel sont placés directement dans la vitrine sans qu'on ait à entrer dans la salle de travail.

L'eau stérilisée est fournie dans les deux salles par une conduite invisible qui est dépendante de l'appareil à eau stérilisée de la salle d'opérations aseptiques. L'éclairage des salles est fait par des *lampes électriques au nombre de trois.*

PREMIER ÉTAGE.

On y accède du rez-de-chaussée par les deux escaliers aux extrémités de la galerie qui descendent aussi au sous-sol.

Ces escaliers en bois, avec rampes aussi en bois, sont peints en peinture vernissée.

Les murs et plafonds sont revêtus de stuc, ainsi d'ailleurs que ceux de la galerie de service du premier étage.

Le sol de tout cet étage est dallé en grès cérame.

Les chambres des malades sont exposées au midi, garanties du soleil par des stores en coutil posés à l'extérieur, mais qu'on manœuvre de l'intérieur.

Il existe au centre du pavillon une salle pour les pansements aseptiques avec fourneau, évier avec eau chaude et eau froide.

A droite et à gauche sont quatre dortoirs à quatre lits et quatre chambres de malades isolés.

Chaque service possède son lavabo avec eau chaude et eau froide et son water-closet.

Nous trouvons la porte de l'ascenseur en face la salle de pansement.

A gauche, un petit office avec fourneau pour conserver au chaud les aliments destinés aux malades.

A droite, l'entrée de la salle de photographie, située au-dessus du cabinet du chirurgien.

Cette salle est éclairée par une grande baie vitrée au nord et formant d'ailleurs motif principal de décoration extérieure.

La salle de photographie est munie au surplus de sa chambre noire avec évier, eau, etc.

Dans la longueur de la galerie, deux grands châssis aident à l'éclairage, pris dans les plafonds cintrés des deux salles d'opérations ; c'est de ce côté qu'a lieu le remontage des horloges dont les cadrans sont du côté des salles d'opérations.

Les quatre portes-fenêtres qui éclairent la galerie donnent accès à des terrasses.

Ces terrasses, construites en ciment, sont garnies de balustrades en terre cuite ajourées.

Le grenier, inutilisé en ce moment, ne contient qu'une bâche d'eau froide et le réservoir d'eau chaude dont il a été parlé précédemment. On ne peut y pénétrer qu'au moyen d'une échelle.

INDICATIONS OPÉRATOIRES CHEZ LES ALIÉNÉS (1)

PAR

Lucien PICQUÉ

Dans une récente communication faite à la Société de chirurgie, en collaboration avec mon excellent collègue des asiles, M. le Dr Febvré, nous nous sommes appliqués à démontrer qu'il existe plusieurs catégories d'aliénés susceptibles de bénéficier, au point de vue mental, d'interventions chirurgicales pratiquées dans des conditions déterminées.

Ce travail, que nous avons tenu à présenter à Marseille au Congrès des médecins aliénistes, a soulevé, de la part de quelques-uns de nos collègues et, en particulier, de M. Régis, des objections qui nous engagent aujourd'hui à développer certains points de notre étude et à insister davantage sur quelques-unes de nos conclusions.

Résultats statistiques. — La première idée qui vient à l'esprit est d'admettre une simple coïncidence dans la cessation des troubles mentaux à la suite d'interventions chirurgicales. A cet égard je ferai remarquer que, pour éviter ce reproche, j'ai laissé dormir dans mes cartons ma première observation qui remonte à quinze années (1884). J'ai attendu que cette prétendue coïncidence se renouvelât un certain nombre de fois, et j'ai tenu à avoir dans la main une série imposante de faits, soit quatorze guérisons sur vingt-cinq malades traités, pour avoir le droit de penser et d'écrire qu'il s'agissait, non d'une coïncidence, mais d'une relation légitime de causalité. D'ailleurs, non seulement le nombre des guérisons, mais encore les conditions dans lesquelles cette

(1) *Bulletin médical*, 12 juillet 1899.

guérison s'est produite ont fini par entraîner ma conviction et celle de mon collaborateur Febvré. En effet, nous avons vu survenir les guérisons très rapidement, parfois de suite après des opérations pratiquées chez des femmes dont l'état mental avait nécessité un internement continu depuis un certain nombre d'années. Le lecteur peut s'en rendre compte en se reportant aux observations publiées *in extenso* à la fin de mon mémoire.

Un certain nombre de ces malades n'avaient jamais présenté de rémission, et la rémission post-opératoire a été la première. D'autres fois, chez celles qui avaient présenté des rémissions antérieures, jamais les rémissions spontanées n'avaient été d'une durée aussi longue (quelques années, dans certains cas) que celles qui ont suivi l'intervention.

On m'a justement demandé si je considérais les guérisons annoncées par moi comme définitives. Je n'ai pu suivre toutes mes opérées, surtout les premières ; quelques-unes le sont depuis plusieurs années ; d'autres opérations sont plus récentes. Le temps seul pourra nous éclairer à cet égard, et, dans nos asiles, il nous est possible, plus que dans les hôpitaux, de suivre ces malades pendant de longues années.

En tout cas, s'il ne s'agit, pour certaines d'entre elles, que d'une rémission souvent très longue, nous pouvons, d'ores et déjà, affirmer que l'opération a eu l'avantage de provoquer, chez des malades qui n'en avaient jamais présenté, une rémission de longue durée et, chez d'autres, des rémissions plus durables que celles qu'elles avaient pu présenter antérieurement et d'une façon spontanée.

Nous avons signalé, au cours de notre travail, des aliénées vraies et incurables, chez lesquelles une intervention avait pu, en provoquant une rémission passagère, donner l'illusion de la guérison.

Envisageant la question à un point de vue plus général, quelques-uns de nos collègues ont manifesté leur inquiétude de voir cette chirurgie de l'aliénée donner lieu à des abus regrettables.

Très ménager, par nature, des actes chirurgicaux, j'apprécie bien volontiers la valeur de cet argument ; aussi m'appliquerai-je à y répondre, en envisageant successivement les conditions dans lesquelles se trouve placée l'aliénée et les résultats pratiques des interventions.

Conditions particulières de l'aliénée. — L'aliénée est ou non internée.

Si elle est internée, elle reçoit les soins d'un médecin aliéniste responsable devant la famille, si la malade est dans une maison privée; responsable devant la famille et l'administration, si la malade se trouve dans un asile public; aucun acte chirurgical ne peut être pratiqué qu'avec l'autorisation du médecin aliéniste et le consentement des familles. Aucun abus n'est donc possible dans ces conditions, surtout si le chirurgien admet ce principe qu'il ne doit, chez un malade qui n'a pas son *compos sui*, pratiquer une intervention que s'il a la certitude de lui être utile et *s'il se rappelle que son droit est limité aux opérations qui répondent à des indications bien précises.*

Quand il s'agit de malades non internées, le cas est tout différent, et on les considère par le fait comme des malades ordinaires.

Que voyons-nous alors? Le plus souvent ces malades sont opérées sans que l'opérateur se soit douté de leur état mental. J'en ai rapporté ailleurs des exemples intéressants (Société de chirurgie, 1898) et j'ai montré que c'était surtout cette catégorie de malades qui fournit le plus fort contingent aux psychoses post-opératoires.

Quand les malades présentent, au contraire, des troubles plus accusés, le chirurgien, aussi bien dans un intérêt très excusable de sécurité personnelle, que pour établir les indications opératoires toujours difficiles quand il s'agit d'aliénées, aura recours naturellement à l'intervention du médecin aliéniste. La malade se retrouve donc dans les mêmes conditions que si elle était internée.

Résultats pratiques des interventions. — Ces résultats sont entièrement, comme nous l'avons dit ailleurs, subordonnés aux indications opératoires. Or, ces indications, comme je le laissais pressentir plus haut, sont toujours délicates à établir.

La chirurgie, chez l'aliénée, est, en effet, une arme à double tranchant, tantôt aggravant l'état mental préexistant, tantôt, au contraire, amenant la guérison des délires. C'est, d'ailleurs, cette variabilité des résultats obtenus selon les cas qu'il est si important de faire connaître, c'est elle qui retiendra tout chirurgien soucieux de lui-même et de l'intérêt de ses malades, et qui limitera toujours la pratique et les abus de cette chirurgie spéciale.

Je ne reprendrai pas ici les indications opératoires qui ont été longuement exposées dans notre mémoire. Je ne veux insister seulement que sur les contre-indications, en faisant toutefois remarquer qu'elles ne sauraient s'appliquer aux cas d'urgence où l'intervention est toujours de règle. Or, ces contre-indications doivent être puisées soit dans l'état mental des malades, soit dans la nature des lésions qu'elles présentent.

Etat mental des malades. — A ce point de vue, les malades qui présentent des obsessions doivent être examinées avec la plus scrupuleuse attention. Il en est parmi elles dont l'obsession est légitime ou du moins s'explique aisément par une affection chirurgicale dont la guérison entraîne parallèlement celle de l'obsession. Mais à côté de celles-ci, il en est d'autres qui présentent des troubles subjectifs hors de proportion avec les lésions souvent insignifiantes qu'elles présentent. Parfois ces lésions manquent complètement. Dans certains cas les malades inventent des troubles imaginaires.

J'ai publié une série d'observations personnelles relatives à cet ordre de faits. Ces diverses malades réclament des opérations qu'elles croient nécessaires ou qu'elles veulent voir pratiquer chez elles. Elles arrivent parfois à exercer sur le chirurgien une suggestion véritable par le récit de ces troubles qu'elles exagèrent ou qu'elles inventent ; on ne saurait trop se mettre en garde et éviter de pratiquer, sur la constatation de lésions peu accusées, des opérations qui n'ont d'autre résultat que d'aggraver l'état des malades ou de devenir le point de départ d'un délire de persécution dont le chirurgien se trouve trop souvent victime. J'ai insisté beaucoup, dans ma communication du 9 mars 1898 à la Société de chirurgie, sur ces faits que j'ai réunis sous la rubrique « Deuxième groupe ». Nous verrons plus loin comment le chirurgien peut, dans ces cas, en présence d'une lésion, reconnaître s'il doit ou non intervenir.

Dans notre récente communication avec le Dr Febvré à la Société de chirurgie (séance du 29 mars 1899), nous sommes revenus sur la question des persécutés et avons insisté sur ce fait que rarement ils sont justiciables d'intervention : le plus souvent, en effet, les opérations sont le point de départ d'une aggravation réelle de l'état antérieur et parfois, dans ces conditions, le chirurgien devient, comme je l'ai dit plus haut, l'objectif du délire de ces sujets.

Plusieurs de mes observations sont instructives à cet égard. Je ne saurai trop insister, d'ailleurs, ici, sur la nécessité d'arriver à un diagnostic mental précis ; beaucoup de ces malades cachent avec soin leur délire, et il faut alors toute l'expérience d'un médecin aliéniste pour arriver à le dépister.

Il est une autre catégorie de malades qui ne doivent que rarement, et quand elles présentent des lésions pouvant menacer leur existence, bénéficier des ressources de la chirurgie. Ce sont les hystériques, et si j'en parle ici, bien que la plupart d'entre elles ne rentrent pas dans le cadre qui nous occupe, c'est que certains auteurs étrangers les y ont rangées d'une façon abusive selon moi. Chez elles, le plus souvent, comme je l'ai dit dans mon récent mémoire, l'opération devient le point de départ d'une obsession qui les conduit aux troubles intellectuels auxquels elles sont exposées. Beaucoup deviennent folles après une intervention et les statistiques étrangères, celles d'Angelucci par exemple, qui contiennent surtout des cas d'hystérie, nous le montrent surabondamment.

Il convient, dès lors, de se garder d'intervenir chez les hystériques, sauf les cas urgents, puisque l'intervention chirurgicale, ainsi qu'il résulte de la lecture des statistiques étrangères semble les prédisposer particulièrement aux troubles mentaux.

Deux fois, il y a dix ans, alors que mon expérience n'était

pas faite, j'ai été amené à opérer deux hystériques qui n'ont pas guéri de leur état mental.

Depuis lors, j'ai toujours soigneusement évité d'opérer cette catégorie de malades.

Nature de la lésion locale. — Nous avons dit, en ce qui concerne les affections gynécologiques, dans notre communication du 29 mars dernier, que lorsque la psychose relevait d'une lésion matérielle bien caractérisée, cette dernière pouvait présenter les variétés les plus grandes.

C'est ainsi que nous avons eu l'occasion d'observer de simples lésions inflammatoires du vagin, de l'utérus et des annexes, des néoplasmes bénins du vagin, des tumeurs de l'utérus.

On voit donc que les lésions les plus simples comme les plus graves peuvent être observées.

Mais deux cas peuvent se présenter.

1° La malade ignore l'affection dont elle est atteinte.

Quelle que soit, dès lors, l'importance relative de la lésion, du moment qu'elle est bien caractérisée, son traitement peut amener la guérison des troubles mentaux si la malade rentre, au point de vue mental, dans un des trois groupes que j'ai envisagés dans mon mémoire et si elle ne présente pas une des contre-indications d'ordre mental que j'ai signalées.

Au point de vue de la lésion, j'en excepte toutefois les altérations scléro-kystiques des ovaires, contre lesquelles je n'ai, pour ma part, jamais dirigé aucun traitement chirurgical, persuadé que les douleurs pelviennes, accusées parfois par les malades atteintes de cette lésion, reconnaissent toujours une autre cause.

2° Quand les malades connaissent l'affection dont elles sont atteintes, la question devient alors une des plus délicates de la chirurgie des aliénées.

L'on peut dire que, pour celles-ci, la chirurgie devient une arme à double tranchant. Il faut, en quelque sorte, doser la lésion et voir si les troubles subjectifs sont proportionnels à l'importance de l'affection ; c'est sur ce dosage comparatif que le chirurgien devra s'appuyer pour en déduire une indication opératoire. Or, la disproportion entre la lésion et les symptômes accusés devra mettre l'attention du chirurgien en éveil et l'engager à surseoir à l'intervention.

Certaines affections de la matrice (déplacements divers, prolapsus, lésions du col) sont, chez certaines aliénées, la source d'obsessions diverses ; or, il convient de comparer, dans chaque cas, les souffrances que ces malades éprouvent, à celles qu'éprouvent, dans les mêmes circonstances, les malades saines d'esprit.

Et il faut également compter, chez la malade, non seulement sur le symptôme subjectif, mais aussi sur le degré de préoccupation morale qui en est la conséquence.

Dans certains cas, les interventions tentées contre ces lésions peuvent amener la guérison, mais il faut savoir que dans beaucoup d'autres, plus nombreux peut-être, l'opération peut être le point de départ d'une aggravation des troubles subjectifs.

Dans ma communication sur les psychoses post-opératoires (1898), j'ai cité plusieurs faits empruntés à la pratique de divers chirurgiens et très caractéristiques à cet égard.

Les considérations un peu longues dans lesquelles je suis entré montrent une fois de plus, combien est délicate l'appréciation des indications opératoires chez les aliénées. Elles montrent encore et la nécessité de recourir à la compétence des médecins aliénistes et les erreurs regrettables dans lesquelles peut tomber un chirurgien s'il n'est suffisamment éclairé : et c'est, en somme, la connaissance de ces difficultés pratiques sur lesquelles on ne saurait trop insister, qui rendront presque impossible les abus de la chirurgie chez l'aliénée.

DU ROLE

DE L'HYGIÈNE ET DE LA GYNÉCOLOGIE

DANS

LES SERVICES DE FEMMES ALIÉNÉES (1)

PAR

Lucien PICQUÉ et **FEBVRÉ**

Médecin en chef des asiles d'aliénés (Ville-Évrard).

Depuis quelques années, des réformes sérieuses ont été apportées dans les services d'aliénés. Le vieil asile avec ses quartiers toujours fermés et toujours symétriques, ses murs élevés, ses moyens de contention, tend à disparaître pour faire place à un régime de liberté qui, de jour en jour, prend plus d'extension. La sélection entre les diverses catégories d'aliénés est venue à son tour, et a permis l'essai de modes d'hospitalisation appropriés aux diverses formes d'aliénation mentale observées. L'étude comparative de l'hospitalisation dans les asiles proprement dits, les asiles-colonies et les colonies familiales ou agricoles, basées sur des expériences faites à l'étranger, est aujourd'hui l'objet de discussions approfondies, tant à la Commission de surveillance des asiles de la Seine, qu'au sein de la grande Commission organisée par le Conseil général de la Seine, en vue de la réforme des services d'aliénés. La question de l'assistance des aliénés préoccupe à juste titre l'opinion publique, qui s'est émue des critiques passionnées qui se sont élevées contre nos éta-

(1) Présenté au congrès des aliénistes de Marseille (10e section) 1899.

blissements de traitement. Les asiles de la Seine n'ont naturellement pas échappé à des attaques, dont la violence exagérée a été heureusement tempérée par un examen impartial du fonctionnement des établissements hospitaliers similaires de l'étranger.

Dans cet article, notre intention n'est pas d'aborder la question de l'organisation en général des asiles d'aliénés ; nous voulons seulement nous borner à examiner un côté de la question, en nous plaçant au point de vue de l'hospitalisation des femmes aliénées.

Notre pratique hospitalière déjà longue et les observations que nous avons faites en commun, nous ont prouvé que, dans la composition actuelle des services d'aliénés, on n'a peut-être pas suffisamment tenu compte de certaines considérations d'ordre hygiénique et thérapeutique spéciales à la femme.

L'asile, construit toujours sur le même plan et pour un nombre de lits fixé à l'avance, avec des bâtiments identiquement disposés à l'intérieur, qu'il s'agisse de l'hospitalisation des hommes ou des femmes, n'a été pendant longtemps qu'une « renfermerie », destinée à éloigner de la société des êtres susceptibles de devenir une cause de danger ou de trouble.

Depuis quelques années, les idées humanitaires qui se font jour tendent à substituer à cette manière un peu primitive, pour ne pas dire un peu barbare, de concevoir l'isolement des aliénés, une méthode non plus uniforme, mais s'inspirant des conditions physiques et intellectuelles présentées par les aliénés, suivant leur âge, leur sexe, leur délire, leurs aptitudes, etc.

Néanmoins, il faut bien l'avouer, rien ou presque rien n'a été fait pour donner à la femme aliénée certains soins hygiéniques dont elle a absolument besoin, et dont la privation constitue pour elle un véritable supplice. On peut encore voir, dans certains asiles de province, des sections comprenant plus de cent malades sans un lavabo, des dortoirs de soixante malades et plus, sans le moindre filet d'eau destinée aux usages de la toilette. Les affections gynécologiques, chez les femmes aliénées, sont cependant d'une extrême fréquence : sur soixante-six malades examinées par M. le Dr Picqué et par moi, au point de vue gynécologique, sept seulement n'ont présenté aucune lésion des organes génitaux, soit environ une proportion de 89 p. 100 de femmes aliénées affectées de lésions de l'appareil génito-urinaire. Nous devons dire que nous comprenons sous ce titre toutes les lésions inflammatoires ou autres, en exceptant toutefois les altérations scléro-kystiques de l'ovaire et les salpingites légères, contre lesquelles nous n'avons jamais institué un traitement chirurgical.

La question des interventions chirurgicales chez les aliénées, agitée autrefois par Loiseau et Azam, à propos des folies sympathiques, a été de nouveau soulevée le 31 août 1897, à Montréal, au soixante-cinquième congrès de la *Brit. med. Association* (section de psychiatrie), par MM. les Drs Rohé et Hobbs. La statistique du Dr Rohé, médecin en chef de l'asile de Maryland, porte sur trente-quatre cas, et se décompose ainsi : onze guérisons complètes (état physique et état mental), neuf améliorations, onze états stationnaires, trois morts opératoires. La statistique du Dr Hobbs, médecin de l'asile de London (Ontario), porte sur quatre-vingts cas, et elle donne les résultats très favorables suivants : trente guérisons, soit 37 1/2 p. 100 ; dix-huit améliorations, soit 22 1/2 p. 100 ; et vingt-huit états stationnaires, soit 35 p. 100 ; quatre morts, soit 5 p. 100 du total.

Le Dr Russell, médecin directeur de l'asile d'aliénés d'Hamilton, s'est déclaré l'adversaire résolu de toute intervention chirurgicale chez les aliénées, en s'appuyant sur l'opinion de cent vingt aliénistes de la Grande-Bretagne et d'Amérique ; mais il est facile de se convaincre que, pour beaucoup de ces médecins, la question, mal posée, laissait supposer qu'il s'agissait du traitement systématique de la folie par la chirurgie.

En Belgique, le Dr Cuylitz a communiqué à la Société de médecine mentale de Bruxelles, un travail très important sur les opérations gynécologiques en médecine mentale ; mais il a paru surtout envisager l'hystérie et l'épilepsie. —

Jacobs, tout en admettant certaines relations sympathiques, est peu partisan de l'intervention chirurgicale au cours des psychoses. — En Italie, Angelucci et Pierraccini ont publié également un mémoire très important sur la question.

En France, peu de chirurgiens se sont occupés de la question. Lors de la discussion sur les psychoses, quelques-uns ont émis une opinion toujours peu favorable à l'intervention chirurgicale chez les aliénées. D'autre part, des observations ont été publiées.

Terrillon a cité il y a quelques années, une observation qui a trait à ce sujet.

Le Dr Piéchaud, au Congrès des médecins aliénistes de 1896, a rapporté deux observations relatives à des interventions chirurgicales et suivies, l'une de guérison, l'autre d'amélioration de l'état mental. Ces cas sont restés isolés. Aucun auteur n'a songé à en déduire l'enseignement qu'ils comportent réellement. Enfin, Cossa (thèse de Montpellier) a consacré sa thèse à la question du traitement chirurgical de la folie sympathique.

M. le professeur Joffroy, dans une leçon clinique très remarquable, a traité incidemment la question des rapports de la chirurgie et de l'aliénation mentale.

Nous ne voulons pas nous étendre plus longuement sur l'historique de la question ; nous n'avons pas, en effet, l'intention de revenir sur les théories émises à propos de la folie sympathique. Le terme de folie sympathique est d'ailleurs un terme générique vague, qui évoque simplement l'idée du retentissement à distance d'organes éloignés et malades, sur le cerveau, et qui doit disparaître pour faire place à des états intellectuels bien définis, liés ou non à la dégénérescence.

Nous croyons, toutefois, que la grande chirurgie de l'abdomen, qui a été jusqu'à ce jour peu pratiquée chez les aliénées, en raison de lacunes hospitalières, peut, dans certains cas, aboutir à des résultats inespérés, en faisant cesser brusquement des troubles organiques graves, survenus à la suite de lésions organiques ou de néoplasmes très étendus. De même, nous pensons que les aliénées doivent bénéficier de toutes les nouvelles données gynécologiques, inconnues au moment où Loiseau et Azams publiaient leurs travaux sur la folie sympathique.

L'importance des causes physiques dans la genèse du délire ne saurait être niée ; elle a été mise en évidence dans les traités de Pinel, de Macé, d'Esquirol, qui ont toujours insisté sur le mode de réaction du cerveau en présence de la souffrance physique. Si, comme nous l'exposions dans un mémoire présenté à la Société de chirurgie de Paris, certaines aliénées semblent jouir d'une résistance très grande aux agents physiques ; si, rarement, elles font entendre une plainte ou accusent un malaise, elles n'en sont pas moins impressionnées par les moindres causes extérieures, par de simples variations atmosphériques. L'irritabilité constitue dès lors l'élément le plus redoutable du délire, surtout dans les formes de la folie dont les préoccupations hypochondriaques donnent la note prédominante.

Ces quelques considérations prouvent surabondamment le rôle tout humanitaire que nous voulons assigner à la gynécologie appliquée aux aliénées. Nous avons été frappés par l'énorme proportion des affections de l'utérus ou de ses annexes chez les femmes aliénées. Notre statistique donne le chiffre de 89 p. 100 ; Georges Rohé, second surintendant à l'hôpital des aliénés de Sykerville (Maryland) déclare que 60 p. 100 des folles internées présentent des lésions des organes pelviens. Isabel Dawenport, à l'hôpital illinois à Kankakee, a trouvé une proportion de 80 p. 100, et Hobbs, au congrès de Montréal, a donné le chiffre de 93 p. 100.

En présence de telles statistiques, les médecins ou chirurgiens des asiles peuvent-ils se désintéresser de la situation de malheureuses aliénées, susceptibles d'être guéries ou améliorées par un traitement bien dirigé ? Ont-ils le droit d'ignorer ou de laisser sans soin des affections utérines curables, et de laisser s'ajouter à l'affection mentale des souffrances physiques qu'il est en leur pouvoir d'atténuer ou d'éviter ? Pour notre part, nous avons pensé qu'il était cruel de ne pas intervenir, et nous sommes intervenus dans les conditions suivantes :

Jamais une aliénée n'a été examinée et à plus forte raison opérée, sans le **consentement écrit** *de la famille. Toutes les interventions gynécologiques ont été pratiquées avec les précautions antiseptiques et aseptiques qui sont de règle dans les hôpitaux de Paris. Jamais une opération n'a été tentée sur un organe sain* ou chez des épileptiques ou des hystériques, en vue de remédier à leur état de nervosité.

Des installations particulières ont été réalisées à l'infirmerie de l'asile de Ville-Evrard (division des femmes), afin de donner à toutes les malades opérées ou à opérer des garanties de sécurité presque absolues. Une sous-surveillante et des infirmières spécialement affectées au service de gynécologie, ont été seules chargées de donner des soins aux malades opérées ou à opérer.

A défaut de chambre d'opération, une chambre d'isolement, bien éclairée, absolument réservée à la chirurgie, a été utilisée et aménagée pour toutes les opérations.

Notre intervention a toujours été justifiée. L'initiative que nous avons prise, avec le consentement des familles et en dehors de toute idée préconçue sur les rapports qui peuvent exister entre les maladies mentales et les lésions de l'appareil génital de la femme, ne pouvait être que parfaitement légitime. Nous sommes intervenus, soit médicalement, soit chirurgicalement, chez vingt-deux malades, et nous avons constaté par la suite onze guérisons, trois états stationnaires, sept améliorations, une mort.

Les observations de ces malades sont développées dans le travail que nous avons soumis à la Société de chirurgie, et intitulé : *Du rôle de l'intervention chirurgicale, et en particulier des opérations chirurgicales dans certaines formes d'aliénation mentale.*

Ces observations sont réparties en trois groupes :

Le premier groupe comprend les malades chez lesquelles l'affection mentale a évolué parallèlement à la lésion des organes génitaux. La guérison, à la suite de l'intervention chirurgicale, a été complète. Ces faits favorables à la doctrine de la folie sympathique, auraient été plus nombreux et utilisés par les partisans des psychoses sympathiques, si les aliénées avaient pu, à cette époque, bénéficier des ressources de la chirurgie. Ils démontrent, en tout cas, l'influence des causes physiques au point de vue de l'éclosion et du développement du délire.

Dans le deuxième groupe, nous avons rangé les délires surajoutés à un délire primitif et développés à la suite d'obsessions hypochondriaques. L'imagination, qui déjà chez l'homme sain est un élément de dépression si accusé en face de la douleur physique, est capable de créer, sous l'influence d'une cause irritante quelconque, sinon un vrai délire, du moins des interprétations délirantes variées, ou un délire secondaire surajouté au délire primitif. Chez la femme douée d'une impressionnabilité excessive, l'attention toujours appelée vers certaines lésions des organes génitaux, dégénère en une obsession capable de devenir angoissante, et de masquer, par sa prédominance, les anciennes idées délirantes. D'où la nécessité de dissocier les souffrances morales et les souffrances physiques, en supprimant si possible ces dernières. Sans guérir l'état antérieur d'aliénation mentale, l'acte opératoire met l'organisme en état de lutter efficacement contre le délire et contre ses manifestations dangereuses ; en même temps, il prévient l'épuisement qui peut résulter de certaines lésions (fibromes avec hémorragie) et il supprime, dans certains cas, les auto-intoxications qui jouent dans la pathogénie de la folie un rôle prédominant.

Le troisième groupe comprend les opérations faites dans le but d'activer la convalescence mentale. Ce groupe est le plus important ; il démontre les bienfaits de la gynécologie appliquée à des lésions de peu d'importance mais susceptibles de prolonger un état de malaise idéfinissable, avec répercussion sur l'activité en général et persistance d'une teinte de mélancolie en apparence non justifiée. L'examen des organes génitaux, pratiqué à ce moment, révèle parfois, soit une vaginite, soit une métrite, soit des ulcérations d'une ou de deux lèvres du col de l'utérus. Quelques injections au permanganate de potasse, un simple curettage, une opération de Schrœder, triomphent de cet état de lassitude, dont l'origine est alors trouvée, et la convalescence mentale, un instant enrayée, marche rapidement vers une guérison définitive.

Nous nous proposons de suivre nos opérées ; mais dès à présent, nous attendons beaucoup de cette thérapeutique, uniquement dirigée contre la douleur physique. Des résultats inespérés ont été la conséquence d'opérations peu graves, mais supprimant certaines souffrances, certains troubles exagérés ou mal interprétés par des imaginations en puissance de délire.

Aucun accident de chloroforme n'est survenu dans le service. L'anesthésie, contrairement à ce qu'on serait tenté de croire, s'est toujours produite rapidement, sans période d'excitation bien vive.

Au cours de la convalescence mentale, alors que la santé intellectuelle est si fragile, l'appréhension d'une opération, les inhalations de chloroforme, n'ont jamais amené de rechute.

Cette remarque a son importance, au moment où les travaux sur les folies post-opératoires tendent à faire rejeter les interventions chirurgicales chez les aliénées.

Pour nous résumer, nous dirons que certaines réformes hospitalières s'imposent, afin de doter tous les services de femmes aliénées d'un petit arsenal chirurgical destiné aux interventions chirurgicales de peu de gravité (curettages, opérations de Schreder). Les infirmeries, notamment, doivent être pourvues d'une salle aseptique, d'une étuve Poupinel, pour désinfecter et aseptiser les instruments et les objets de pansement (compresses, ouate, crins, etc.) d'appareils de balnéation et d'injection divers; elles doivent être exemptes de parquets, de boiseries, d'objets impossibles à désinfecter et dont l'entretien par le frottement et l'époussetage ne peut que propager des germes morbides.

Le personnel de surveillance de ces infirmeries doit être recruté parmi les sous-surveillantes et infirmières diplômées, ayant déjà accompli un long stage dans les autres services. L'asile ne doit plus être, en un mot, un refuge destiné à abriter toutes les misères, mais un hôpital de traitement, permettant, par sa disposition et par son outillage médical et chirurgical, de parer à toutes les éventualités morbides d'ordre chirurgical ou médical.

Il est illogique et cruel de se désintéresser de la situation des malheureuses aliénées, dont le délire n'est souvent que l'expression de la douleur, atteintes de lésions organiques ou inflammatoires, dont elles seraient certainement débarassées par une intervention opportune, si elles jouissaient de leur liberté. Il est nécessaire, selon nous, d'éloigner de l'esprit des malades si accessibles aux obsessions et aux interprétations délirantes, toutes les causes capables d'entretenir, d'activer, d'étendre ou d'augmenter le délire.

Les vaginites si nombreuses, dont nous avons parlé, sont loin d'être toujours la conséquence d'une contagion gonococcique ; elles sont, pour la plupart, placées sous la dépendance de l'absence de soins hygiéniques. Les persécutées, sans cesse disposées à cacher leurs souffrances, ou à les attribuer à des agissements occultes, donnent, en pareil cas, libre cours à leur imagination douée d'une activité morbide ; elles pensent à des attentats odieux commis sur leur personne pendant la nuit, et se condamnent à l'insomnie afin d'échapper à des souillures dont elles voient les traces dans certaines sécrétions qui ne sont que le résultat d'une inflammation qu'elles ignorent. Les perversions génitales chez la femme aliénée sont tellement fréquentes, tellement pénibles, elles ont un tel retentissement sur son état général, qu'il est de toute nécessité d'en empêcher le développement ou d'en atténuer les funestes effets, par des soins hygiéniques spéciaux.

PIÈCES JUSTIFICATIVES

CONTRIBUTION A L'ÉTUDE

DU

DÉLIRE D'ORIGINE SYMPATHIQUE [1]

PAR LES DOCTEURS

Lucien PICQUÉ et **FEBVRÉ**

Médecin en chef des asiles d'aliénés (Ville-Evrard).

Dans les quelques lignes qui vont suivre, notre intention n'est pas de faire l'historique de la folie sympathique, historique qui a été si magistralement tracé dans le *Dictionnaire encyclopédique* par M. le Dr Régis. Nous voulons seulement, à l'occasion d'une observation d'un délire sympathique survenu au cours d'une psychose chronique et disparu sous l'influence d'une double intervention chirurgicale, étudier la genèse de certaines idées délirantes surajoutées à un délire primitif, rechercher l'origine de nouveaux troubles intellectuels dont l'éclosion et le développement nous paraissaient être liés à de nouvelles souffrances de l'organisme, établir, en un mot, l'action à distance de certains processus organiques sur le cerveau. Notre attention s'est portée surtout sur la marche du délire dont les éléments se sont tour à tour accrus ou diminués suivants les oscillations de l'état de santé générale de la malade. Comme on le voit, il ne

(1) Extrait des *Annales médico-psychologiques*, janvier-février 1893.

s'agit pas d'un cas de folie sympathique essentielle, puisque les lésions somatiques observées ont été certainement postérieures aux premiers symptômes d'aliénation mentale.

OBSERVATION. — *Alcoolisme et dégénérescence mentale. Idées délirantes polymorphes. Hallucinations de la vue, de l'ouïe, du goût, de la sensibilité générale, du sens génital. Altération de la personnalité. Kyste hydatique du ligament large (laparotomie), Corps fibreux faisant saillie dans le vagin (extraction). Conséquence de cette double opération au point de vue mental.* — La nommée C..., femme S..., âgée de trente-neuf ans, est entrée à l'asile de Ville-Évrard le 26 septembre 1890, après un séjour d'un an à l'asile de Villejuif et un mois de liberté dans sa famille. Les renseignements sur ses antécédents héréditaires et personnels font presque totalement défaut. Toutefois, des stigmates physiques de dégénérescence se remarquent : le visage est asymétrique, les oreilles sont mal ourlées, les lobules en sont déchiquetés comme chez certaines personnes scrofuleuses ; dans l'ordre psychique, outre un délire polymorphe, on observe un certain degré de débilité mentale. De l'hérédité nous ne savons qu'une chose, c'est que le père de la malade est mort d'une affection tuberculeuse.

Des habitudes alcooliques invétérées sont venues, par la suite, augmenter la prédisposition à l'aliénation mentale et se sont signalées par des bouffées de délire toxique avec accès maniaques et retentissement fâcheux sur l'organisme.

L'état mental, au moment de l'arrivée à l'asile, peut être ainsi caractérisé : délire alcoolique en voie d'atténuation, greffé sur un état d'infériorité intellectuelle et constitué par des hallucinations de l'ouïe, de la vue, du goût, de la sensibilité générale et viscérale, par la persistance de signes somatiques d'alcoolisme, tels que, tremblement des lèvres et des mains, malaises gastriques, sentiment de faiblesse dans les membres inférieurs.

Les conceptions délirantes de persécution sont surtout très accusées ; la malade prétend que Sainte-Anne (l'asile) la persécute, qu'on s'entend avec un Italien qu'elle a dans le ventre. Son mari est, dit-elle, tourné par les femmes, il la frappe.

Les hallucinations de l'ouïe sont des plus intenses : les voisins, surtout une femme qui demeurait au second, la suivaient par leurs voix ; on disait : « Montez-moi un revolver. » « Carnot lui a dit que son cœur était pourri. »

La croyance à des influences occultes est chez elle absolue; « elle a compris que la physique, que le commissaire de police était avec sa persécutrice ». Les illusions de la vue s'ajoutent à ces troubles multiples; « elle a vu le Président de la République chez des marchands de vin, elle l'a reconnu d'après son portrait. » Des altérations de la personnalité surviennent ensuite: « quatre Italiens sont maintenant dans son ventre »; elle entend leurs voix qu'elle qualifie les unes de *bonnes*, les autres de *mauvaises;* deux Italiens, ceux de droite, sont pour son mari, les deux de gauche sont pour elle. Ils lui agrandissent la bouche, ils lui changent la tête, ils lui ont mis une tête d'homme en dedans de la sienne; elle n'a plus ses yeux. Ils voudraient tout lui changer; ils substituent à ses organes de femme des organes d'homme. Parfois les hallucinations du sens génital deviennent encore plus manifestes; elle prétend alors que les quatre Italiens la prennent de force, qu'ils la violent l'un après l'autre, qu'ils laissent des traces ignobles sur sa chemise, qu'elle sort de ces odieux attentats complètement exténuée. Les hallucinations de la sensibilité générale et de la vue ne sont pas moins évidentes: il y a toujours un Italien qui veille à ses côtés, elle sent ses mains sur ses épaules, sur son ventre, il lui montre une tête grimaçante pendant qu'elle mange.

Enfin les idées de grandeur apparaissent; elle est connue de tout Paris. — On l'avait électrisée en 1882 et Paris l'a su; tous les journaux parlent d'elle.

Le délire s'est ainsi poursuivi jusqu'au mois de juillet, laissant entrevoir à bref délai un affaiblissement progressif des facultés intellectuelles, entrecoupé d'accès maniaques au moment des règles qui étaient signalées par des ménorrhagies redoutables, nécessitant l'emploi d'hémostatiques. L'examen des organes pelviens, tant par le toucher vaginal que par la palpation et la percussion abdominales, avait permis de reconnaître, depuis plusieurs mois déjà, la présence de deux tumeurs, dont l'une était à gauche, dans la région ovarienne, empiétant déjà sur la ligne médiane et le côté droit, dépassant l'ombilic de deux travers de doigt; tumeur peu mobile, fluctuante et offrant les apparences d'un kyste fortement enclavé dans le plancher pelvien, adhérent à l'utérus; dont l'autre venait faire saillie à travers le col utérin, sous forme d'une masse blanchâtre, mamelonnée, presque exsangue, à bords circulaires, du volume d'une mandarine, s'étalant en dehors des lèvres du col et étranglée à sa base qui donnait naissance à un pédicule traversant le canal cervical.

En raison de l'état d'émaciation de la malade épuisée, par des pertes périodiques d'une extrême abondance, une double intervention chirurgicale fut décidée et eut lieu le 5 juillet.

Première opération. — Le col est attiré à la vulve et fixé à l'aide de pinces appropriées. Les lèvres du col sont incisées latéralement pour permettre l'accès facile du corps fibreux : son implantation est large et se fait à la face postérieure de l'utérus près du fond : son volume est celui d'une petite mandarine.

Énucléation du corps fibreux, après incision de la muqueuse par le procédé ordinaire.

Deuxième opération. — Laparotomie médiane. Le kyste est mis à découvert, il est énorme et dépasse l'ombilic de deux travers de doigt : il est réellement inclus dans le ligament large, recouvert d'un feuillet péritonéal manifeste et adhérent au côté latéral gauche de l'utérus.

Le feuillet péritonéal est incisé.

Ponction du kyste. — Liquide transparent avec crochets. La décortication est longue et laborieuse; le kyste est finalement énucléé sans pédicule. La partie profonde plongeait dans le plancher pelvien. La poche nécessite une hémostase minutieuse et n'est ni suturée ni drainée. Suture ordinaire de la paroi abdominale.

Plusieurs vomissements eurent lieu dans les heures qui suivirent l'opération, un vomissement se produisit également le 6 juillet, à cinq heures et demie du soir ; puis l'état général redevint satisfaisant, malgré un léger mouvement fébrile accusé par une courbe thermométrique que nous n'avons pas cru devoir reproduire tant les oscillations du thermomètre ont été insignifiantes. La température, en effet, n'a jamais dépassé 38 degrés, chiffre qu'elle a seulement atteint les 5, 8 et 11 juillet; à partir du 15 juillet, elle est retombée définitivement à 37 degrés. — Le premier pansement se fit le 12 juillet. Les suites opératoires furent très simples ; il se produisit, à la suite, un peu de désunion au niveau du fil inférieur, mais bientôt la cicatrisation fut complètement obtenue.

Du côté du vagin, des injections, avec un litre de sublimé au 1/1000e, étaient chaque jour pratiquées, après le pansement de la plaie abdominale, pour éviter toute cause d'infection. Un tampon de gaze iodoformée était ensuite appliqué, tampon qui dut bientôt être remplacé par de la ouate hydrophile, en raison de symptômes d'intoxication.

Après quelques jours de soins, tout était terminé de ce côté.

Il nous a paru utile et intéressant de rechercher l'influence d'un tel traumatisme opératoire sur l'état mental, de voir si la thèse de la folie sympathique, si savamment soutenue par le Dr Azams, si bien exposée dans la thèse de M. le Dr Loiseau en 1856, pouvait être rappelée à propos de cette observation.

Disons-le tout de suite, l'espoir d'une guérison radicale ne nous était jamais venu à l'idée. Nous croyons, en effet, ainsi que Parchappe a tenté de l'établir lors de la discussion sur la folie sympathique à la Société médico-psychologique en 1858, que la folie sympathique serait celle qui se développerait avec la souffrance d'un organe et qui disparaîtrait immédiatement avec la lésion de cet organe. Ici, les troubles intellectuels étaient la conséquence de facteurs multiples, au nombre desquels figuraient la prédisposition héréditaire et l'alcoolisme; leur éclosion était loin d'avoir coïncidé avec les lésions des organes pelviens; enfin, l'affaiblissement intellectuel précurseur d'une démence incurable, à lui seul, nous enlevait toute illusion. Toutefois, le délire s'était accru de perversions sensorielles, dont le germe pouvait se trouver dans de nouvelles souffrances de l'organisme; un délire partiel sympathique si on peut s'exprimer ainsi, avait pu se greffer sur les éléments délirants primitifs. L'état post-opératoire a confirmé cette dernière opinion.

Notre examen clinique est poursuivi pendant plusieurs mois. Nous avons pensé nous mettre de cette façon à l'abri de toute cause d'erreur, éviter en particulier de prendre, pour un signe d'amélioration, des lacunes de la mémoire, lacunes parfois observées à la suite d'un traumatisme opératoire et qui peuvent en imposer quand il s'agit de conceptions délirantes dont la disparition ou la négation sont justiciables de l'oubli, d'une rémission ou d'un affaiblissement en masse des facultés intellectuelles.

D'une manière générale et pour ne pas répéter la première partie de notre observation, il nous a été donné de constater la disparition de toutes les perversions sensorielles qui se rapportaient aux organes abdominaux ou à la sphère génitale. La malade n'a plus d'Italiens dans le ventre, ni à droite ni à gauche ; elle a repris ses attributs féminins, elle n'est plus l'objet de souillures infâmes, elle n'a plus personne à ses côtés pendant son sommeil, elle ne sent plus aucun contact ; les illusions du goût ne se reproduisent plus.

La disparition des illusions du goût, des hallucinations de la vue, de certains troubles de sensibilité générale a lieu de nous étonner. Il est vrai que l'interprétation délirante, chez une prédisposée surtout, a pu aboutir à toutes ces allégations maladives que nous avons exposées ; la tumeur abdominale s'est sans doute accompagnée de malaises gastriques dont le retentissement sur la sensibilité gustative s'est traduit par des illusions ; pour les hallucinations de la vue ou de la sensibilité générale, la même remarque est admissible, car elles ne se produisaient qu'à l'occasion d'impressions viscérales pénibles dont le point de départ était toujours dans les organes abdominaux.

Au point de vue des conceptions délirantes, notre observation se rapproche beaucoup de celle citée par M. le Dr Régis et observée par le professeur Ball dans le service de M. Moreau (de Tours). Il s'agissait d'un paysan alsacien qui se plaignait d'avoir son curé dans le ventre. « La présence de cet hôte incommode était la cause d'une douleur sourde et permanente ; mais de temps en temps quatre curés du voisinage se réunissaient pour tenir un concile dont le siège était dans la fosse iliaque gauche. Les douleurs du malade devenaient alors intolérables. Cet aliéné mourut subitement étouffé par un bol alimentaire qu'il avait avalé de travers. A l'autopsie, on trouva le côlon ascendant atteint d'une entérite chonique dans un espace de 8 à 10 centimètres ; le point malade correspondait très exactement au siège du concile. » (*Dictionnaire encyclopédique*).

M. le Dr Loiseau a cité un cas d'excitation maniaque, survenu sous l'influence du développement d'un polype ulcéré et guéri par l'extraction de ce dernier. Les troubles intellectuels avaient revêtu une analogie frappante avec deux accès de délire qui avaient éclaté peu de jours avant l'accouchement et avaient cessé avec la délivrance.

M. le Dr Aug. Voisin a, de son côté, publié les observations de deux guérisons d'hallucinées de la vue par l'iridectomie et l'extraction du cristallin. « J'ai fait opérer, dit-il, et j'ai observé la guérison absolue des phénomènes hallucinatoires et du délire qui les avait suivis. »

Ces deux observations peuvent être invoquées par les partisans de la folie sympathique; notre observation est loin d'être aussi concluante. Elle permet néanmoins d'avancer que, s'il n'existe pas une entité morbide, appelée folie sympathique, il peut éclater un délire sympathique à l'occasion de certaines lésions organiques ; que ce délire, alors même qu'il est postérieur à d'autres troubles intellectuels, ne tarde pas à masquer ces derniers, tant les perversions sensorielles dont il se complique sont intenses ; qu'en raison même de sa coïncidence avec des néoplasmes ou d'autres altérations organiques, il est justiciable du traitement chirurgical. Cette donnée scientifique ne doit pas faire oublier que, à côté de cette cause organique de l'aliénation mentale, il faudra avec le plus grand soin rechercher si une prédisposition héréditaire n'a pas imprimé au délire une modalité particulière ou ne s'est déjà pas révélée par des particularités morbides que le délire est venu seulement mettre en relief.

Chez notre malade, en dehors de tout renseignement héréditaire, le délire polymorphe constitue un stigmate psychique de dégénérescence ; les idées de persécution, entretenues par les hallucinations de l'ouïe de jour en jour plus fréquentes, étrangères d'ailleurs à ce délire sympathique que nous avons essayé d'esquisser, se sont maintenues, survivant à l'alcoolisme dont les dernières traces sont effacées; la déchéance intellectuelle arrive fatalement, conséquence d'une excitation mentale continuelle. Enfin, le délire s'est écarté de la forme généralement signalée dans les folies sympathiques, c'est-à-dire qu'il n'a pas revêtu la forme dépressive avec idées de suicide, habituellement observée en pareil cas.

OBSERVATION DE FOLIE SYMPATHIQUE (1)

PAR

Lucien PICQUÉ et **FEBVRÉ**

Médecin en chef des asiles d'aliénés (Ville-Evrard).

Au moment où la question des psychoses post-opératoires soulève tant de controverses dans le monde scientifique; après les discussions si intéressantes qui se sont développées tant à la Société de chirurgie de Paris qu'au Congrès des médecins aliénistes d'Angers, sur les psychoses consécutives à un traumatisme opératoire, il nous a paru utile de publier certaines observations susceptibles de mettre en évidence le rôle essentiellement bienfaisant de la chirurgie, dans certains cas d'aliénation mentale, rangés autrefois dans le cadre des folies sympathiques, c'est-à-dire des folies évoluant sous l'influence de lésions organiques, ou de néoplasmes donnant lieu à un état de souffrance de l'organisme en général, avec réactions surtout accusées du côté du cerveau.

Lans une observation publiée dans les *Annales médico-pyschologiques* (janvier 1893), nous avons déjà insisté sur la disparition possible de certaines interprétations délirantes surajoutées à un délire primitif, et survenues à l'occasion de souffrances physiques intimement liées à deux néoplasmes ayant nécessité une double intervention chirurgicale.

Aujourd'hui, notre observation a une importance beaucoup plus considérable. Le délire en entier a disparu, grâce

(1) Lue à la Société médico-psychologique, séance du 26 décembre 1898.

à une grave intervention chirurgicale ; après plus de deux ans d'observation, la guérison s'est maintenue complète, définitive. L'origine sympathique de l'aliénation mentale ne pourrait, à notre avis, être niée ou mise en doute. Notre opinion en pareil cas a une valeur d'autant plus grande qu'elle s'appuie sur une observation prise avec un soin méticuleux, et poursuivie pendant deux années après la sortie de l'asile.

Observations. — La nommée L... R... est rentrée à l'asile de Ville-Évrard, le 25 octobre 1895, accompagnée du certificat médical suivant, signé par M. le Dr Legras, médecin de la préfecture de police.

« État mélancolique qui paraît lié à une altération organique (fibrome utérin). Hallucinations auditives. Idées d'empoisonnement imaginaire. Refus de la nourriture. Agitation nocturne. Quelques idées de suicide. Stigmates physiques de dégénérescence. »

Mme R... est une femme robuste, de taille élevée, de tempérament congestif; elle est âgée de quarante-huit ans. Elle a été réglée pour la première fois, à l'âge de douze ans, et jusqu'à ce jour, la menstruation est restée régulière. Aucune maladie grave à noter. Son père est âgé de soixante-dix-huit ans et bien portant ; sa mère est morte à cinquante-neuf ans, elle était atteinte d'un ulcère variqueux, elle paraît avoir succombé à une sorte d'épuisement progressif, sa santé s'était profondément altérée à la suite de la ménopause. — Elle a une sœur qui a quarante-six ans, est mariée, sans enfants, très bien portante; son père est mort de la petite vérole.

Notre malade s'est mariée à dix-neuf ans, a eu une grossesse à vingt-deux ans; grossesse et accouchement se sont passés normalement.

Elle présente, au point de vue physique, quelques signes de dégénérescence et notamment de l'asymétrie faciale, de l'adhérence des lobules des oreilles, un rétrécissement apparent du diamètre transverse du crâne.

Au point de vue psychique, on peut dire que son niveau intellectuel est bien ordinaire. Si elle a pu acquérir une instruction primaire passable, son raisonnement, abstraction faite du délire, laisse beaucoup à désirer. Elle savait, autrefois, diriger son ménage avec économie.

L'état mélancolique qui a nécessité son internement à l'asile s'est établi par étapes successives, et a commencé par une sorte d'abattement, de prostration, qui lui faisait rechercher l'isolement. Depuis deux ans déjà, elle éprouvait, à la suite des moindres marches, une sensation insurmontable de fatigue, que venaient encore aggraver des souffrances liées à la présence d'un néoplasme dans la cavité abdominale. Cependant ses fonctions organiques suivaient leur cours à peu près régulier ; la menstruation elle-même n'avait pas été influencée par le néoplasme dont nous venons de parler ; elle était restée régulière, ni plus ni moins abondante que par le passé.

Aux soucis que lui occasionnait sa santé physique, à la crainte d'une intervention chirurgicale absolument nécessaire, vinrent bientôt s'ajouter des tracas causés par des pertes d'argent. La dépression s'est alors accentuée, des appréhensions maladives commencèrent à envahir son esprit. A la suite de contrariétés insignifiantes survenues avec des voisins, elle tomba dans une tristesse profonde et elle eut une période de recueillement, pendant laquelle des interprétations délirantes s'organisèrent. En vain, on essaye un moment de lui procurer des distractions, de la faire voyager, de lui changer sa situation ; rien ne put enrayer sa disposition au délire. Bientôt, sans passer par la phase des hallucinations élémentaires de l'ouie bien caractérisées, elle entendit des voix de nature injurieuse et menaçante, elle croit l'existence de son enfant compromise, elle l'appelait sans cesse, elle était convaincue que ses voisins la lui cachaient, la faisaient souffrir, etc. Une deuxième fois on tenta d'éloigner de son esprit ces préoccupations délirantes ; on la conduisit loin de l'endroit où son délire avait pris corps ; mais à la tristesse, l'anxiété succéda, avec cette agitation si spéciale et si difficile à calmer qui l'accompagne habituellement, et la séquestration devint une mesure urgente, impossible à éviter.

État mental à l'arrivée à l'asile. — Quand la malade est soumise à notre observation, elle offre l'attitude des mélancoliques anxieuses : elle est sans cesse en mouvement, elle fait entendre des gémissements, elle paraît être en proie à un délire hallucinatoire des plus intenses, elle refuse d'une façon absolue la nourriture, terrorisée qu'elle est par des voix qui lui défendent de manger, alors même qu'elle est tourmentée par une sensation atroce de faim. Elle cède seulement pendant la nuit à cette sensation de faim ; ne se croyant plus surveillée, elle dévore alors d'énormes morceaux de pain.

Les hallucinations se poursuivent sans aucun répit et se compliquent d'illusions qui lui font voir tous les objets sous un aspect tout à fait anormal; les feuilles lui paraissent noires; les physionomies des personnes prennent des airs grimaçants. Les troubles de la sensibilité avaient chez elle un caractère particulièrement pénible, se produisant tantôt sous forme de piqûres, de brûlures, qu'elle attribuait à l'électricité, tantôt sous forme de tiraillements insupportables exercés sur ses joues, sur son nez, sur ses paupières. Des hallucinations psycho-motrices contribuaient encore à augmenter son trouble; on la forçait à prononcer certains mots, certaines phrases. Des personnes de Chalon, de Mâcon, de Paris, lui parlaient à la fois, la clouaient à la même place, lui imposaient, par un fil, une conversation que, malgré tous ses efforts, elle n'arrivait pas à rompre, etc.

Pendant plusieurs mois, l'état mental ne se modifie pas. Les règles ramènent sans cesse une exacerbation du délire. Puis une rémission se produit brusquement, vers le mois de janvier 1896, rémission incomplète, ainsi que le constate le bulletin de santé suivant.

« Amélioration; le sommeil est redevenu paisible, l'appétit est satisfaisant, l'activité physique se réveille. Les hallucinations de l'ouïe persistent et provoquent parfois encore de l'agitation anxieuse. »

Le *6 février* 1896, une rechute se produit, l'excitation est redevenue très vive. Malgré la plus vive insistance, la malade refuse de se soumettre à un examen gynécologique. La menstruation se fait irrégulière, comme à l'approche de la ménopause.

Le *16 mars*, une nouvelle rémission est constatée dans l'état mental de la malade, qui se montre très régulière dans ses actes, et a même, jusqu'à un certain point, conscience de sa situation passée. Cet état ne constitue toutefois qu'une accalmie passagère. Au moment des règles, ce délire se réveille et se complique d'agitation anxieuse.

A la date du *16 avril*, nous trouvons à son dossier le bulletin de santé suivant : « La malade est reprise d'un délire très intense; ses hallucinations anciennes sont revenues et ne lui laissent aucun répit. Continuellement, elle croit entendre la voix de son mari, elle est persuadée que tous ses parents sont à l'asile; elle dit entendre leurs cris, leurs gémissements, leurs appels désespérés. Ces perversions sensorielles la jettent dans un état d'angoisse extrême qui la rend très difficile à soigner. »

Le *20 avril*, en raison de l'agitation croissante, les visites de la famille de la malade sont suspendues.

5 juin. Accalmie relative. Un examen gynécologique a révélé l'existence d'une tumeur fibreuse, dont l'ablation est proposée. Comme il s'agit d'une intervention chirurgicale grave, l'opération ne sera pratiquée qu'avec le consentement de la famille.

17 juin. — Même situation mentale. Excitation intermittente, sous la dépendance d'hallucinations de l'ouïe. Dans un bulletin adressé à la famille, on relève la phrase suivante :

« La malade est affectée d'une tumeur abdominale dont l'ablation pourra être suivie d'un retentissement favorable sur l'état mental. »

La palpation démontre l'existence d'une volumineuse tumeur dépassant l'ombilic de deux travers du doigt, et dont la consistance dure rappelle celle du fibrome. La tumeur, d'ailleurs, est mobile, et ses mouvements se propagent au col utérin. M. Picqué admet donc le diagnostic de fibrome utérin, sans qu'il lui soit possible, en raison de l'état mental de la malade, d'avoir des renseignements précis sur les troubles fonctionnels auxquels elle donne lieu (douleur et menstruation).

M. Picqué pratique la laparotomie le 19 juin, et a recours au procédé du pédicule externe, en raison des conditions spéciales dans lesquelles il opère. L'opération a eu lieu sans incidents.

Frissons après l'opération; plusieurs évacuations d'urine.

20 juin. — La malade a un peu de fièvre ce matin (1). Les suites de l'opération sont jusqu'à ce moment très favorables. Ce soir un premier pansement sera fait.

Dans la nuit, on observe un vomissement bilieux, vers une heure du matin.

21 juin. — Petits frissons.

22 juin. — Nuit agitée.

5 juillet. — A certains moments, l'excitation reparaît très violente. La malade, qui n'a cependant pas de fièvre, malgré les imprudences inconscientes qu'elle commet; qui s'est, à plusieurs reprises et quelques jours après son opération, levée brusquement, et a tenté d'arracher les broches qui traversaient le pédicule, continue à présenter un délire bruyant, des exacerbations intermittentes.

(1) Il nous a paru inutile de reproduire la courbe thermométrique, qui n'a jamais présenté que des oscillations insignifiantes.

La cicatrisation se fait régulièrement, le pédicule se mortifie et ne tardera pas à tomber.

5 août. — La malade accuse des malaises gastriques ; l'appétit lui fait souvent défaut. Les douleurs abdominales pouvant résulter de la cicatrice très étendue et de la tension des tissus, une ceinture hypogastrique lui est appliquée. L'état mental s'améliore très rapidement. Le 25 août, le bulletin de santé suivant est adressé à la famille :

« La malade est très calme et ne présente plus actuellement aucune idée délirante, aucune perversion sensorielle. La convalescence pouvant être activée par son retour au milieu des siens, le médecin en chef est d'avis de provoquer sa mise en liberté. »

Il adresse le même jour à M. le Préfet de police un certificat de sortie ainsi conçu :

« Mme R... se trouve actuellement dans un état mental très satisfaisant.

« Les troubles intellectuels qu'elle présentait étaient probablement liés aux souffrances physiques qu'elle éprouvait, sous l'influence d'une énorme tumeur abdominale. Depuis l'intervention chirurgicale (laparotomie) qu'il a été nécessaire de pratiquer, l'état mental s'est rapidement amélioré.

« J'estime en conséquence que cette malade, qui est redevenue absolument calme, et dont la convalescence peut être activée par le retour dans sa famille, doit être mise en liberté. »

La malade quitte l'établissement le 1er septembre 1896.

M. Picqué a revu la malade plusieurs fois en 1897 et 1898. La guérison s'est maintenue.

Sans doute, on pourra nous objecter que notre observation peut se rapporter à une forme intermittente de la folie avec rémissions de longue durée ; mais comment admettre, sans penser à la guérison, une rémission complète, survenue non pas immédiatement après l'opération, mais par degrés, suivant pas à pas, si nous pouvons nous exprimer ainsi, l'amélioration de la santé physique, ne s'affirmant définitivement qu'au moment de la disparition des dernières souffrances physiques, coïncidant pour ainsi dire avec la cicatrisation de la plaie abdominale ? Ensuite, pourquoi songer à la possibilité d'intervalles lucides de longue durée, quand les rémissions observées au début et pendant le cours de la psychose n'ont jamais été complètes et ont été toujours très courtes et brusquement interrompues par l'arrivée des règles ou des pertes?

Le terme de folie sympathique ou de délire sympathique a été, nous le savons, abandonné par la plupart des médecins aliénistes; il évoque l'idée vague du retentissement à distance de certains organes les uns sur les autres, mais il consacre en revanche l'importance des causes physiques dans la genèse du délire. Il est, à nos yeux, aussi justifié que les termes psychoses post-opératoires, folies post-opératoires, qui le plus souvent ne répondent à aucune forme d'aliénation mentale bien déterminée, qui ne sont souvent que l'expression d'une disposition au délire de date déjà ancienne et greffée sur un état de dégénérescence manifeste. Marcé avait donné à la folie dite sympathique (1) son véritable caractère quand il s'exprimait de la façon suivante : « Dans la folie sympathique, la cause de la maladie est toujours locale; mais elle réside dans un organe éloigné; elle agit à distance et sympathiquement. »

L'existence de cette forme d'aliénation était alors déjà très contestée, puisqu'il ajoutait un peu plus loin : « Quelque controversée qu'ait été son existence, il est impossible de ne pas l'admettre comme un fait bien démontré dans la pratique de la médecine mentale. »

Guillain, cité par Marcé, rapporte l'histoire d'une personne qui, chaque fois qu'elle était constipée, avait des hallucinations auditives et visuelles, cessant avec la constipation.

Sans vouloir exagérer l'importance des causes physiques, on ne peut, dans certains cas, nier leur rôle prépondérant dans la plupart des formes dépressives de la folie chez la femme. M. Régis a fait un historique complet de la question, dans le *Dictionnaire encyclopédique*; Loiseau a relaté de nombreux faits de folie sympathique, dans un mémoire paru en 1857, qui fait encore autorité aujourd'hui; Azam, (*De la folie sympathique*, Bordeaux, 1858) a également fait

(1) Marcé, *Traité pratique des maladies mentales*, 1862, p. 120.

faire un grand pas à cette question, qui a, d'ailleurs, été agitée pendant la même année à la Société médico-psychologique.

Les aliénistes se sont toujours préoccupés, et à juste titre, de l'état physique des aliénés soumis à leurs soins.

Esquirol (1), à propos du traitement de l'aliénation mentale, dit (p. 117) : « Dans les vues générales du traitement des aliénés, on se proposera de faire cesser les désordres physiques », et plus loin (p. 143) : « Il faut déterminer si c'est le physique qui réagit sur le moral ou le moral sur le physique. »

Pinel cite le cas d'une personne devenue folle à la suite de la suppression brusque des règles, et améliorée aussitôt après la réapparition des règles (2).

A propos des hypocondriaques, il s'exprimait ainsi : « Tout ce qui les précède ou les accompagne, n'indique-t-il point que le siège primitif de cette maladie est dans les viscères de l'abdomen, d'où elle paraît se communiquer par une sorte d'irradiation au système nerveux, surtout au cerveau, quelque obscurité profonde d'ailleurs qui couvre la nature de cette affection physique ? »

De nos jours, un revirement favorable à la théorie des folies ou délires sympathiques, semble se faire. M. le professeur Joffroy, dans un article très documenté sur les troubles psychiques post-opératoires, paru dans la *Presse médicale* (3) n'hésite pas à proclamer les résultats heureux obtenus, dans certains cas d'aliénation mentale placés sous la dépendance de lésions organiques, par une intervention chirurgicale : « On a pu, dit-il, assister non seulement à un amendement passager des troubles intellectuels, mais même à leur disparition complète. Lorsque, comme dans le cas de MM. Febvré et Picqué, l'amélioration consiste dans la disparition des idées délirantes qui se rattachaient à la présence d'un fibrome, on comprend facilement que, le

(1) Esquirol, *Traité des maladies mentales.*

(2) Pinel, *Traité médico-philosophique sur l'aliénation mentale*, 1809, p. 15 et 113.

(3) *Presse médicale*, numéro du 19 mars 1898.

fibrome enlevé, les interprétations délirantes disparaissaient; mais il ne semble pas aussi facile d'expliquer la guérison complète d'un accès de manie ou de mélancolie, après une grande opération, telle, par exemple, une laparotomie. L'étude de ces cas est très intéressante, etc. »

En pareil cas, on peut, selon nous, invoquer une véritable action suggestive ou auto-suggestive, comme le fait M. le professeur Joffroy, qui, à l'appui de son opinion, fait valoir les prédispositions créées, chez les sujets observés, par l'hystérie ou la dégénérescence ; mais il est permis aussi, et il semble absolument justifié, de croire au retour du fonctionnement normal d'organes déplacés, comprimés par d'énormes tumeurs, dont la présence et le développement n'entraînent pas qu'une gêne, qu'une souffrance locales, mais une altération étendue à l'organisme en entier, en s'attaquant à la fois à la nutrition et à la circulation, en provoquant parfois une anémie extrême, par des pertes périodiques constituant de véritables hémorragies, en disposant l'organisme à des auto-intoxications plus ou moins graves.

Chez les aliénés prédisposés, tout est prétexte à délire ou à bouffées de délire. Si on admet qu'un simple état saburral de la langue peut provoquer le réveil de craintes d'empoisonnement, chez des mélancoliques persécutés, on est bien autorisé, ce nous semble, à donner à des lésions organiques graves, le pouvoir de faire éclater un délire général, un trouble général des idées, à la suite d'un ébranlement du système nerveux, résultant lui-même d'un véritable état d'épuisement causé par des souffrances, des préoccupations de tous les instants, ou un défaut de nutrition.

C'est certainement du côté des opérations pratiquées dans la sphère génitale de la femme, que l'on pourra trouver un point d'appui à fournir à la doctrine de la folie sympathique.

La gynécologie a fait dans ces dernières années d'immenses progrès, et bien rares sont les cas, il faut l'avouer, où l'on en fait bénéficier les aliénés.

Mais notre intention n'est pas de nous étendre longuement

sur ce sujet. Nous avons voulu seulement relater une nouvelle observation de folie sympathique essentielle, en la faisant suivre de quelques commentaires, en insistant, suivant en cela le principe formulé de la façon suivante par Esquirol (T. I, p. 117) : « Dans les vues générales du traitement des aliénés, on se proposera surtout de faire cesser les désordres physiques », en insistant sur la nécessité de suivre, dans le traitement de l'aliénation mentale, les moindres indications fournies par l'état des fonctions organiques. Persuadés que l'étiologie est tout, dans le traitement de l'aliénation mentale, nous pensons qu'à part certaines données thérapeutiques d'ordre général et relatives à des symptômes prédominants, tels que l'excitation et la dépression, aucun mode de traitement ne peut être exclusivement recommandé dans certaines formes de folie. De même, pour nous, l'asile ancien, avec ses quartiers d'hospitalisation identiques pour toutes les catégories d'aliénés, pour les hommes comme pour les femmes, a fait son temps. La thérapeutique de l'aliénation mentale, basée maintenant sur des observations précises, doit entraîner une foule de réformes, tant au point de vue du mode d'hospitalisation qu'au point de vue de l'assistance médicale ou chirurgicale des aliénés.

EXTRAIT DU RAPPORT

DE M. LUCIEN PICQUÉ

A M. LE PRÉFET DE LA SEINE

(ANNÉE 1892)

Ce Service prévu par le règlement du 20 mars 1857 est spécial au département de la Seine et doit son existence surtout, à l'importance du nombre des aliénés entretenus par le département dans les quatre asiles de Sainte-Anne, Vaucluse, Villejuif et Ville-Évrard qui comprend en plus un pensionnat qui prend chaque jour plus d'extension.

Par suite de la création de ce Service les malades internés dans les asiles se trouvent bénéficier des avantages de nos malades des hôpitaux où depuis l'origine existent des Services distincts de médecine et de chirurgie.

D'ailleurs à notre époque où la spécialisation tend à s'accuser de plus en plus dans l'enseignement officiel de notre pays, nul ne pourrait nier l'utilité de décharger les médecins chefs de Service des divisions d'aliénés du soin des opérations chirurgicales.

D'ailleurs il est logique que les malades, internés le plus souvent d'office, jouissent dans les établissements d'aliénés de mêmes prérogatives que les malades des hôpitaux ; c'est-à-dire aient le droit d'être soignés par des chirurgiens.

Mais cette question de droit pour les malades, est connexe de la question de responsabilité administrative laquelle égale pour toutes les catégories de malades, s'accuse évidemment davantage dans les pensionnats où les familles placent à des prix élevés des malades qu'elles confient aux soins de l'administration.

Il résulte de ce que nous venons de dire que la création d'un Service chirurgical, spécial il est vrai dans les asiles d'aliénés du département de la Seine, est à la fois la conséquence naturelle de la tendance spécialisatrice de notre époque et aussi de la responsabilité particulière de l'administration vis-à-vis de malades indigents ou payants qui se trouvent placés sous le régime spécial de la loi de 1838.

Le Service chirurgical dans les asiles a un fonctionnement tout spécial sur lequel il nous paraît nécessaire d'insister ; ce qui tient évidemment au mode unique de recrutement des malades. Il n'a pas d'autonomie, médecins et chirurgiens n'y sont pas indépendants les uns des autres comme dans les hôpitaux, tous concourent au contraire au fonctionnement de ce Service et nous devons dire que les médecins éclairés qui sont à la tête des divisions d'aliénés rendent les plus grands services aux malades sous le rapport chirurgical. Ce sont eux qui pratiquent les petites opérations chirurgicales ; ce sont encore eux qui, vivant au milieu des malades, sont les premiers à poser les indications opératoires quand elles se présentent, et nous devons reconnaître qu'en établissant des diagnostics précis, nos collègues médecins facilitent dans la plus large mesure l'action chirurgicale. Mais il est évident que là doit se borner leur mission déjà si étendue et qu'ils ne pourraient sans inconvénient se substituer au chirurgien, qui a naturellement besoin de connaissances spéciales jointes à un long apprentissage technique.

En résumé, le médecin aliéniste, bien qu'on en ait dit, ne se désintéresse nullement de la chirurgie dans les asiles de la Seine : il ne saurait le faire d'ailleurs sans grand détriment pour ses malades, il reste médecin et chirurgien, sans prétendre à être opérateur.

Dans les services d'aliénés, le chirurgien a d'une façon générale à intervenir dans les trois circonstances suivantes :

1° Pour fixer des diagnostics délicats et décider du traitement qui en dépend ;

2° Pour les grandes opérations telles que amputations, ablations de tumeurs, chirurgie viscérale, incisions dans des régions dangereuses ;

3e Pour des opérations de moindre importance (incisions peu graves, abcès, panaris, traitement des fractures, etc.).

Le plus souvent nos collègues médecins interviennent eux-mêmes, comme nous l'avons dit plus haut, pour les opérations inscrites sous la rubrique n° 3. Dès lors le rôle du chirurgien se trouve réduit soit volontairement, soit de la part des chefs de Service au rôle de consultant et de grand opérateur ; mais il est évident que quand la nécessité d'une petite opération se fait sentir au moment de la visite du chirurgien, c'est à lui que l'on a recours, de là vient que nos relevés peuvent en faire mention.

Les diagnostics difficiles, soumis à l'appréciation du chirurgien sont fréquents et leur nombre augmente naturellement chaque jour. Ils ont trait le plus souvent à des traumatismes si fréquents dans les asiles ou à des questions d'opportunité opératoire chez les malades qui ne sont que temporairement internés : sous le premier rapport, ce sont de nombreux cas de fractures périarticulaires compliquant des entorses ou des contusions articulaires, ou bien encore des luxations compliquant des fractures ; ce sont des plaies au voisinage des cavités viscérales ou articulaires, toutes questions délicates d'où dérivent des traitements particuliers ou des interventions spéciales et dont la solution importante pour le malade, mais souvent difficile, exige toute l'attention du chirurgien. Quant aux cas d'opportunité opératoire qui nous sont soumis, ils présentent à résoudre les mêmes facteurs que dans la pratique courante. Établir une indication chirurgicale est chose malaisée dont nous n'avons pas à faire ressortir ici toutes les difficultés.

Mais ici, une nouvelle difficulté se présente qui exige toute la compétence des médecins aliénistes et leur précieux concours dans nos interventions opératoires.

La population des établissements d'aliénés comprend en effet deux catégories bien distinctes : 1° Les incurables qui doivent rester indéfiniment dans l'asile ; 2° les malades qui ne sont internés que pour un temps très limité, ceux qui viennent des services de chirurgie des hôpitaux et dont le nombre est considérable : parmi ceux-ci je signalerai surtout les alcooliques et les maniaques (la manie puerpérale en particulier) ce sont des malades qui sont susceptibles de reprendre la vie ordinaire et qui ont plus particulièrement besoin de la sollicitude du chirurgien.

Aux incurables, la chirurgie d'urgence seule est nécessaire : on doit vis-à-vis d'eux se montrer ménager de tout acte chirurgical et l'on ne devra intervenir que lorsque leur existence se trouve menacée à brève échéance (hernie étranglée, suppurations diverses) ; aux malades de la deuxième catégorie la chirurgie doit davantage, toutes les affections chroniques, les tumeurs doivent être traitées et l'on peut dire que la chirurgie n'a pas de limites pour eux : Telle affection si elle est négligée peut non seulement compromettre l'existence d'un malade curable mentalement, mais ce qui n'est pas moins grave, le priver de l'usage d'un membre, et le mettre dans l'impossibilité de subvenir à ses besoins une fois rentré dans la vie commune.

L'un de nous a pu ainsi éviter à une jeune fille de dix-huit ans internée à Villejuif une cécité complète, en lui pratiquant pour une ophtalmie sympathique l'énucléation d'un œil. Nous ferons remarquer que si par le fait du défaut de soins la malade une fois guérie de l'affection mentale était devenue infirme, elle serait restée sa vie durant à la charge de l'administration.

La chirurgie des tumeurs, des articulations, la gynécologie, etc., est de rigueur pour ces malades qui doivent en résumé être traités comme dans nos hôpitaux. Tantôt c'est un cancer du sein ou de l'utérus qui est opérable pendant le court séjour de la malade à l'asile et qui ne le sera plus à sa sortie, un corps fibreux qui donne lieu à des accidents de compression redoutable, à des hémorragies inquiétantes et qu'il convient d'opérer de suite. Tantôt ce sont des arthrites suppurées des grandes articulations comme l'un de nous a eu l'occasion d'en observer un cas au coude chez une jeune femme atteinte de manie puerpérale et qui entrait à l'asile après chaque accouchement pour y rester deux ou trois semaines.

Nous tenons en terminant à insister particulièrement sur

les cas absolument spéciaux aux asiles d'aliénés et qui peuvent constituer un chapitre à part sous le nom de chirurgie des affections mentales.

Le hasard en effet nous a conduit à opérer des malades présentant des indications opératoires précises et chez lesquelles les accidents qui avaient motivé leur internement disparaissaient rapidement au point de permettre leur sortie.

Nous citerons particulièrement un homme, atteint d'un état mélancolique persistant, guéri de cet état à la suite d'une opération de cataracte.

Une femme présentant le même état et guérie totalement à la suite d'une fistule stercorale; un homme présentant des hallucinations de l'ouïe et guéri par une opération sur l'oreille.

Récemment une femme de Ville-Évrard dont l'un de nous a publié récemment l'histoire en collaboration avec le Dr Febvré, dans les *Annales médico-psychologiques*, guérie d'un accès de manie aiguë à la suite de l'ablation d'un corps fibreux utérin et d'un volumineux kyste inclus dans le ligament large ; cet état a persisté pendant six mois.

Tout dernièrement encore deux malades de Ville-Évrard atteintes de manie hystérique et internées depuis dix-huit mois ont guéri, l'une pendant un an, l'autre définitivement, et sont rentrées dans leurs familles à la suite d'opérations pratiquées l'une pour un corps fibreux, l'autre pour un prolapsus total de l'utérus. Ces malades font l'objet d'un travail en cours de publication.

L'un de nous dans son service de l'hôpital Pascal a plusieurs fois pratiqué des opérations dans ces conditions et en a obtenu les résultats les plus inattendus.

Une malade de Villejuif, a guéri d'un accès de mélancolie après l'ablation d'une tumeur de l'utérus. Une opération de kyste ovarique a fait disparaître chez une autre malade de Villejuif des attaques épileptiformes.

Ces cas sont isolés et resteront tels car il faut une indication chirurgicale pressante pour forcer la main du chirurgien. Ils n'en sont pas moins intéressants et montrent l'étendue de l'action chirurgicale.

Enfin la chirurgie des centres nerveux est un champ encore peu exploré mais qui s'étendra chaque jour.

Cette année nous avons eu l'occasion de guérir par la trépanation une épileptique dont l'observation va être publiée incessamment à la Société de Chirurgie.

Si donc on prend en bloc les opérations pratiquées dans les asiles dans les huit dernières années on voit qu'elles ont eu pour but et pour résultat :

1° De guérir des malades en danger de mort, quel que soit leur état mental (inflammations diverses, kélotomie).

2° De prolonger l'existence, de conserver un membre ou un organe important, de guérir radicalement des malades susceptibles de guérison mentale.

3° D'amender souvent ou de guérir quelquefois même certaines affections mentales.

EXTRAIT DU RAPPORT

DE M. LUCIEN PICQUÉ

A M. LE PRÉFET DE LA SEINE

(ANNÉE 1893)

L'an dernier nous avons eu l'honneur de vous adresser un rapport d'ensemble sur le service chirurgical des asiles pendant une période de huit années, et d'attirer votre attention sur le rôle tout spécial du chirurgien dans les asiles d'aliénés.

Le nombre de plus en plus considérable de malades à accidents temporaires et curables astreint les chirurgiens aux mêmes exigences que dans les milieux hospitaliers et c'est à la constante sollicitude des médecins chefs de service, pour leurs malades, que nous devons d'être appelés dans maintes circonstances où nous avons la conscience de rendre de réels services à des malades, qui, sur le point de quitter l'asile, ou devant y séjourner un temps très court, sont atteints de lésions graves susceptibles ou de compromettre leur existence, ou de créer un état grave d'impotence fonctionnelle pouvant les mettre à la sortie de l'asile, dans l'impossibilité de subvenir aux besoins de leur famille.

Dans cet ordre d'idées, le chirurgien se trouve conduit légitimement à pratiquer les plus grandes opérations de la chirurgie.

C'est ainsi que l'un de nous a pratiqué tout récemment à Ville-Évrard, dans le service de M. le Dr Febvré, une hystérectomie abdominale chez une femme alcoolique susceptible de guérison et qui présentait des phénomènes de compression d'un caractère particulièrement redoutable. Cette malade est aujourd'hui guérie.

Nous observons en ce moment, dans le même service, une femme présentant des troubles mentaux curables, et qui accuse des métrorrhagies très abondantes, dues à la présence d'un corps fibreux, et qui résistent à la médication ordinaire.

Nous nous proposons de pratiquer très prochainement chez elle une hystérectomie vaginale.

Jusqu'à présent nous avons pratiqué ces opérations soit à l'hôpital Broca, soit à Lariboisière, mais depuis l'année dernière nous nous sommes appliqué toutes les fois que la chose nous paraissait possible à opérer cette catégorie de malades dans leur service même.

C'est sur ce point spécial que nous désirons cette année attirer votre attention.

Sans aucun doute il nous manque l'installation qui nous est habituelle pour la pratique des grandes opérations, mais nous avons pu y suppléer de la façon suivante :

Dans deux des asiles de la Seine, à Ville-Évrard et à Villejuif, grâce à l'amabilité de nos collègues et amis, les Drs Febvré et Briand, où le hasard nous a amené à pratiquer des opérations de ce genre, nous avons pu disposer de deux petites salles situées à l'infirmerie et ordinairement inhabitées.

Au moment d'une opération, elles sont, sous la direction du médecin-chef de service, soigneusement désinfectées selon les principes ordinaires.

Quand il s'agit d'une laparotomie, un fabricant des hôpitaux envoie outre le matériel instrumental, la table opératoire spéciale.

Pour les cas ordinaires, une table appartenant à l'asile est utilisée.

En l'absence d'étuves, le matériel instrumental est envoyé à l'asile, tout stérilisé, selon la pratique des hôpitaux où il n'existe pas d'étuves. De même les fils, les objets de pansement, les compresses remplaçant les éponges, sont fournis par le fabricant, comme dans les hôpitaux.

En somme, à l'aide d'une dépense relativement minime,

on peut arriver à une installation suffisante pour la pratique des grandes opérations.

Reste la question d'assistance; elle nous est donnée de la façon la plus aimable par les chefs de service et les internes de l'établissement, et nous ne pouvons que leur témoigner notre parfaite reconnaissance pour les services qu'ils nous rendent.

Nous avons l'habitude, quand il s'agit d'une laparotomie où aucun détail ne doit être omis, d'emmener avec nous un de nos internes parisiens rompu à la pratique des grandes opérations, dont le rôle est surtout de surveiller les manœuvres circum-opératoires.

Nous ne pouvons que nous louer de la détermination que nous avons prise à cet égard, et qui évite à un certain nombre de malades, le transport dans nos hôpitaux.

Nous avons eu cette année deux fois l'occasion d'opérer dans ces conditions dans le service de M. Febvré, et deux fois nos tentatives ont été couronnées de succès.

Le premier cas était particulièrement sérieux et a été présenté à la Société médico-psychologique. Il s'agissait d'un cas de kyste inclu dans le ligament large et d'un fibrome utérin qui nécessita une double intervention abdominale et vaginale.

En résumé, il suffit de prendre pour le grand service des laparotomies si nécessaire même dans nos asiles et pour les raisons que nous avons essayées de vous faire valoir, surtout pour le rendre applicable dans tous les asiles de la Seine, il suffit disons-nous, de prendre quelques dispositions assez simples que nous aurons l'honneur de vous soumettre en détail dans notre prochain rapport. Il est évident toutefois que pour certaines opérations dont les suites exigent des soins incessants nous continuerons comme par le passé à opérer à l'hôpital.

Quant à la pratique des petites opérations ou opérations courantes, si fréquentes dans nos asiles, il y a peut-être une série de desiderata, d'ordre assez complexe, qui tiennent aussi bien au personnel inférieur qu'à l'instrumentation, et que nous nous occupons à grouper, pour vous les présenter d'une façon succincte dans un rapport ultérieur.

EXTRAIT DU RAPPORT

DE M. LUCIEN PICQUÉ

A M. LE PRÉFET DE LA SEINE

(ANNÉE 1897)

Le service de chirurgie des asiles d'aliénés, à la tête duquel vous avez bien voulu me placer par un arrêté récent m'a constamment préoccupé depuis quinze ans. C'est dans les fonctions d'adjoint que j'ai appris à connaître ce service, si important et si délicat, que j'ai pu étudier longuement les rapports de la chirurgie avec l'aliénation mentale et les conditions dans lesquelles il convient de faire bénéficier les aliénés de l'intervention chirurgicale.

Durant cette période (de 1883 à 1898), j'ai été à même d'apprécier les desiderata du traitement chirurgical que l'esprit éclairé de l'administration préfectorale et la générosité du Conseil général cherchent actuellement à combler.

Aidé de mon bien cher élève et ami le Dr Mauclaire, chirurgien des hôpitaux et agrégé de la Faculté, que vous m'avez donné comme collaborateur, je me propose de travailler, non seulement à la réorganisation de ce service, comme m'y a convié si libéralement l'administration, mais encore d'appliquer tous mes soins à établir sur des bases sérieuses le traitement chirurgical de nos aliénés parisiens.

Notre désir est encore de vous mettre chaque année au courant des progrès réalisés tant au point de vue de l'organisation matérielle que des résultats obtenus par nous dans l'application des méthodes chirurgicales.

Il est incontestable que le service chirurgical dans nos

asiles a pris, dans ces dernières années, une importance véritable. Les causes en sont multiples.

Autrefois, sous l'empire d'idées heureusement abandonnées, l'asile semblait surtout destiné à isoler l'aliéné et à l'empêcher de nuire. A cette époque, on ne pouvait guère songer à le faire bénéficier des progrès de la chirurgie. L'aliénation mentale est heureusement entrée dans une voie nouvelle; grâce à l'enseignement de maîtres éminents, on tend de plus en plus à assimiler les aliénés aux malades ordinaires ; on songe, non seulement à les garder, mais surtout à les soigner, et vous savez les résultats encourageants que maîtres et disciples obtiennent actuellement dans cette voie.

Il devenait donc naturel de chercher tout d'abord à guérir les aliénés de certaines affections chirurgicales intercurrentes dont ils pouvaient être atteints pendant leur séjour à l'asile.

Tel malade atteint d'une hernie étranglée ou d'une suppuration grave pouvant compromettre son existence à bref délai devait pouvoir bénéficier rapidement d'une intervention chirurgicale.

C'était à la fois humain et logique. Tel fut à l'origine le seul rôle du chirurgien d'asile. Pour ma part, je l'avoue, imbu des idées de l'époque, je n'ai jamais pendant longtemps osé faire davantage, estimant qu'aux aliénés incurables ou réputés tels, on devait se montrer très ménager d'interventions chirurgicales et qu'on ne leur devait que la chirurgie d'urgence, c'est-à-dire les opérations destinées à les soustraire aux dangers d'affections survenant rapidement et menaçant leur existence à bref délai.

Je dois dire que, pour cette catégorie de malades, mon opinion est restée semblable à celle que j'exprimais dans le rapport adressé par moi en 1895 à votre prédécesseur.

Mon action chirurgicale est restée très réservée en face de malades dont le rôle social est terminé et qui ne doivent plus quitter l'asile.

Mais la population des asiles s'est beaucoup modifiée depuis quelques années.

Les aliénés temporaires sont devenus de plus en plus

nombreux sous l'influence de causes diverses dont la principale est l'alcoolisme, question qui préoccupe justement plusieurs de nos distingués collègues. Ces malades qui ne séjournent que temporairement à l'asile parce qu'ils sont curables, devaient évidemment me préoccuper davantage que les malades incurables et aussi m'obliger à étendre ma pratique.

Susceptibles de reprendre leur vie ordinaire ils ont besoin dans ces conditions de toute la sollicitude du chirurgien.

Ils peuvent en effet présenter des affections chirurgicales développées spontanément pendant leur séjour à l'asile ou qui existaient déjà à leur entrée.

Dans tous les cas, elles peuvent compromettre la vie d'un malade curable mentalement, et, ce qui n'est pas moins grave, le priver de l'usage d'un membre et le mettre dans l'impossibilité de subvenir à ses besoins une fois rentré dans la vie commune.

On doit dire que pour cette catégorie de malades, de jour en jour plus nombreuse dans nos asiles, la chirurgie ne saurait avoir de limites.

Le chirurgien d'asile, tout comme le chirurgien d'hôpital, doit dès lors être prêt à pratiquer toutes les opérations de la chirurgie, depuis les plus simples jusqu'aux plus compliquées.

Or, dans ces dernières années, l'application aux aliénés, et dans les conditions précitées, de l'action chirurgicale m'a fourni des résultats inattendus qui montrent bien que rien ne saurait être négligé sous ce rapport.

Le hasard m'ayant amené à opérer d'urgence des malades qui avaient été jusqu'alors considérés comme peu curables au point de vue mental, je fus surpris de constater, dans certains cas une amélioration considérable et parfois très prolongée des troubles mentaux, je n'ose dire une guérison définitive.

Ces faits fort encourageants dont quelques-uns sont consignés dans mon premier rapport et dont l'un d'eux a été publié par M. Febvré et par moi-même en 1891 à la Société médico-psychologique, d'autres faits analogues publiés à l'étranger, principalement en Amérique, m'ont conduit à penser qu'on pouvait songer dans quelques cas particuliers et sous réserves, au traitement chirurgical de certaines formes d'aliénation mentale. Il s'agit là d'une thérapeutique qui doit être menée très prudemment si l'on veut aboutir à des résultats incontestés et que j'ai été amené à envisager tout d'abord avec le Dr Febvré et depuis avec quelques-uns de nos collègues et sur ses conseils.

Je me propose de vous présenter ultérieurement une étude approfondie que j'ai entreprise sur cette question avec mon distingué collègue de Ville-Évrard.

En vous signalant aujourd'hui ce côté si intéressant de la chirurgie des aliénés, je tenais simplement à vous laisser pressentir combien les indications chirurgicales chez les aliénés étaient étendues et complexes.

Le service de chirurgie, prévu par le règlement du 20 mars 1857, a un fonctionnement tout spécial et sur lequel j'ai insisté particulièrement dans mon rapport de 1895. Il n'a pas d'autonomie, médecins et chirurgiens n'y sont pas indépendants les uns des autres comme dans les hôpitaux, ce qui tient évidemment au mode unique de recrutement des malades.

Les uns et les autres concourent au fonctionnement de ce service, les médecins sont les premiers à poser les indications opératoires quand elles se présentent et ils contribuent, dans la plus large mesure, avec un empressement dont je ne saurais trop les remercier, à étendre notre action chirurgicale en la rendant bienfaisante et efficace.

Il est cependant évident que les médecins aliénistes, absorbés par des préoccupations de toute nature et aussi par l'observation si délicate des malades au point de vue mental, ne saurait tout prévoir au point de vue chirurgical.

Déjà depuis quelques années, j'avais organisé dans quelques services des visites régulières, désirant contribuer ainsi dans la mesure du possible à la tâche déjà si complexe du médecin d'asile.

Aujourd'hui, je me propose, avec l'assistance de mon

adjoint d'étendre davantage ces visites chirurgicales qui ne peuvent que servir les intérêts de nos malades et qui sont d'ailleurs conformes à l'esprit et à la lettre du règlement de 1857. Il y a d'ailleurs sous le rapport de l'assistance aux aliénés bien d'autres modifications que je vous présenterai dans un de mes prochains rapports.

DU

DÉLIRE PSYCHIQUE POST-OPÉRATOIRE

PAR

Lucien PICQUÉ (1)

I. — Messieurs, chargé depuis de longues années d'un service chirurgical dans les établissements d'aliénés du département, j'ai pu étudier à l'aise une série de questions touchant les rapports de l'aliénation mentale avec la chirurgie.

Je m'étais jusqu'alors abstenu de toute publication d'ensemble, ne voulant formuler d'opinion sur ces délicates questions, sans pouvoir l'appuyer sur une observation suffisamment prolongée.

Je m'étais borné jusqu'à l'heure actuelle à amasser des documents, aujourd'hui nombreux et importants, et j'aurais probablement attendu quelque temps encore, si le Congrès des médecins aliénistes qui doit tenir sa prochaine session à Angers, n'avait mis à l'ordre du jour, sur la demande de son président le Dr Ritti, une des questions dont j'ai eu à m'occuper spécialement : « Les délires psychiques post-opératoires. »

Je crois donc le moment opportun pour la Société de chirurgie d'étudier cette importante question. Je pense qu'elle ne peut se désintéresser de la solution d'un problème, qui a soulevé, depuis quelques années, tant de controverses et donné lieu à tant de travaux.

Je vous demande donc la permission d'exposer devant vous mon opinion sur ce sujet, qui constitue l'un des chapitres

(1) Communication faite à la séance du 1er mars 1898 de la Société de chirurgie

d'une étude beaucoup plus générale que j'ai entreprise avec le concours de mon collègue et ami M. Briand, médecin en chef des asiles, sur les rapports de la chirurgie avec l'aliénation mentale.

II. — La question des délires post-opératoires, connue depuis le commencement du siècle, semble avoir surtout préoccupé les esprits depuis une quinzaine d'années.

Née en France avec Dupuytren, qui décrivit le premier, en 1819, le délire nerveux; rajeunie et transformée depuis par Courty, qui, en 1865, paraît avoir publié le premier cas de manie aiguë à la suite de l'ovariotomie, cette question provoqua depuis, surtout à l'étranger, une quantité considérable de mémoires, et souleva dans les sociétés savantes d'importantes discussions.

L'historique de ces travaux a été fait à diverses reprises dans les thèses récentes, parmi lesquelles je vous signalerai surtout celle de Denis, élève de Mairet (Montpellier, 1889), celle de Musin (Lille, 1895), et de Seeligmann (Nancy, 1896).

Je ne veux donc pas abuser de votre attention en repassant devant vous la liste innombrable de ces travaux, et je me bornerai à vous signaler simplement les étapes les plus importantes de la question.

Un premier point doit frapper tout d'abord, c'est l'intérêt que la question semble avoir surtout inspiré aux médecins, aux aliénistes, dont l'effort semble avoir eu pour objet de mettre en relief les délires consécutifs aux opérations gynécologiques.

Dès 1875, Barwell souleva au sein de la Société clinique de Londres, à propos d'un cas de manie aiguë consécutive à une ovariotomie, une discussion à laquelle prenaient part Lawson Tait et Edith.

Dix ans après, le même auteur provoquait, à l'occasion d'un cas analogue, à la Société pathologique de Londres, une nouvelle discussion dans laquelle Torton présentait deux cas de délire consécutif à une ovariotomie et à une hystérotomie.

D'autres auteurs, Keth, Dent, Meredith, Bristowe et Lawson, signalèrent également des cas analogues.

En 1889, Dent publie un travail intéressant sur lequel j'aurai à revenir.

En Allemagne, des faits nouveaux sont signalés.

Dès 1880, Herm Lossen et Furstner, de Strasbourg, signalent la manie après l'hystérectomie. En 1887, à la Société gynécologique de Berlin, Graub soulève une discussion qui amène la publication de cas intéressants.

En 1888, au Congrès de Halle, Werth (de Kiel) publie une statistique de trois cents opérations avec six cas de folie. Dans le même Congrès, de nombreux faits viennent s'ajouter à la statistique de Werth. En 1892, Levinstein et Ostermayer publient encore des cas nouveaux.

L'Amérique ne reste pas indifférente à ce mouvement d'idées.

Dès le mois de mai 1887, Gaillard Thomas publie, dans le *Médical News*, un travail, traduit en 1889 par Dufournier, dans les *Archives de médecine*. Ce mémoire, discuté à la Société de médecine de New-York, le 4 avril 1889, fournissait trente-huit cas de troubles mentaux post-opératoires. D'ailleurs, en 1887, Edwards de New-York, publiait également dix cas de manie aiguë consécutive à des opérations gynécologiques. Je signalerai enfin les travaux de Gray (de New-York), et d'Eder (de Boston), sur le même sujet.

En France, l'étude de ces délires semble n'avoir sérieusement attiré l'attention des médecins que depuis l'année 1880.

Mairet (de Montpellier) et son élève Denis publient sur la question des études intéressantes. Le travail de Mairet porte spécialement sur l'influence des maladies de l'utérus et des annexes dans la production des folies sympathiques. Il date de 1880 (*Montpellier médical*).

En 1889, Polaillon publie un cas dans l'*Union médicale;* Ledentu, dans une leçon clinique, Vène, son élève, dans sa thèse, en 1891, étudient certains points intéressants. Pozzi, en 1890, dans la *Gazette médicale*, Régis, en 1892, dans les *Archives d'Obstétrique*, signalent de nouveaux faits.

Enfin, dans leurs thèses, Musin (Lille, 1895), Seeligmann (Nancy, 1896), reprennent tour à tour la question.

Messieurs, en esquissant devant vous, et d'une façon d'ailleurs très incomplète, l'historique de la question, j'ai tenu à vous rappeler surtout l'importance que cette dernière avait prise dans ces dernières années, particulièrement à l'étranger.

J'ai lu avec soin les travaux que je vous ai cités, et je me suis spécialement attaché à l'étude des observations publiées.

Or, je n'hésite pas à le dire, dès le début de mon exposé, ces observations manquent le plus souvent de rigueur scientifique, les mémoires semblent plutôt écrits par des psychologues que par des médecins, et parfois dans un esprit de justice et de sincérité contestable. Certains d'entre eux semblent constituer des plaidoyers contre l'extension croissante de la chirurgie.

Quoi qu'il en soit, les conclusions s'appuient sur des documents souvent insuffisants et qui laissent trop de place à la critique.

J'indiquerai plus loin la méthode à suivre pour éviter, dorénavant, des lacunes regrettables.

Je dois encore signaler deux points qui m'ont vivement frappé dans la lecture de ces travaux.

Tout d'abord, c'est, ainsi que je le disais plus haut, l'importance donnée aux opérations gynécologiques, dans la genèse de ces délires, et nous retrouvons cette préoccupation dans la thèse de Seeligmann, inspirée par Weiss.

Je me propose de discuter ailleurs cette opinion, en montrant ce qu'il y a d'abusif à l'étayer sur des statistiques.

En deuxième lieu, tous les auteurs, sans exception, semblent résumer la question des rapports de la chirurgie et de la folie, à la simple production des délires post-opératoires. Je m'appliquerai également, dans une autre communication, à démontrer que cette question est plus importante et plus complexe.

Quelques chirurgiens envisagent, de leur côté, la question à un point de vue encore plus étroit.

Reprenant la conception de Dupuytren sur le délire nerveux, ils se sont appliqués, les uns à y ranger le délire alcoolique, les autres à l'en séparer ; la plupart du temps, ils n'ont eu en vue que les délires précoces et temporaires, et ont laissé de côté les formes peut-être les plus intéressantes du délire post-opératoire.

Dès lors, on voit, d'une part, les psychologues et les médecins tendre, avec plus ou moins de parti pris, à aggraver la responsabilité de l'acte opératoire, dans la production des divers délires ; d'autre part, les gynécologistes admettent une relation étroite, et à mon sens abusive, entre les psychoses et les opérations qui portent sur la sphère génitale ; enfin on voit les chirurgiens généraux, peu nombreux d'ailleurs, que cette question a intéressés, borner leur étude aux délires qui suivent de près l'intervention chirurgicale, et constituer un groupe trop restreint, à mon sens, de psychoses post-opératoires, en éloignant des formes intéressantes, que nous indiquerons plus loin.

Il y a, à mon sens exagération de part et d'autre.

Pour trancher, selon moi, cette question si importante des délires post-opératoires, il faut tout d'abord l'envisager avec un grand esprit d'indépendance, avoir la pratique étendue d'un chirurgien d'hôpital, qui ne reste pas confiné dans telle ou telle branche de la thérapeutique chirurgicale, enfin et surtout, se trouver dans une situation qui permette de suivre les malades pendant de longues années.

Mes fonctions de chirurgien des asiles d'aliénés n'ont permis justement d'observer un grand nombre de malades opérés dans les hôpitaux ou ailleurs.

J'en ai moi-même opéré un certain nombre dans des conditions spéciales et très restreintes d'ailleurs, où la chirurgie des aliénés me paraît autorisée, et que j'ai exposées dans un rapport adressé, il y a quelques années, à M. le préfet de la Seine.

J'ai donc pu suivre, pendant bien longtemps, les opérés de mes collègues et les miens.

C'est là, dans ce milieu spécial des asiles, que j'ai pu recueillir les éléments les plus importants de cette étude.

III. — Sous la dénomination générale de délire post-opératoire, on doit désigner tout trouble intellectuel qui peut survenir à la suite d'une opération, quelle que soit la forme ou l'origine réelle de ce trouble psychique.

Cette définition nous permet d'étudier successivement toutes les variétes de délire qu'on est suceptible de rencontrer à la suite des opérations ; celles qui peuvent, à bon droit, dépendre de l'intervention, et celles qui ont été considérées abusivement comme la conséquence de l'acte opératoire.

Le problème à résoudre est en effet des plus complexes. Il ne suffit pas, on le comprend, qu'un délire survienne à la suite d'une opération pour rendre cette dernière responsable, et lui donner, comme beaucoup d'auteurs, l'épithète de post-opératoire, et si j'insiste devant vous sur ce point si simple en apparence, c'est que bien des auteurs ne semblent pas avoir compris la question d'une autre façon.

Pour éviter l'erreur où ils sont tombés, pour la plupart, il convient d'admettre *a priori*, qu'il peut exister diverses causes susceptibles d'engendrer le délire après une opération, et qu'il faut les rechercher avec soin pour établir équitablement le rapport qui existe entre le délire et l'acte opératoire, c'est-à-dire la part de responsabilité qui incombe à ce dernier dans la production du délire.

On se trouve, par cela même, amené à envisager à côté de l'acte opératoire lui-même des faits contingents, mais réellement indépendants de lui et qui peuvent le produire.

Ces faits peuvent eux-mêmes être antérieurs, contemporains ou postérieurs à l'acte opératoire.

Les faits antérieurs nous sont fournis par le malade lui-même : c'est son état antérieur qui peut être le point de départ de la psychose, que cette psychose soit absolument indépendante de l'opération et soit survenue par hasard, soit qu'elle ait été réveillée par l'intervention elle-même.

Mais à côté de ces psychoses, que nous pouvons appeler médicales et dont le type nous est fourni par le délire brightique, nous devons envisager celles qui dépendent des faits contemporains ou postérieurs à l'acte opératoire.

Parmi les faits contemporains de l'opération qui peuvent amener la psychose, citons l'anesthésie chloroformique et l'intoxication iodoformique.

Parmi ceux qui lui sont postérieurs, nous devons surtout signaler la septicémie qui parfois entraîne un délire qui a été, avec trop de complaisance peut-être, rangé souvent parmi les délires post-opératoires vrais. J'en citerai plus loin un exemple curieux parmi tous ceux qu'il m'a été donné d'observer.

L'investigation clinique, si nécessaire, on le comprend, pour différencier ces divers groupes, devra toujours être aidée et complétée par l'étude séméiologique du délire lui-même, étude si négligée dans la plupart des observations et pourtant si nécessaire, tant sont variables les formes cliniques du délire, selon la cause qui lui a donné naissance.

En présence d'un délire, il faudra dès lors répondre par l'examen clinique aux deux questions suivantes :

1° Pourquoi le malade délire-t-il ?

2° Comment délire-t-il ?

Il faudra aussi, dans les observations à venir, spécifier la nature de l'opération pratiquée, indiquer avec précision l'état antérieur du malade, noter exactement la forme du délire, indiquer l'existence de la fièvre, particularités souvent omises par les auteurs.

Ce n'est cependant qu'à cette condition qu'une observation peut acquérir l'importance d'un document scientifique, et ce n'est qu'après avoir, dans chaque cas déterminé, suivi cette méthode d'étude, que l'on peut être autorisé à discuter l'existence et à étudier la forme du délire psychique post-opératoire.

IV. — *Causes et formes du délire post-opératoires.* — Un malade délire après une opération. Pourquoi délire-t-il ? Nous avons, en nous appuyant sur les considérations précédentes, à envisager successivement les causes possibles de son délire.

Sous ce rapport, nous devons étudier, comme il a été dit plus haut :

1° Les causes d'origine médicale, dépendant d'une affection antérieure du malade (les centres nerveux exceptés) ;

2° Le délire toxique dont le type nous est fourni par le délire alcoolique. Ce délire, justement séparé du délire nerveux par Dupuytren, avait été, depuis et à tort, assimilé a lui par Billroth, Verneuil, Broca et son élève Festal.

3° Les délires par intoxication médicamenteuse (chloroforme et iodoforme);

4° Les délires dus à une intoxication septicémique.

Ces diverses formes sont toutes des délires d'intoxication; dans une étude didactique du délire, et conformément aux règles de la nosologie, il y aurait peut-être avantage à les grouper en une seule variété pour les opposer à d'autres, pouvant dépendre de causes différentes.

Il m'a paru nécessaire de procéder différemment ici pour faciliter l'étude spéciale de la forme suivante : nous pourrons les désigner d'ailleurs sous le nom de faux délires post-opératoires.

5° Au contraire des formes précédentes, nous devons placer ici le délire psychique proprement dit, dénomination peut-être vicieuse et qu'on pourrait remplacer avec avantage par celle de psychose post-opératoire véritable, si tant est qu'elle existe ; mais son existence ne saurait être mise en doute, comme nous le montrerons plus loin.

Caractères cliniques. — Laissant de côté les délires d'origine médicale, nous pouvons dire que les diverses variétés du délire d'intoxication ou faux délires post-opératoires sont facile à reconnaître : leur diagnostic d'ailleurs est important pour éviter des surprises regrettables.

Ce sont ou des états transitoires d'excitation ou plus rarement de dépression dont nous ne pouvons indiquer, ici, sans sortir du cadre que nous nous sommes imposé, les modalités cliniques d'ailleurs bien connues.

Qu'il me suffise de dire que tantôt le délire qui en est l'expression est parfois systématisé, comme dans le délire alcoolique; tantôt, au contraire, il affecte les formes maniaques dans lesquelles les idées du malade sont incohérentes et confuses.

C'est l'état qui, joint à la fièvre, caractérise surtout les septicémies chirurgicales.

On s'étonne que les observateurs aient souvent confondu ces délires septicémiques avec les vésanies vraies.

Nous trouvons trois erreurs de ce genre dans le travail de Dent.

Je relève dans mes notes le cas suivant, que je vous demande la permission de résumer :

« Je fus un jour appelé dans un asile où il avait été interné, près d'un malade atteint d'une affection du genou et qui avait tenté de se suicider en se jetant par la fenêtre de l'hôpital où il était en traitement.

A mon arrivée, je constatai l'existence d'une arthrite suppurée du genou, avec destruction profonde des surfaces articulaires. La température était de 40°,5. Son délire était bien de nature infectieuse : il guérit d'une façon définitive grâce à une amputation de cuisse, et ce malade, guéri depuis bien des années, est venu récemment me remercier encore de lui avoir fait quitter l'asile où il avait été interné. »

On voit combien le diagnostic est important à préciser pour éviter de lourdes responsabilités.

Des délires par *intoxication médicamenteuse*, celui qui est produit par l'iodoforme semble aujourd'hui établi, bien que son importance ait été peut-être un peu exagérée, comme le fait remarquer Le Dentu.

Il n'en est pas de même du délire chloroformique. Savage, dans son article du *Bristish médical Journal*, a essayé d'établir l'existence de ce délire en s'appuyant sur un certain nombre de cas qui ne sont peut être pas suffisamment probants. Mairet conseille lui-même de s'abstenir des anesthésiques le plus souvent possible; mais, depuis, la plupart des auteurs qui ont écrit encore sur la question sont unanimes à la rejeter.

Je n'ai pas d'observation à vous présenter à cet égard; mais en mettant de côté cette obnubilation mentale qui, chez certains malades, persiste pendant quelques heures après le réveil, il doit être bien difficile de séparer du délire qu'il nous reste à examiner, pour rattacher à l'action du chloroforme, les états délirants qui se produisent après l'acte opératoire. A mon sens, ce délire chloroformique doit rester hypothétique tant que de nouvelles observations ne viendront pas affirmer son existence indépendante.

Nous sommes arrivés par voie d'élimination aux psychoses traumatiques vraies. Il est évident qu'en dehors des variétés de délire précédemment envisagées, il en existe une qui ne relève d'aucune des causes que nous avons envisagées et qui survient sans fièvre chez des sujets qui ne sont ni des malades ni des intoxiqués.

Nous retrouvons encore les états d'excitation qui caractérisaient les formes précédentes, et c'est cette quasi similitude de symptômes qui justifie l'étude des origines diverses du délire sur laquelle nous avons insisté plus haut.

Mais nous trouvons, d'autre part, des états dépressifs qui lui sont propres et qui, contrairement aux précédents, semblent porter facilement à la chronicité.

Les états d'excitation de la psychose vraie sont caractérisés surtout par des formes maniaques avec ou sans délire.

Ils peuvent être engendrés par toutes les opérations chirurgicales, et j'attire l'attention sur ce fait que les plus simples peuvent la produire.

Je me rappelle un cas de tumeur bénigne du sein, opérée par M. Richet. Le premier jour éclatait un accès de manie aiguë qui ne dura que quelques jours.

Je ne crois pas, d'autre part, quoique tous les auteurs y aient insisté, entre autres Dent et, tout récemment, Le Dentu et Seeligmann, sous l'inspiration de Weiss, de Nancy, que les opérations gynécologiques y prédisposent.

Dans une autre communication, je me propose d'étudier cette question avec soin, et de vous montrer les raisons qui ont pu tromper un certain nombre d'auteurs distingués.

Quoi qu'il en soit, l'opération elle-même engendre-t-elle ce délire? Y a-t-il véritablement une folie sympathique produite directement par l'acte opératoire, comme Dent l'admet par exemple.

Discuter ce point serait manifestement sortir des limites de notre compétence et empiéter sur le domaine de l'aliénation mentale.

Qu'il me suffise de signaler la fréquence de ce délire chez les enfants et les vieillards (cas de M. de Richet), chez les hystériques, où il est si fréquent, et surtout chez les malades atteints de prédisposition héréditaire.

En dehors des trois premières catégories (sénilité, hystérie, enfance), les malades sont-ils oui ou non des prédisposés héréditaires? C'est là, je le répète, un problème délicat de pathogénie, qu'il ne nous appartient pas d'aborder, mais dont la solution nous importe peu, d'ailleurs, car toutes ces catégories doivent rentrer dans le cadre des psychoses vraies.

Le moment d'apparition de ces états d'excitation est enfin intéressant à signaler.

C'est généralement dans les premiers jours qui suivent l'opération, du deuxième au cinquième jour ordinairement, parfois mais rarement vers la troisième semaine (Le Dentu). C'est à cette rapidité d'apparition qu'elle doit d'être surtout connue des chirurgiens.

Nous verrons qu'il n'en est plus de même pour d'autres formes qui peuvent survenir, un temps plus ou moins long après la guérison du malade.

Quoi qu'il en soit, cette forme disparaît aussi vite qu'elle a apparu; exceptionnellement, elle passe à l'état chronique et nous l'observons alors dans les asiles; elle est d'ailleurs encore susceptible de guérir.

Les états dépressifs, c'est-à-dire les formes mélancoliques ou anxieuses, s'observent assez fréquemment dans la pratique.

Sans revenir sur ce que j'ai dit précédemment de la pathogénie, c'est surtout chez les héréditaires ou les prédisposés qu'on la rencontre. Contrairement aux états d'excitation, on ne l'observe généralement qu'à la suite de certaines opérations que nous pourrions qualifier de déprimantes.

Fréquentes à la suite des amputations, de la castration ou d'opération de varicocèle ayant entraîné l'atrophie du testicule, fréquentes encore à la suite de la taille hypograstrique, comme je l'ai signalé devant vous, dans un rapport fait sur une observation de Rollet, de Lyon, et aussi après l'établissement d'anus contre nature.

Je vous demande la permission de vous lire la note déjà ancienne que je retrouve dans mon dossier et qui est relative à trois cas observés dans les asiles.

J'ai eu bien souvent l'occasion de voir, chez des malades opérés, des crises de mélancolie anxieuse qui nécessitaient leur internement.

Dans un cas, il s'agissait d'une malade qui était venue à l'hôpital avec des accidents d'étranglement herniaire. L'opération avait été pratiquée de suite : malheureusement l'intestin était sphacélé et un anus contre nature avait été établi. Peu de temps après, cette malade était prise d'un accès de mélancolie anxieuse avec tendance au suicide. Envoyée à Sainte-Anne, puis de là à Ville-Evrard où je la retrouvai dans le service de mon collègue et ami le Dr Febvré. L'écoulement de matières était très abondant, et cette pauvre femme accusait par moment un véritable désespoir et parlait constamment de ses projets de suicide. Je priai mon cher collègue des hôpitaux, Chaput, de venir la voir et de tenter une opération. Après une première tentative infructueuse, il réussit à la guérir définitivement. Dès ce jour, son état moral s'améliora rapidement et elle put, au bout de quelques semaines, quitter l'asile complètement guérie.

Je tiens à bien spécifier qu'il s'agissait d'une névropathe avec antécédents héréditaires. J'ai eu, en effet, bien souvent l'occasion, selon une pratique aujourd'hui admise, d'établir un anus contre nature, comme premier temps de l'opération de Kraske : à l'hôpital, les malades vous échappent et ne reviennent plus ; mais, en ville, j'ai eu l'occasion d'en suivre quelques-uns ; je n'ai jamais constaté semblable psychose ; il y a, dans ce dernier cas, un facteur qu'il ne faut pas négliger. J'ai cité récemment, à la Société de chirurgie, l'histoire d'un malade chez lequel une cystotomie sus-pubienne, pratiquée à l'hôpital, avait produit un état semblable qui l'avait amené à Ville-Evrard, dans le service de M. Marandon. La guérison de la fistule amena le même résultat que précédemment et le malade put quitter l'asile complètement guéri.

Cet état de mélancolie se voit parfois chez des malades dans d'autres circonstances ; c'est ainsi que j'ai eu l'occasion d'observer, à l'asile de Vaucluse, un pauvre homme qui avait subi, dans un grand hôpital de Paris, une résection de l'épaule, probablement pour une scapulalgie tuberculeuse; il persistait, en effet, plusieurs mois après l'opération, des trajets fistuleux qui fournissaient une quantité notable de pus et dont l'existence était, pour le malade, la cause d'un réel chagrin.

Mais, de plus, cet homme présentait une double cataracte qui le privait absolument de toute vie sociale. Il était tombé dans un état de mélancolie anxieuse qui l'avait conduit à l'asile.

Chaque fois que j'allais dans son quartier, il me suppliait de lui rendre la vue; j'avoue que l'iridodonésis qui accompagnait la cataracte ne m'engageait guère à intervenir. Comme je lui faisais part, un jour, de mes inquiétudes, au sujet du résultat opératoire, il me répondit simplement : « Qu'ai-je à perdre ! puisque je suis totalement aveugle. Essayez au moins. » Cette parole me décida et le résultat fut excellent.

Je n'ai jamais vu homme plus heureux et plus reconnaissant ; pendant ce temps, les fistules avaient guéri définitivement.

L'état mélancolique prit fin ; le malade quitta l'asile guéri.

J'ai dit plus haut que, le plus souvent, les malades étaient des prédisposés héréditaires. Il est certain que cette prédisposition devient évidente quand il n'y a plus corrélation entre l'état moral du malade et l'importance de la lésion.

Dans un cas remarquable qui m'a été communiqué par mon collègue et ami, M. Dagonet, il s'agissait d'un malade atteint d'une fracture des deux os de la jambe gauche, et chez lequel la persistance d'un cal volumineux fit naître un délire mélancolique chronique qui amena le malade à Sainte-Anne et dura trente ans, jusqu'à sa mort.

Chez ce pauvre homme, il existait d'ailleurs des antécédents héréditaires très marqués.

Ces états dépressifs surviennent parfois peu de jours après l'opération ; le plus souvent, ils ne se montrent que tardivement, alors que le malade a été perdu de vue. Nous les retrouvons à l'asile, plus fréquemment que ne le pense Seeligmann, qui paraît n'en avoir jamais obtenu à Maréville ; mais si le délire prend souvent la forme chronique, il est juste de remarquer qu'il est susceptible de guérison. C'est là une donnée qui ne doit pas nous échapper et qui constitue un des chapitres importants du traitement chirurgical de l'aliénation mentale. J'y reviendrai dans une autre communication.

Ces états dépressifs s'accompagnent souvent de tendance au suicide : les malades doivent être attentivement surveillés. A ce point de vue, j'ai vu une malade âgée, se suicider à la suite d'une amputation du bras nécessitée par une ostéo-arthrite tuberculeuse du coude, qui lui rendait d'ailleurs la vie insupportable, et qui l'aurait peut-être menée à la même extrémité.

A côté de ces états d'excitation et de dépression, il existe une forme spéciale de délire d'une importance capitale et qui ne s'observe que dans une catégorie toute particulière de malades. Ce sont des aliénés anciens, souvent redoutables, atteints de cette forme particulière de folie désignée sous le nom de folie morale, et qui ne sont pas internés par ce fait que leur délire paraît logique et qu'ils raisonnent fort bien. Ce sont les persécutés persécuteurs que les chirurgiens doivent connaître et reconnaître pour ne jamais pratiquer chez eux que la chirurgie d'urgence.

En effet, leur maladie d'abord, leur opération ensuite, deviennent un aliment nouveau à leur délire ; ils y concentrent toutes leurs pensées ; la moindre sensibilité de cicatrice devient pour eux l'occasion de délires graves qui les amènent à l'asile. L'opération n'a constitué qu'un épisode dans leur histoire pathologique. J'ai pu observer, dans les asiles, un certain nombre de malades de cette catégorie, parmi lesquels plusieurs cas de varicocèle.

Ces malades, trop peu connus des chirurgiens, sont cependant bien intéressants, car leur étude constitue une source d'indications et de contre-indications opératoires, souvent, je le reconnais, fort délicates à établir. En tout cas, il ne faudrait pas conclure, comme certains auteurs, et en particulier, Seeligmann dans sa thèse, qu'il ne faut opérer ni les aliénés, ni les prédisposés ; car à côté de ceux qu'il ne faut jamais opérer, il en est d'autres, qui ne guérissent complètement que par l'intervention chirurgicale, et c'est ce point très important à connaître qui fera, de ma part, l'objet d'une communication ultérieure.

D'après l'exposé qui précède, vous avez pu voir combien la question des délires post-opératoires, même débarrassée des faux délires qu'on a trop souvent confondus avec eux, se trouve élargie cependant par la connaissance des formes prolongées qui persistent après la guérison opératoire et par l'adjonction des formes tardives qui se développent plus ou moins longtemps après cette guérison.

Vous avez pu voir, d'autre part, qu'il existe des formes spéciales qui se présentent chez des aliénés véritables et dont il serait injuste de rendre la chirurgie responsable.

Bien des points de cette étude sont restés incomplets, n'ayant pu vous présenter d'observation sur toutes les variétés que j'ai eu à énumérer devant vous.

J'espère que vous voudrez bien combler cette lacune, en apportant ici l'appoint de votre expérience personnelle.

DES
PSYCHOSES POST-OPÉRATOIRES

DU ROLE QUE LA NATURE DE L'OPÉRATION CHIRURGICALE PEUT JOUER DANS LEUR PRODUCTION

PAR

Lucien PICQUÉ et **Marcel BRIAND** (1)

Médecin en chef des asiles publics d'aliénés (Villejuif).

I. — Dans une précédente communication, l'un de nous s'est appliqué à dégager les psychoses vraies des faux délires (2) avec lesquels on les a souvent confondues, et il en a montré les diverses formes cliniques.

La pathogénie des psychoses vraies soulève des questions diverses et d'intérêt variable :

1° La prédisposition héréditaire est-elle une condition nécessaire à leur production? La psychose peut-elle se produire au contraire d'emblée, chez un sujet sain et par voie sympathique? L'un de nous a déjà fait remarquer qu'il s'agissait là d'un point délicat de pathogénie, dont le chirurgien n'avait pas à aborder l'étude.

2° Par contre, il a signalé, comme plus intéressant, leur fréquence chez les veillards et les hystériques.

M. Broca a contesté leur existence chez les enfants. Son expérience en chirurgie infantile suffit à donner à son

(1) 2e Communication faite à la Société de chirurgie, séance du 9 mars 1898 et faisant suite à la précédente.

(2) Cette dénomination que M. Picqué a adoptée dans sa précédente communication, n'a d'autre but que de faciliter l'étude des psychoses, envisagée au point de vue spécial des rapports qu'elles présentent avec les opérations chirurgicales.

affirmation une valeur que viendront probablement confirmer nos collègues des hôpitaux d'enfants.

3° Un dernier point reste à examiner, et il a une importance capitale :

La nature de l'opération pratiquée a-t-elle une influence sur la production de la psychose? Certaines opérations ou groupes d'opérations ont été, à ce point de vue, l'objet d'études particulières. Rudolf Lowy, dans *Allgmeine Zeitschrift für Psychiatrie*, en 1896, étudie l'influence de l'opération de la cataracte sur la production des délires et rappelle les travaux antérieurs de Sichel en 1863, de Schmid-Rimpler en 1878, de Schnabel, de Franckl-Hochwart en 1890, sur le même sujet.

L'influence exercée sur la production de ces délires par les opérations pratiquées sur les organes génitaux de l'homme, a été, de son côté, l'objet de nombreux travaux et l'un de nous se propose un jour, à l'aide de matériaux qu'il a pu recueillir, d'étudier devant vous ce point de la question.

Mais de toutes les opérations pouvant entraîner des troubles intellectuels, les opérations gynécologiques semblent, d'après les auteurs, tenir le premier rang : la plupart des travaux publiés dans les dernières années, et dont l'un de nous vous a énuméré les principaux, ont eu pour but d'établir une corrélation entre les psychoses et les opérations pratiquées sur la sphère génitale de la femme.

Cette question, on le conçoit, a la plus haute importance et la responsabilité du chirurgien est gravement engagée à sa solution.

Oui ou non, est-il équitable d'imputer à ce dernier un délire qui survient à la suite d'une opération gynécologique? L'un de nous a déjà fait ses réserves à cet égard, mais il lui faut aujourd'hui les justifier.

II. — Un premier fait à constater, c'est le nombre considérable d'observations publiées dans ces quinze dernières années. Nous-mêmes, nous avons observé ensemble, dans les asiles, un certain nombre de psychoses chez des femmes ayant subi des opérations gynécologiques.

Ne pouvant admettre *a priori* une simple coïncidence entre le développement de la psychose et l'opération, la plupart des auteurs ont été conduits à admettre une relation de causalité.

Mais de plus, pour justifier cette corrélation, ils ont émis un certain nombre d'hypothèses et constitué, de la sorte, un des chapitres les plus obscurs de pathogénie.

On a voulu établir surtout une comparaison avec les troubles nerveux qui accompagnent la menstruation et les délires puerpéraux.

Or, sans vouloir entrer dans la discussion de ces hypothèses, qu'il nous soit permis de remarquer qu'on ne saurait établir cependant *a priori* un rapport entre les troubles qui accompagnent la menstruation, et ceux qui sont consécutifs à des opérations, qui tantôt ne modifient en rien cette fonction et tantôt la suppriment.

Quant à l'influence de la ménopause spontanée ou provoquée, elle est difficile à démontrer.

L'assimilation qu'on a voulu établir avec les délires post-puerpéraux soulève elle-même bien des objections. L'hypothèse relative à la suppression de la sécrétion ovarique, et invoquée il y a bien longtemps, a trouvé récemment un point d'appui dans les travaux entrepris sur les fonctions de la glande thyroïde. Quoi qu'il en soit de cette hypothèse, nous devons faire remarquer que beaucoup de psychoses sont consécutives à des opérations gynécologiques, qui n'ont pas porté sur l'ovaire.

On a invoqué enfin des influences morales, après l'ablation des ovaires. Quoi qu'en dise Dent, l'extirpation de ces organes n'exerce pas à ce point de vue, chez la femme, la même influence que la castration chez l'homme. Dans nos observations, une seule malade semble se préoccuper de la suppression de ses ovaires. Généralement, la castration chez la femme est acceptée facilement, d'où, peut-être, l'abus qu'on en a fait à une période heureusement loin de nous, et le chirurgien doit le plus souvent s'appliquer, dans la pratique, à résister aux malades.

En résumé, et sans préjuger de ces questions encore à l'étude, on peut dire d'une façon plus générale que l'étude des relations entre les affections utérines et les psychoses inaugurée par les travaux de Loiseau et Azam et qui a servi de base à la plupart des hypothèses touchant l'origine de ces psychoses post-opératoires, aurait besoin d'une revision sérieuse.

D'ailleurs, tous les auteurs n'acceptent pas le rapport en question. Si Keith signale 10 p. 100 de folies après l'hystérectomie; si Sears, Farland, Rhoé, Landau lui-même signalent la fréquence de la psychose, Lawson-Tait nie de son côté, formellement, l'influence des opérations gynécologiques sur la production des psychoses. Au 5e Congrès français de chirurgie, vous vous rappelez qu'il a signalé, sur 271 cas personnels, un seul cas de psychose durable. Notre collègue Segond, en 1893, dans le journal de Luys, signalait trois cas seulement de folie, dont l'un relatif à une femme malade avant l'opération. Chez les deux autres, l'accès mélancolique a cédé rapidement. Everké, dans un travail publié dans le *Deutsh med. Wochensh.*, 1895, déclare lui-même que cette complication est très rare, et que les opérations, pratiquées dans toutes les régions, y prédisposent également : il rapelle que la Société gynécologique de New-York s'est prononcée dans ce sens, dans sa séance du 4 octobre 1892.

A notre avis, il faut chercher ailleurs que dans les hypothèses et des considérations d'ordre moral, la cause de cette prétendue fréquence des psychoses à la suite des opérations gynécologiques.

Mais, au préalable, il est nécessaire de passer en revue les observations publiées pour s'assurer d'abord de l'authenticité du fait si souvent reproché à la gynécologie opératoire. Or, nous pouvons diviser ces observations en trois groupes :

1° Les *observations incomplètes* dont on ne peut tirer aucune conclusion, et qui doivent être abandonnées. Elles sont nombreuses. C'est ainsi que Bawel rapporte un cas d'une attaque légère de folie après l'ovariotomie. Il ne donne aucun renseignement, si ce n'est la guérison.

Dent, lui-même, nous cite un cas de mélancolie au troisième jour d'une ovariotomie; aucun renseignement. Nous pourrions, sans profit d'ailleurs, vous en citer bien d'autres.

2° Les *observations qui présentent une fausse étiquette* et dans lesquelles les détails fournis par l'auteur permettent cependant de reconnaître qu'il s'est agi d'un faux délire, dans le sens que nous avons donné à ce terme.

C'est ainsi que, dans un cas d'ovariotomie, cité par Dent, la malade meurt le onzième jour dans un état de manie, et l'auteur d'ailleurs accuse lui-même de la suppuration, mais sans lui rapporter la cause du délire.

Sidney Jones nous cite le cas d'une femme qui, à la suite d'une opération non dénommée, eut un accès de manie, suivi de mort le cinquième jour.

Dans son mémoire déjà cité, Gaillard (Thomas) nous cite 4 cas de manie suivis de mort et 2 de mélancolie, également mortels. L'une d'elles mourut rapidement après une ovariotomie.

Sans être accusé de partialité, on peut bien admettre que toutes ces femmes sont mortes de septicémie.

Si sur le nombre total des observations publiées il en existe réellement d'authentiques, et nous regrettons de ne pouvoir en donner aujourd'hui le chiffre exact, on peut penser néanmoins, d'après ce qui vient d'être dit, que ce chiffre est cersainement bien inférieur à celui que les auteurs ont admis.

3° Enfin des *observations dans lesquelles le délire relève d'une cause étrangère* à l'opération gynécologique et susceptible de le produire à la suite d'une opération quelconque.

Ce sont, pour le dire de suite, ou des hystériques ou des sujets atteints des diverses formes de la dégénérescence mentale et dont l'un de nous a constitué un groupe à part dans une précédente communication.

Les observations publiées par les auteurs et qui peuvent rentrer dans cette catégorie, sont nombreuses. Nous reviendrons sur quelques-unes d'entre elles, à propos de nos observations personnelles.

Nous en arrivons à l'étude de nos observations. Pour en faciliter l'examen, nous les avons divisées en plusieurs groupes, peut-être arbitraires, mais assurément commodes et que nous allons successivement passer en revue.

Ces observations ont été d'ailleurs recueillies avec grand

soin par nous-mêmes à l'asile de Villejuif, dans le service de l'un de nous, et nous n'avons pas craint de multiplier les détails relatifs aux antécédents d'une part et aux caractères du délire d'autre part ; mais aussi, pour ne pas étendre ce travail, nous ne vous présenterons que les observations types, nous réservant de publier à part toutes nos observations.

Premier groupe. — Dans ce groupe, nous avons tenu à placer tout d'abord une observation relative à des troubles intellectuels qui se sont produits un an après l'opération, chez une malade qui avait été internée neuf ans auparavant.

OBS. I (personnelle). — H... (Louise-Frédérique) quarante-sept ans.

La malade a eu trois enfants : l'un, venu avant terme, est mort en bas âge, de dysenterie ; des autres, la fille aînée est normale ; la deuxième paraît au contraire présenter le caractère d'une dégénérée. Toujours elle a été bizarre et a constamment eu pour sa mère une véritable antipathie.

La malade elle-même présente un léger strabisme convergent de l'œil gauche et une implantation vicieuse des dents. Fièvre typhoïde en 1877 et en 1882 ; en 1882, la maladie a été compliquée d'un érysipèle de la face.

Première entrée : 6 juin 1884, à Sainte-Anne, avec diagnostic de mélancolie avec prédominance d'idées de persécution, fausses interprétations, tendance au suicide.

La malade est traitée successivement à Sainte-Anne, à Villejuif et à Braqueville (Toulouse), où elle a été transférée. Après quatre mois de séjour à Braqueville, elle est sortie sur la réclamation d'une surveillante d'Andral, en décembre 1886. Le 14 avril 1893, elle entre à Paris dans un service de chirurgie pour des métrorragies abondantes : le 23 avril, un de nos collègues pratique l'ovariotomie pour un kyste de l'ovaire. Elle reste cinq semaines à l'hôpital après l'opération, va au Vésinet et sort définitivement. Un an après, le 22 avril 1894, elle rentre à Villejuif sur sa propre demande, comme placement volontaire. La vraie cause de sa demande est qu'elle se livre à des habitudes d'onanisme auxquelles elle a voulu renoncer, mais en vain. Elle sentait qu'il lui fallait changer de milieu, se séparer de gens qui exerçaient sur elle une influence néfaste ; elle voulait s'isoler, se séquestrer dans un asile où elle ne serait plus exposée, disait-elle, aux excitations malsaines qui l'avaient poussée à la masturbation. Telle fut la vraie cause de son placement volontaire, cause qu'elle a masquée sous une fausse crainte de tomber dans la misère. Elle avait conscience que ses habitudes d'onanisme lui étaient nuisibles, et c'est dans le but de se guérir qu'elle a sollicité son entrée à Villejuif en 1894. La malade avoue que la perspective « de ne plus avoir d'ovaires » l'avait beaucoup tourmentée avant l'opération. Elle s'était laissée opérer par nécessité, ne pouvant faire autrement; mais le chagrin de la castration l'a depuis, dit-elle, longtemps poursuivie et la rendait jalouse de sa fille.

L'obsession de son infirmité paraît avoir provoqué les habitudes d'onanisme : l'opération a pu, chez elle, exercer une influence sur son état mental en réveillant des troubles intellectuels éteints dans ce terrain pour ainsi dire tout préparé. Nous rappelons qu'elle avait été internée neuf ans avant, sans avoir subi à ce moment aucune opération. Il est donc réellement impossible de voir dans ce cas une psychose post-opératoire véritable.

Voici une deuxième observation qu'on peut rapprocher de la précédente et qui semblerait *a priori* plus concluante.

Obs. II (personnelle). — C... (Jouanne), quarante-deux ans, entre à Villejuif dans le service de M. le Dr Briand, le 3 février 1896. Elle venait de la maison de santé du Dr Pottier où elle était restée environ onze mois pour un délire mélancolique avec idées de persécution.

A son arrivée, la malade est dans un état de dépression mélancolique avec demi-conscience et prédominance d'idées hypocondriaques. Elle n'a pas d'antécédents personnels ou héréditaires, mais elle a toujours présenté un caractère bizarre. Elle est triste, dit-elle, parce qu'elle est malade, et elle accuse son médecin de l'avoir opérée sans nécessité.

Elle fut, en effet, opérée par un de nos collègues, le 25 août 1894, dans son service d'hôpital.

Voici quel est son récit : en mai 1893, elle est tombée sur un trottoir et s'est fait une contusion à la cuisse, un peu au-dessus du genou. Cet accident ne l'empêcha pas de marcher, mais il en résulta une douleur qui persista pendant une année.

En août 1894, elle est entrée dans un hôpital où elle aurait été opérée malgré elle!!!

Elle croyait en tout cas avoir besoin d'une opération à la cuisse, et elle fut toute surprise de constater qu'elle avait subi une opération abdominale : elle croit n'avoir jamais rien eu du côté des organes génitaux.

Sur ma demande, mon collègue a copié sur son registre d'opération, pour me la remettre, la note suivante : « Énorme poche suppurée rétro et sus-utérine venant faire saillie jusqu'à l'ombilic. Laparotomie. Contre-ouverture et drainage. Guérison. »

Après cinquante-deux jours de séjour à l'hôpital, elle rentra chez elle, et un an après, elle fut admise chez le Dr Pottier.

Dans l'intervalle, elle eut, dit-elle, à subir mille tracasseries de la part de son mari. Elle raconte qu'elle n'osait plus manger, craignant d'être empoisonnée par lui. Elle l'accusait même de la délaisser complètement et de l'avoir fait opérer, puis interner pour se débarrasser d'elle. Les médecins, dit-elle, ont été les complices de son mari.

Ce sont les dires ordinaires des persécutés classiques.

Cet état de mélancolie s'aggrave d'ailleurs progressivement ; elle se croit entourée d'ennemis. Elle pense qu'elle est condamnée à mourir, que sa santé a été absolument troublée depuis l'opération, et elle le répète à grands cris, accusant de plus en plus les médecins et son entourage.

La malade ne présentait, à la vérité, aucun antécédent héréditaire ni personnel, mais elle avait eu de tout temps un caractère bizarre, et si l'acte opératoire a eu dans ce cas une action réelle sur l'état mental, on peut affirmer qu'il n'a eu d'autre résultat que de faire éclater les troubles intellectuels dans ce cerveau déjà tout préparé.

Voilà deux cas dans lesquels nous avons pu constater une action du traumatisme opératoire sur la psychose, et nous avons vu combien le premier prêtait à la critique. Nous en avons observé d'autres analogues que nous publierons ailleurs.

Nous pourrons en rapprocher, bien qu'il sorte du cadre gynécologique, un cas intéressant de résection du genou faite avec grand succès par un de nos collègues, pour une tuberculose du genou.

Obs. III. — Le pauvre malade était sur le point de quitter l'hôpital complètement guéri, lorsqu'il commença à ressentir, au niveau de l'articulation tibio-tarsienne du côté correspondant, une douleur d'abord sourde, puis aiguë.

Le chagrin de voir apparaître une nouvelle affection semblable à la première fit éclater chez lui une crise de mélancolie avec tendance au suicide et idées de persécution, et il fut transporté à Sainte-Anne, puis à Villejuif, où je le trouvai, dans le service de mon collègue Vallon.

Il raconte qu'à l'hôpital, la surveillante lui voulait beaucoup de mal, que c'était à son instigation qu'il avait été interné, et que la nouvelle affection dont il était atteint était la conséquence des mauvais soins qu'il avait reçus.

Il s'agit, comme on le voit, d'un cas où, chez un prédisposé, d'ailleurs, une maladie intercurrente postérieure à l'opération fut le point de départ d'un délire à forme dépressive. C'est une cause nouvelle, survenue entre l'opération et la psychose qui peut expliquer dans ce cas l'apparition de cette dernière

Everke, dans le travail que nous avons cité, signale une observation bien curieuse où l'on voit l'influence d'une cause étrangère à l'opération.

Il s'agit d'une femme qui se suicida vingt-quatre heures après l'intervention. En voici le résumé :

Obs. IV. — Femme normale. Grossesse tubaire avec rupture, opérée le 7 novembre 1890 avec succès; les douleurs violentes avaient disparu, et la malade, qui désirait l'opération, paraissait heureuse. Elle se plaignait d'une soif vive et demandait à boire ; mais le lendemain, à la visite, le chirurgien refusa d'augmenter la quantité de liquide. Elle lui jeta alors un regard singulier, et à peine avait-il quitté la chambre qu'elle saisit un couteau et se trancha l'artère radiale au pli du coude. Le sang coula sous les couvertures à l'insu des autres malades. Cinq minutes après, la religieuse entra dans la chambre et constata sa mort.

Pas d'antécédents héréditaires chez cette malade. L'auteur pense que c'est le seul désespoir de ne pas obtenir de liquide qui la poussa au suicide. Il s'agit donc là d'une mélancolie aiguë.

Deuxième groupe. — Il comprend un certain nombre d'observations d'un grand intérêt. Ce sont, d'une part, des aliénées présentant des obsessions variables qui les poussent à demander à la chirurgie des opérations qu'elles croient utiles, et qui arrivent parfois à exercer sur le chirurgien une suggestion véritable par le récit de troubles imaginaires ou exagérés ; tantôt ce sont des malades qui, atteintes de folie morale, simulent des maladies pour amener le chirurgien à une intervention inutile et parfois extraordinaire. Ce sont les cas où la suggestion exercée sur le chirurgien devient la plus évidente.

On a souvent besoin, dans ces cas et pour excuser ces derniers, d'être au courant de ces états psychiques et aussi de connaître leur parfaite probité professionnelle.

Comme vous le voyez, nous vous entraînons loin des délires psychiques post-opératoires ; mais à défaut d'observations nombreuses pouvant vous montrer l'influence directe de l'opération gynécologique sur la psychose, nous tenons à vous faire connaître une classe curieuse d'aliénées et à vous montrer ce que certaines font pour nous décider à des interventions en apparences justifiées.

La connaissance de ces observations vous permettra de mieux vous mettre en garde contre cette catégorie de malades, en apparence saines, et qui nous trompent en accusant des sensations subjectives qu'elles n'ont pas ou qu'elles exagèrent, en même temps qu'elles vous donnera l'explication des prétendus délires post-opératoires.

Obs. V (personnelle). — Jeanne D..., âgée de trente-quatre ans.

Antécédents héréditaires. — Tante : caractère bizarre, nerveux. S'est brouillée avec tous ses parents. *Mère :* paraît exaltée, partage complètement les idées fixes de sa fille ; très faible de tête, très impressionnable, a été atteinte de chorée. *Grand-père maternel :* alcoolique ; méchant. *Grand'mère maternelle :* caractère difficile. *Père :* aimait boire, dépensait beaucoup, ne travaillait pas ; a abandonné sa femme. *Cousin germain de la mère :* tentative de suicide. *Arrière-grand-père maternel :* buveur, dissipateur.

Antécédents personnels. — Pas de maladie nerveuse antérieure. En 1893, elle se plaint d'hémorroïdes, on lui fait une dilatation anale : cette opération fut suivie de douleurs vives dans la colonne vertébrale avec raideur dans les membres inférieurs; elle est soignée pour une affection de la moelle ; elle est convaincue qu'elle a une lésion grave de la colonne vertébrale.

En 1894, un médecin de province porte le diagnostic de rétroversion utérine qui impressionne vivement la malade. Elle va dès lors consulter un chirurgien connu qui constate un léger déplacement utérin facile à réduire et engage la malade à ne pas s'en préoccuper. Mais quelque temps après, très effrayée de ce prétendu déplacement qui cependant ne la faisait pas souffrir, elle est *admise à l'hôpital sur ses instances pressantes et réitérées.*

Divers médecins appelés en consultation considèrent le déplacement utérin comme insignifiant, mais ne réussissent pas à convaincre la malade qu'elle n'a pas, comme elle se l'imagine, une infirmité grave.

Persuadé qu'il avait affaire à une hypocondriaque obsédée par un mal imaginaire, le chirurgien résolut d'agir par suggestion en pratiquant une *opération simulée* avec l'autorisation de la famille.

Il annonça à la malade qu'il allait l'opérer, qu'il lui redresserait l'utérus (février 1894). Après les préparatifs habituels des grandes opérations (chloroforme), une incision abdominale fut faite de l'ombilic au pubis : c'est à cela que se borna l'intervention chirurgicale. L'hystéropexie imaginaire subie par la malade n'eut aucun résultat favorable. Les sensations douloureuses dans les cuisses, les hanches et les reins augmentèrent. La malade garda le lit d'une façon permanente. Convaincue qu'elle avait été opérée réellement, *elle se figura qu'elle avait été mal opérée*, que sa matrice était de travers, *qu'elle se détachait et roulait dans le ventre.* C'est alors qu'elle fut prise de l'idée fixe qu'elle ne pouvait plus bouger du lit sans danger et ne le quitta plus.

Elle se plaignait de douleurs continues dans les reins et dans le flanc gauche, douleurs qui s'exaspéraient par la marche ; elle éprouvait également une douleur dans la cuisse gauche, du genou à la hanche. Elle supplia le chirurgien de l'opérer de nouveau ; sur son refus, elle courut de médecin en médecin, pour faire contrôler son infirmité, accusant le chirurgien de l'avoir estropiée. Un voyage à Lourdes n'eut aucun résultat. Le 10 août 1894, elle fut admise à l'asile d'aliénés de la Charité, comme atteinte de lypémanie avec prédominance d'idées hypocondriaques ; elle se lamentait, prétendait souffrir beaucoup et ne pouvoir marcher. Elle en sort le 20 septembre 1894, dans le même état. Elle poursuit le chirurgien de ses récriminations et lui adresse des lettres de reproches et de menaces. Sa mère, influencée par les idées obsédantes de sa fille, partage ses préoccupations hypocondriaques.

En avril 1895, la malade consulte un de nos collègues des hôpitaux, qui constate l'intégrité des organes abdominaux : Jeanne D... se plaint de douleurs continues dans le ventre, les reins et les deux cuisses et déclare sa situation intolérable. On porte le diagnostic de *névralgie pelvienne.*

Notre collègue, en raison de l'intensité des douleurs et du mauvais état général, pratique l'hystérectomie vaginale, qui permet de constater l'absence de lésions des ovaires et des trompes. Les suites de l'opération furent normales. Mais aucun résultat au point de vue des phénomènes douloureux et de l'impotence. La malade revient à Paris, en proie à l'idée fixe qu'elle a toutes sortes de choses dérangées dans le ventre ; elle donne de ses maux des descriptions fantastiques. Notre collègue, voulant agir par suggestion, fait une laparotomie exploratrice qui montre tous les organes abdominaux en parfait état. Aucun résultat ne suivit cette troisième intervention chirurgicale. La malade garde toujours le lit, prétend qu'elle ne peut se tenir sur les jambes et se plaint de douleurs dans les reins et les membres inférieurs. Notre collègue envoie la malade à Saint-Anne, le 6 janvier 1896, avec certificat constatant que Jeanne D..., « ayant subi successivement deux opérations, est atteinte de troubles mentaux antérieurs à ces opérations et qui nécessitent son admission dans un asile spécial. »

D'après la tante de la malade, le début des troubles nerveux remonte à trois ans. Elle se plaignait d'un malaise général, de douleurs dans les jambes, dans le ventre. La tante a toujours pensé qu'il y avait dans ses plaintes une part d'exagération ; la malade considérait sa mort comme prochaine. Après chaque opération, les préoccupations hypocondriaques ont été en s'accentuant ; la malade affirmait qu'elle ne pouvait jamais être guérie, qu'elle avait été mal opérée ; elle ne pensait qu'à sa maladie, continuellement obsédée par ses préoccupations hypocondriaques.

Chez sa tante, elle avait des façons singulières, se tenait au lit couchée sur le côté gauche, la tête pendante hors du lit, prétendant que cette position la soulageait.

Elle éprouve des *sensations étranges* ; il lui semble que ses reins se rétrécissent, tout se rétrécit sur elle, que le côté gauche est vide, que l'estomac est rétréci, elle croit que les fils n'ont pas été bien attachés, qu'elle est toute défaite dans le ventre, les reins, le côté gauche ; on a mal replacé les organes, dit-elle ; il y a quelque chose de décroché, elle veut qu'on le lui remette.

Exagération très notable des réflexes rotuliens à droite et à gauche.

Diminution légère de la sensibilité au membre inférieur gauche.

La main gauche n'exerce qu'une pression très faible ; pas de thermo-anesthésie.

Elle s'imagine ne pouvoir ni marcher ni se tenir sur ses jambes, bien qu'elle puisse en réalité le faire quand on insiste ; la malade marche à petits pas, en se plaignant que la douleur des reins l'empêche d'aller plus vite ; parfois elle glisse sur le sol sans détacher les pieds. Le traitement hydrothérapique est institué malgré la répugnance de la malade à s'y soumettre. Au début, elle s'y traîne, appuyée sur deux infirmières. A chaque visite, ou contre-visite, tout le personnel lui répète qu'elle est guérie ; quelques jours après, elle commence à marcher droite, sans se courber en deux comme elle le faisait ordinairement ; elle peut, étant assise à terre, se relever sans aide et sans s'appuyer aux meubles voisins ; elle peut étendre les jambes horizontalement ; la jambe gauche est cependant plus faible. Elle se plaint surtout de l'estomac (sensation d'étouffement), des reins, des jambes.

La *suggestion à l'état de veille* paraît amener un réel progrès. Les premiers essais déterminent de l'anxiété, il faut rassurer la malade en lui disant qu'on la soutiendra en cas de chute, et que d'ailleurs l'hydrothérapie l'a guérie.

Quelques jours après, on soumet la malade à l'hypnotisme pour parfaire la guérison. Elle n'est pas plongée dans un sommeil complet, mais dans un léger assoupissement. On profite de cet état pour lui suggérer que ses douleurs disparaissent, qu'elle pourra marcher sans aide. Le jour même on observe une notable amélioration dans la marche ; la malade est plus solide sur ses jambes ; elle marche seule sans fléchir le tronc. On peut même lui faire exécuter un saut de plus d'un mètre de haut, à plusieurs reprises. La malade se déclare alors guérie.

Le lendemain et les jours suivants, jusqu'au moment de sa sortie, elle peut monter sur une table et sauter à terre sans éprouver aucun malaise. Elle reconnaît que son imagination seule était malade et promet de venir nous consulter avant de solliciter de nouvelles interventions chirurgicales si les idées hypocondriaques venaient à la reprendre.

Nous avons tenu à citer en détail, cette très longue observation qui met en relief :

1° Les obsessions auxquelles une malade peut être exposée et qu'un chirurgien doit connaître ;

2° Le résultat qu'on peut obtenir par la suggestion et l'hypnotisme ;

3° Cette observation nous montre enfin qu'un délire peut devenir manifeste à la suite d'une opération, sans qu'il soit équitable d'en rendre cette dernière responsable.

En voici un autre analogue.

Obs. VI (personnelle). — *Obsessions diverses. Opérations pratiquées sans succès.* — G..., femme L...t, couturière, présente une hérédité mentale très chargée. Elle a toujours été d'un caractère bizarre, fantasque et exalté. Depuis quelques années, obsédée par des idées hypocondriaques, elle court les cliniques et les hôpitaux de Paris. C'est d'abord aux homéopathes qu'elle s'est adressée pour se faire débarrasser de douleurs abdominales, en rapport avec ses idées délirantes. Plusieurs chirurgiens lui ont successivement fait un curettage de l'utérus, puis un raccourcissement des ligaments par le procédé d'Alexander, enfin une hystérectomie, sans que jamais elle n'éprouve aucun soulagement.

Les idées de suicide commencèrent alors à germer dans son esprit et elle fut envoyée à Sainte-Anne avec le certificat suivant du Dr Garnier : « Délire mélancolique avec prédominance d'idées hypocondriaques. « Elle a un dépôt de méningite dans la tête », dit-elle. Idées persistantes de suicide. Nombreuses opérations. »

A son arrivée à Villejuif, elle raconte qu'ayant été mal examinée au spéculum, tout lui est remonté dans la tête ; elle déclare que ses intestins n'étant plus retenus par la matrice, sont descendus, se sont noués et elle déclare qu'elle ne va pas suffisamment à la garde-robe. Elle profère des menaces contre les chirurgiens qui l'ont blessée, et demande avec la plus vive insistance à ce qu'on lui fasse préventivement un anus contre nature.

Après quatre mois de traitement, ses préoccupations mélancoliques et hypocondriaques se sont dissipées et Mme L...t, put être rendue très améliorée à son mari.

Dans l'observation suivante, la malade, également hypocondriaque, fut moins heureuse que la précédente, en ce qu'elle ne put décider un chirurgien à l'intervention.

En réalité, la maladie était devenue tellement manifeste, qu'il n'était plus nécessaire de faire intervenir un aliéniste pour définir son état mental. La simple fréquentation de la malade pendant quelques jours a pu suffire pour convaincre le chirurgien qu'il s'agissait d'un cas de folie manifeste.

Obs. VII (personnelle). — Obsession chez une vieille persécutée. Marie A... est une sage-femme, âgée de cinquante-huit ans quand elle entra à l'asile de Villejuif.

Elle venait de l'hôpital où elle s'était présentée, marchant avec des béquilles et sollicitant une opération utérine. Le prétexte qu'elle invoquait pour se faire examiner par le chirurgien était conçu en des termes tels, que ce dernier ne douta pas un seul instant qu'elle ne fût atteinte d'une affection de l'utérus ou des annexes. Il procéda à un examen méthodique, sans rien découvrir d'anormal. Néanmoins, comme Mme A... accusait de violentes douleurs, elle fut maintenue en observation. Dans les quelques jours qui suivirent, elle manifesta contre le personnel des idées de persécution qui attirèrent l'attention sur son état mental et la firent envoyer à Sainte-Anne, où elle ne fit que passer.

A son entrée à Villejuif, elle nous entretint de sa prétendue maladie utérine, et comme nous avions la conviction que ses préoccupations reposaient sur des interprétations délirantes, elle finit par nous faire l'aveu complet de son délire. Elle a, dit-elle, depuis l'âge de dix-neuf ans, le corps rempli par une matière échauffée et blanche, qui lui a été introduite par son mari dans le museau de tanche. On ne pourra la guérir que par l'hystérectomie.

Ce n'est pas la première fois qu'elle entre à l'hôpital.

Déjà elle s'était présentée à Saint-Louis et allait, dit-elle, être opérée lorsqu'elle eut la mauvaise idée de faire au chirurgien, la confidence que sa maladie tenait à la matière échauffée qui avait pénétré dans le museau de tanche. En sa qualité de sage-femme, elle tenait à fait preuve d'érudition devant le chirurgien. C'est ce qui l'a perdue, dit-elle, et a fait renvoyer son opération.

Un peu plus tard, afin d'intéresser davantage à son cas, elle avait contracté l'habitude de marcher avec des béquilles et elle fut admise à la Pitié, sans pouvoir obtenir qu'on la débarrassât de sa matière échauffée.

Un examen plus approfondi de l'état mental montra que Mme A... est une vieille persécutée dont le délire remonte à une dizaine d'années.

Elle s'imagine qu'un ancien sous-préfet, dont elle a été la maîtresse, use d'une influence secrète pour la tourmenter et la réduire à la mendicité.

Les idées hypocondriaques de cette malade et ses idées de persécution se sont développées perallèlement sans que les unes aient succédé aux autres, ainsi que cela se rencontre souvent.

Les préoccupations, au sujet de la santé, ont mis trente ans à évoluer vers l'idée hypocondriaque confirmée qui poussait la malade à se faire opérer. Il est évident que, dans ces conditions, toute opération aurait été au moins inutile. On peut même ajouter que sur un semblable terrain, auraient germé de nouvelles idées hypocondriaques, que les persécutions s'y seraient jointes et que Mme A... n'aurait pas tardé à accuser le chirurgien de l'avoir mal opérée. Celui-ci aurait, à son tour, pris rang parmi les persécuteurs imaginaires, de sorte que l'intervention chirurgicale aurait eu pour effet d'aggraver l'état mental de la malade.

Dans les observations précédentes, les malades présentent des obessions, qui les poussent à demander des opérations qu'elles croient nécessaires ; en tous cas, elles présentent des symptômes dont elles exagèrent inconsciemment l'importance : elles se croient malades et viennent demander le secours de la chirurgie.

Nous devrons mettre en parallèle des faits qui sortent à la vérité du cadre gynécologique, mais qui nous montrent un nouvel élément, la simulation, que nous pourrons retrouver d'ailleurs sur le terrain gynécologique. Ce sont des malades qui présentent également des obsessions, mais qui simulent des maladies qu'elles savent ne pas avoir, pour obtenir les opérations qu'elles désirent.

Obs. VIII (personnelle). — Obsessions diverses chez une dégénérée, simulation. Joséphine C... présente plusieurs signes de dégénérescence mentale (infantilisme, blésité, malformation de l'oreille externe). Elle est entrée à l'asile pour un accès de folie intermittente. Les parents racontent qu'elle n'a commencé à marcher qu'après deux ans et n'a pu parler qu'à six ans révolus. Elle était d'ailleurs peu intelligente. Dès l'âge de sept ans, ses seins ont commencé à la préoccuper. Elle en parlait souvent, les considérait avec attention et se montrait très ennuyée à la pensée qu'ils grossiraient. Je me les ferai couper, disait-elle souvent. Les parents n'attachaient aucune importance à ces faits qu'ils qualifiaient d'enfantillage ; mais l'obsession devenait de plus en plus pénible, et, à seize ans, elle débuta dans ses pérégrinations à travers les services hospitaliers. C'est à peine si elle restait quinze jours chez ses parents entre deux entrées. Presque tous les chirurgiens, entre autres le professeur Trélat, lui ayant déclaré que ses seins étaient très normaux, elle résolut d'en obtenir l'ablation en simulant les maladies pour lesquelles elle avait vu enlever un de ces organes. Les premières simulations échouèrent jusqu'au jour où une voisine de salle fut opérée pour une névralgie mammaire persistante. Le moyen d'arriver à ses fins était désormais trouvé. Elle quitta le service et se fit admettre dans un autre hôpital en simulant d'atroces douleurs névralgiques.

Les moyens thérapeutiques ordinaires n'ayant amené aucun résultat, un chirurgien se laissa convaincre et lui enleva le sein droit ; quelques semaines après, elle se faisait enlever l'autre sur le même prétexte. L'obsession ne s'arrêta malheureusement pas là ; plus tard, elle se mit dans la tête de se faire débarrasser de ses doigts qui l'ennuyaient, dit-elle, parce qu'ils lui faisaient une vilaine main. Le moyen qu'elle employait était le suivant : elle se mordait le doigt jusqu'à ce que la plaie prît un vilain aspect ; elle se présentait alors dans un hôpital où on lui enlevait une phalange sans même l'endormir.

Dans l'intervalle de ses nombreux accès de folie à double forme qu'elle subit, à Villejuif, nous fûmes plusieurs fois témoins des obsessions que lui causaient ses doigts, et nous dûmes la faire surveiller de très près pour l'empêcher de se les ronger ; son désir avoué étant de n'avoir à chaque main que le pouce et l'index.

A côté de cette aberration, on peut citer celle d'une jeune femme qui, poursuivie pendant plusieurs années par la pensée que la grandeur et surtout la largeur démesurée de ses pieds, l'empêcheraient de trouver un mari, tourmentait ses parents pour qu'ils la fissent opérer. Peu s'en fallut qu'elle ne trouvât un chirurgien complaisant, lequel avait à peu près convaincu la mère qu'une opération pourrait améliorer les choses. Sur le conseil du médecin de la famille, le père intervint, fort heureusement, assez à temps pour empêcher une intervention au moins inutile. Cette dame, qui, depuis, a mis trois enfants au monde, a eu, après chacune de ses couches, un accès de folie puerpérale. Elle avait les pieds plats et comme elle savait que certaines opérations étaient tentées lorsque survenaient des névralgies rebelles, elle avait appris à simuler suffisamment ce symptôme pour tromper un chirurgien, qui était sur le point de tenter une opération, lorsque ses soupçons furent mis en éveil par la prétention de la malade, qui voulait se faire enlever un métatarsien pour diminuer la largeur de son pied.

Autre observation à peu près identique à la précédente :

Obs. IX (personnelle). — Obsessions diverses. Simulation. Adèle est une prédisposée à la folie qui, depuis 1886, est entrée plusieurs fois dans les asiles. Elle est, en outre, sujette à de rares accès d'hystéro-épilepsie. C'est une forte fille de vingt-cinq ans, d'une grande inégalité d'humeur, tantôt déprimée, tantôt violente et impulsive et très désireuse d'attirer l'attention. Entre deux séjours à Villejuif, elle trouva moyen de se faire amputer les deux seins, de la façon suivante. Bien que d'un volume normal, ils la gênaient par leur gonflement au moment des règles, aussi les malaxait-elle pour les faire dégonfler ; une érosion qu'elle se fit au mamelon fut suivie d'érisypèle. Plus tard, il se produisit un petit phlegmon dans les mêmes conditions ; aussi jura-t-elle de se débarrasser d'organes inutiles, qui ne lui causaient que des ennuis et d'inutiles séjours à l'hôpital.

Le premier chirurgien auquel elle s'adressa la renvoya en la plaisantant sur l'étrangeté de sa demande ; mais elle retint de cette première consultation que certaines névralgies mammaires nécessitaient parfois l'amputation d'un sein. Son boniment était trouvé. Munie de ce renseignement, elle courut les services hospitaliers, et finit par trouver un opérateur qui allait procéder à l'ablation, lorsqu'une malencontreuse attaque d'hystérie fit penser à un point hystérique et remettre l'opération aux calendes grecques. Elle quitta ce service où sa qualité de sujet intéressant lui avait permis d'apprendre tout ce qu'il fallait pour simuler correctement une névralgie rebelle à toute thérapeutique, et se fit admettre dans un autre hôpital où on lui fit enfin l'amputation du sein gauche.

Désormais rien n'était plus facile que de se faire débarrasser de l'autre en invoquant un précédent. C'est ce qu'elle fit quelques mois après.

Elle fit, vers cette époque, un séjour de quelques mois à Villejuif, à l'occasion d'un accès d'agitation maniaque, et nous raconta son odyssée.

Cette jeune fille était éminemment suggestible; aussi est-il fâcheux qu'on n'ait pas eu la pensée de la débarrasser de son obsession, par une tentative de suggestion.

Transférée dans un asile de province, elle fut bientôt rendue à la liberté, ce dont elle profita pour se faire amputer un doigt de la main gauche, qu'elle trouvait trop gros par rapport aux autres. Pour arriver à ses fins, elle y entretint par des pansements irritants, une plaie profonde qu'elle s'était faite avec les dents. Il faut ajouter qu'elle était hémi-anesthésique de ce côté.

La recherche du sommeil chloroformique devait être aussi pour quelque chose dans ses mutilations; car, dans un précédent séjour à la Charité, elle avait pu faire une provision de chloroforme et contracter l'habitude d'en respirer et même d'en boire.

En vous soumettant, Messieurs, les observations précédentes, dont toutes n'ont pas trait à la gynécologie, nous avons tenu à vous montrer une catégorie de malades trop peu connus des chirurgiens.

Vous avez vu combien l'insistance de certains malades à faire parade de douleurs imaginaires, finit par suggestionner le chirurgien lui-même, et lui faire tenter des opérations qui, si elles sont justifiées en apparence par les symptômes accusés par les malades, ne sauraient conduire à aucun résultat utile.

Nous avons voulu vous montrer des faits d'opérations en apparence étonnantes, et qui peuvent s'expliquer cependant en se plaçant à un certain point de vue. C'est surtout dans cette catégorie de malades qu'il faut chercher, non seulement les insuccès thérapeutiques, mais aussi les prétendus cas de folie post-opératoire.

Il faut le dire nettement et c'est la conclusion que nous voulons tirer des observations précédentes.

Si les grosses opérations sur l'utérus et les annexes, nécessitées par des lésions matérielles évidentes, donnent surtout les délires septiques, ce sont les opérations pratiquées pour des symptômes subjectifs, souvent imaginaires et parfois simulés chez les prédisposées et les aliénées antérieures, qui donnent ces prétendues psychoses, qui ne constituent que des épisodes dans une longue histoire pathologique.

Ce n'est pas autrement qu'il faut expliquer la plupart des cas qui sont réunis avec une certaine complaisance depuis une vingtaine d'années contre l'extension de la gynécologie, et que nous avons eus en vue dans notre groupe n° 3 des observations publiées.

La plupart des faits rapportés par Seligman, dans sa thèse, ne comportent pas, à notre sens, une autre interprétation. Et combien d'autres pourrions-nous citer encore, en parcourant la longue liste des observations qui encombrent actuellement la littérature sous des titres erronés.

On comprend que, d'une part, l'ignorance de cette pathologie spéciale, et, d'autre part, la confiance bien naturelle que le chirurgien a dans ses actes depuis la rénovation antiseptique, l'aient conduit à des exagérations excusables mais contre lesquelles il importe de réagir aujourd'hui si on ne veut pas porter atteinte à la chirurgie elle-même, en fournissant des arguments, en apparence sérieux, à ses détracteurs.

Instruits pour notre part, depuis longtemps, des faits que nous venons de vous soumettre, nous nous sommes toujours opposés à l'intervention chez ces malades. L'un de nous prend, dans ses observations personnelles, un certain nombre de cas à l'appui de cette manière de faire.

Obs. X (personnelle). — En 1892, entra dans le service de M. le Dr Pozzi, que j'avais l'honneur de suppléer à l'hôpital Broca, une femme âgée de trente-deux ans, se plaignant de vives douleurs dans l'hypogastre avec irradiation du côté du rectum.

Cette malade, qui avait eu plusieurs grossesses, racontait qu'un an auparavant, elle avait commencé à souffrir du bas-ventre et que les douleurs avaient peu à peu augmenté d'intensité.

Il y a trois mois environ, une notable quantité de pus s'écoula par le rectum, au moment de la défécation; il y eut un soulagement immédiat; mais peu à peu les douleurs reparurent, et c'est dans ces conditions qu'elle se décida à entrer à l'hôpital. L'état général de la malade est d'ailleurs excellent et elle ne s'est jamais alitée.

L'interne chargé du service examina cette malade dès son entrée, constata une certaine immobilité de l'utérus, et n'ayant aucune raison de suspecter la bonne foi de la malade, admit le diagnostic de suppuration pelvienne ouverte dans le rectum, et devant les douleurs persistantes éprouvées par la malade, me la proposa pour une hystérectomie.

J'examinai moi-même cette malade sous le chloroforme; contrairement à ce que l'on trouvait à l'état de veille, l'utérus était absolument mobile et les annexes sains et libres de toute adhérence.

En rapprochant les résultats négatifs de l'examen des conditions excellentes où se trouvait la malade sous le rapport de la santé générale, éclairé par d'autres faits analogues de ma pratique, je me mis à douter des renseignements donnés par cette malade. En la pressant de questions sur la nature de l'écoulement qu'elle accusait du côté du rectum, je constatai qu'elle était dans l'impossibilité de nous renseigner précisément sur les circonstances de cet accident.

Je n'accuse en aucune façon la bonne foi de cette femme : à mon avis, elle n'avait fait qu'exagérer inconsciemment les phénomènes produits; j'admettais fort bien qu'elle avait pu présenter à un moment donné un écoulement quelconque, mais ce pouvait être un peu de mucus ou des matières liquides, à coloration bizarre, dans lesquelles elle avait cru reconnaître la présence du pus.

J'engageai dès lors cette malade à m'écrire elle-même ses observations. Cette lettre fut pour moi la confirmation de mon opinion à son égard; elle me décrivit les sensations éprouvées par elle avec un luxe d'expressions qui trahissait suffisamment son état mental. Je fis dès lors venir son mari et j'appris de lui que depuis longtemps sa femme présentait des signes tout à fait singuliers et pénibles d'excitation et de dépression morale. Je lui conseillai dès lors d'aller consulter à l'asile Sainte-Anne. Elle y fut reçue de suite par M. Magnan, avec le diagnostic « mélancolie anxieuse ».

Cette femme m'écrivit un jour une longue lettre où elle me signalait un renseignement curieux à noter : avant son mariage, elle avait, dit-elle, été séduite par un homme qui l'avait emmenée à l'étranger et l'y avait abandonnée.

Elle crut que cet homme avait une « maladie honteuse » et la lui avait communiquée. C'est à cette origine qu'elle attribuait tous les troubles ressentis par elle, et spécialement l'abcès profond dont elle avait cru constater l'ouverture par le rectum.

On voit donc que, chez une femme prédisposée à la folie, c'est l'idée d'une infection à la rigueur possible qui l'a conduite à la mélancolie anxieuse. Actuellement, elle est en pleine démence et a été récemment transférée dans un asile du Nord-Ouest.

Obs. XI. — Je suis appelé, il y a un an, dans les environs de Paris, près d'une dame âgée de trente-cinq ans, qui présentait une curieuse histoire. D'un tempérament très nerveux, sans antécédents pathologiques, cette dame avait accouché pour la première fois, il y a environ deux ans et demi. Depuis cette époque, elle ne s'est jamais relevée.

L'accouchement s'est effectué dans d'excellentes conditions ; les suites avaient été aussi simples que possible ; mais la malade commença bientôt à ressentir dans la région lombaire et les fosses iliaques une douleur qui a persisté depuis.

Tous les traitements locaux et généraux ont été essayés sans succès, et c'est parce que l'on suppose dans son entourage l'existence d'une salpingite que je suis appelé à donner mon avis. Je dis l'entourage, car le médecin de la malade a parfaitement rattaché à leur véritable cause les accidents éprouvés par la malade.

Dès mon arrivée près de la malade, je ne tarde pas à reconnaître tout l'appareil pompeux des névropathes. Les stores de sa chambre étaient complètement fermés, et Mme X... se servait nuit et jour de la lumière artificielle ; mise avec une extrême recherche, elle passait ses journées à lire des romans.

Quand elle était entièrement seule, elle se levait volontiers, mais, dès que quelqu'un pénétrait dans sa chambre, immédiatement elle accusait des douleurs violentes dans le bas-ventre ; son mari se trouvait obligé, la nuit, de mettre à sa disposition des calmants de toute espèce.

Mon examen fut des plus difficiles; le moindre attouchement réveillait chez elle des douleurs intolérables. Je pus, néanmoins, acquérir la certitude que les annexes ne présentaient aucune lésion appréciable. Cette malade, très névropathe, d'ailleurs, était en somme atteinte d'une névralgie ovarienne qu'elle entretenait et cultivait avec soin par le séjour au lit. Cette malade avait espéré trouver en moi un chirurgien complaisant.

Quand je lui exposai le plan thérapeutique que j'avais adopté avec le médecin de la famille, la malade ne put cacher son mécontentement. Elle commença par me supplier de lui enlever les deux ovaires, elle essaya de me fléchir en me vantant les beaux succès de la chirurgie, et quand elle vit que ma résolution était formellement arrêtée, elle me dit franchement qu'elle regrettait de s'être adressée à moi.

Voilà donc une malade qui, contrairement à beaucoup d'autres, recherchait avec insistance une intervention chirurgicale. Elle voulait à tout prix une castration, non pas dans un but malhonnête (elle s'y serait prise probablement autrement), mais par mode, par imitation et aussi dans le but de rendre sa situation plus intéressante.

Obs. XII (personnelle). — Mlle P..., vingt-huit ans, est une dégénérée avec antécédents héréditaires; très intelligente, munie de tous ses brevets d'institutrice, elle se laisse séduire par un homme auquel elle venait demander un conseil. Lâchement abandonnée, au moment même où elle se croyait enceinte, elle est prise brusquement d'un accès d'excitation maniaque et entre dans le service de M. Bouchereau, à Sainte-Anne, où elle séjourne pendant huit mois. Elle en sort guérie et entre à l'École d'accouchement comme élève sage-femme. Elle y fait de brillantes études, mais quitte l'École au moment de passer ses examens et ne tarde pas à rentrer à Sainte-Anne avec un délire où prédominent des idées mélancoliques, qui ne laisse guère actuellement d'espoir de guérison.

Peu de temps après son premier rapport, elle ressentit quelques symptômes de vulvite et des douleurs dans l'hypogastre. A ce moment, elle vint me consulter avec une de ses parentes, et, après m'avoir confessé l'origine des symptômes qu'elle éprouve, me pria de l'examiner.

Je ne trouvai rien de bien notable; il existait un peu de rougeur à la vulve; quelques signes d'endométrite; les annexes étaient saines.

Les études qu'elle fit à la Maternité devaient être, pour elle, l'occasion de conceptions délirantes, mais parfaitement raisonnées, et par cela même dangereuses pour un chirurgien inexpérimenté.

Les applications très rigoureuses qu'elle vit faire de la méthode antiseptique, à la Maternité, devaient frapper profondément l'imagination de cette fille particulièrement intelligente. Elle crut, et cela avec quelque apparence de vérité, qu'elle avait été infectée lors de son premier coït; mais, au lieu d'en rester à la donnée pathogénique des accidents ressentis par elle, elle interpréta, d'une manière délirante, la nature et le caractère de ces accidents, se crut d'autant plus exposée aux complications qu'elle voyait chaque jour sous les yeux, qu'elle croyait réellement avoir eu un début de grossesse.

Elle réclama donc impérieusement une intervention chirurgicale. Elle écrivait souvent à son médecin, et en excellent style, pour lui faire part de ses craintes et de son désir d'entrer dans mon service, à Ivry, pour y subir un curettage.

Les arguments qu'elle invoquait pouvaient frapper un esprit non prévenu. Quant à moi, éclairé par les antécédents de cette malade, au point de vue mental, je résistai à ses demandes réitérées.

Un moment cependant, je fus sur le point de la prendre à Ivry, espérant, par une opération simulée, calmer ses appréhensions au sujet de l'infection dont elle se croyait atteinte à un si haut point. Mais les accidents psychiques se précipitèrent rapidement et rendirent toute tentative de ce genre impossible.

Il s'agit, dans les cas qui précèdent, de malades déjà aliénées et auxquelles j'ai simplement refusé une intervention.

Nous pourrions y ajouter d'autres faits analogues, dans lesquels l'usage de moyens spéciaux à la thérapeutique des affections mentales a pu amener rapidement la guérison.

Mais ce serait trop nous écarter du sujet actuel et nous avons hâte de tirer de l'exposé précédent les conclusions suivantes :

Il résulte des faits que nous venons de vous exposer que

les observations qui démontrent l'influence des opérations gynécologiques sur la production des délires sont bien exceptionnelles, si tant est qu'il en existe réellement.

La plupart des faits publiés sont ou incomplets ou ont trait à des délires fébriles ou rentrent dans la troisième catégorie que nous avons établie dans ces observations.

Si on ne peut contester d'une façon absolue l'existence du délire post-opératoire après les opérations gynécologiques, délire qui semble réel dans notre deuxième observation, on peut affirmer qu'il est exceptionnel et qu'en tout cas il ne présente pas cette fréquence si complaisamment annoncée par les auteurs sur des observations le plus souvent incomplètes.

Il faut, à notre sens, dans les opérations gynécologiques, distinguer deux groupes:

1° Celles qui s'adressent aux grosses lésions de l'utérus ou des annexes : à celles-là correspondent les délires toxiques, (iodoforme ou septicémie). Fréquentes autrefois, elles tendent à devenir de plus en plus rares;

2° Celles qui s'adressent aux troubles subjectifs accompagnant des lésions souvent insignifiantes et qui constituent le domaine de la petite chirurgie gynécologique (opération d'Alexander, de Schrœder, colporraphies diverses).

A celles-là correspondent le plus grand nombre de psychoses ; mais le plus souvent vous saurez, en les examinant, qu'il s'agit d'aliénées anciennes, et vous devrez leur refuser l'intervention.

Voilà ce qui découle de notre observation et de notre étude.

Et, en résumé, nous pensons que si la chirurgie est susceptible d'exercer une influence sur l'état cérébral des sujets, c'est une influence plutôt bienfaisante, et notre observation personnelle nous permet encore d'affirmer, d'accord avec quelques auteurs, que la chirurgie intervient, non pour provoquer des troubles cérébraux, mais peut les guérir dans quelques cas.

QUE DOIT-ON ENTENDRE

PAR

PSYCHOSE POST-OPÉRATOIRE? [1]

PAR

Lucien PICQUÉ

Dans ma première communication à la Société de chirurgie sur les psychoses post-opératoires j'avais étudié, sous la rubrique : « Pourquoi délire-t-on après une opération? » les diverses causes qui provoquent le délire après une intervention chirurgicale.

J'avais successivement envisagé :

1° Les causes d'ordre médical antérieures à l'acte opératoire, mais qui peuvent entraîner le délire après une opération, comme le mal de Bright.

2° Des intoxications antérieures à l'opération, comme l'alcoolisme.

3° Les intoxications contemporaines de l'opération, comme celles, très exceptionnelles du reste, provoquées par le chloroforme.

4° Celles qui lui sont consécutives, celles produites par les agents médicamenteux comme l'iodoforme ou la septicémie.

J'avais éliminé ces diverses causes de psychoses, parce que, consécutives à l'opération, elles peuvent se produire spontanément et en dehors de toute opération et que, dans mon travail, j'avais surtout en vue la solution du problème suivant :

(1) *Bulletin médical* du 14 septembre 1898.

L'acte opératoire peut-il, comme on l'a dit et écrit bien souvent, conduire à la folie?

Certaines opérations sont-elles réellement susceptibles, comme le croient encore de bons esprits, de provoquer des troubles durables de l'intelligence ou tout au moins assez prolongés pour astreindre les malades à un séjour plus ou moins long dans les asiles?

On comprend dès lors pourquoi j'ai été amené, dans cette étude que je poursuis depuis plus de dix ans, à écarter du cadre des psychoses celles qui, tout en étant consécutives à l'opération, ne relèvent cependant pas de l'acte opératoire lui-même.

Il est certain que tel malade qui a présenté un délire septicémique ne l'aurait pas eu s'il n'avait pas subi l'opération. Certes oui, et en l'éliminant je ne cherche pas à diminuer ou à éluder les responsabilités opératoires. Je tiens à dire que cette distinction me paraît indispensable, si l'on veut poursuivre avec succès la solution du problème des psychoses tel que je l'ai envisagé, tant au point de vue pathogénique qu'au point de vue thérapeutique. J'indiquerai, d'ailleurs, au cours de cet exposé, les raisons diverses qui me paraissent militer en faveur de cette division qu'ont adoptée, du reste, tous mes collègues de la Société de chirurgie.

Or, la récente discussion qui vient de se produire au IXe Congrès des aliénistes et neurologistes à Angers, montre que l'entente n'est pas près de se faire sur ce point.

La discussion n'a porté que sur la question de savoir s'il faut maintenir les délires septicémiques ou par intoxication médicamenteuse dans le cadre des psychoses post-opératoires, ou s'il faut les en écarter. La discussion, qui eût pu être très fructueuse si, portée sur son véritable terrain, elle avait gardé toute son ampleur, a dévié, dès le début, sur cette question de classification.

Aucun membre n'a envisagé, selon moi, la véritable pathogénie des psychoses et la discussion a été déclarée close avant réellement d'avoir été ouverte.

Je ne croyais pas, pour ma part, la question si peu avancée; mais j'espère encore qu'il n'existe là qu'un simple malentendu facile à dissiper.

En tout cas, il est de toute nécessité, avant que la discussion ne reprenne dans une autre enceinte, et sous peine de rendre désormais nul tout effort dans ce sens, qu'on s'entende préalablement sur ce qu'il faut considérer comme psychose post-opératoire.

Tout d'abord, le terme psychose que j'avais proposé semble, malgré sa précision, prêter, pour quelques-uns, à l'équivoque.

Certains auteurs rangent à tort dans ce groupe des troubles périphériques qui se rattachent à l'hystéro-traumatisme, ainsi que des phénomènes douloureux divers.

Me reportant à la définition que j'ai donnée à la Société de chirurgie, je n'envisagerai comme psychoses que les troubles qui se produisent dans la sphère de l'idéation.

Certes, d'autres phénomènes peuvent se produire à la suite des opérations, mais pour simplifier le problème et surtout le limiter à des faits connus de moi, je tiens à le réduire aux psychoses seules.

Ainsi délimitée, la question reste néanmoins complexe et controversée, ainsi qu'on a pu le voir récemment au Congrès d'Angers.

En effet, M. Régis y a déclaré formellement que les délires post-opératoires n'étaient pas des délires d'asile, mais des délires d'hôpital, et ses observations l'ont amené à penser que le délire des opérés n'était qu'un délire d'intoxication, et à rejeter ainsi les formes qui caractérisent pour moi les vraies psychoses post-opératoires.

Je veux donc, dans cet article : 1° confirmer l'existence du délire post-opératoire tel que je l'ai observé dans les asiles ; 2° développer les raisons qui m'ont fait éliminer le délire d'intoxication.

1° *La psychose post-opératoire existe.*

Cette forme du délire post-opératoire est niée par mon collègue Régis : son existence n'en est pas moins réelle. Dans une pratique de quinze années, au milieu d'une population nombreuse d'aliénés et au voisinage du centre chirurgical français le plus important, j'ai eu l'occasion d'en observer un certain nombre de cas. Leur nombre en est assurément restreint, car il faut en séparer soigneusement les malades qui présentent des troubles intellectuels au moment de l'intervention et qui sont de véritables aliénés. J'ai beaucoup insisté sur cette distinction à la Société de chirurgie.

Il est certain que le malade de mon collègue Walther, dont j'ai rapporté l'observation au cours de la discussion et dont il a complété la curieuse histoire, ne saurait rentrer dans le cadre qui m'occupe. Cette femme était folle au moment de l'opération : son délire a continué consécutivement et je crains que M. Régis n'ait fait allusion à cet ordre de faits quand il a déclaré que les psychoses post-opératoires ne pouvaient être étudiées dans les asiles et qu'on devait se garder d'étudier ces manifestations délirantes chez les aliénés.

Or, à côté de ces faits, il en est d'autres, bien différents, et que l'on ne peut, par contre, étudier qu'à l'asile. Ces faits, qui ont pu échapper à la sagacité de notre collègue, n'en existent pas moins réellement.

Ce sont des malades qui n'ont jamais été fous, mais qui peuvent, ainsi que M. Magnan et ses élèves l'ont si justement fait remarquer, présenter des prédisposition héréditaires ou qui peuvent, à défaut d'antécédents héréditaires, présenter des antécédents personnels très éloignés ; à l'occasion d'un acte opératoire ces malades présentent un délire qui les amène à l'asile pour un temps plus ou moins long. J'ai tenu, à Angers, à insister sur ce fait que mes observations n'ont pas porté sur des aliénés opérés à l'asile ; ce ne sont pas, et je le répète, des aliénés chez lesquels j'ai pratiqué des opérations ; ce sont des malades qui ont été opérés dans les hôpitaux ou que j'y ai opérés moi-même et que j'ai fait venir ultérieurement à l'asile pour les y observer à mon aise.

Les formes de ces psychoses vraies sont très spéciales. Elles sont caractérisées par des états d'excitation ou des états de dépression.

Les premières sont, je le reconnais, d'une interprétation délicate ; il n'est pas toujours possible de les distinguer de certaines formes d'hystérie.

Mais les deuxièmes ne peuvent prêter à aucune équivoque ;

elles constituent le type pur de la psychose vraie post-opératoire.

Or, je ne veux envisager dans cet article que cette forme dépressive qui est tout à fait caractéristique et ne peut donner lieu, comme je viens de le dire, à aucune contestation. Cette forme, l'une des plus importantes de la psychose post-opératoire, présente à l'observation les caractères suivants:

Elle survient à une époque plus ou moins éloignée de l'opération; quelquefois, on en reconnaît les premiers symptômes quelques jours seulement après l'acte opératoire; je l'ai vue parfois survenir après quelques semaines ou quelques mois. Cliniquement, elle se présente sous l'aspect d'un délire mélancolique avec toutes ses modalités.

J'ai cité, dans une de mes communications à la Société de chirurgie, le cas d'un malade devenu mélancolique quelques semaines après une taille hypogastrique: les tentatives de suicide qu'il fit alors le conduisirent à l'asile.

D'une durée variable de quelques mois, elle disparaît souvent sans cause ou sous l'influence d'un traitement moral approprié. Je l'ai vue parfois disparaître avec l'infirmité temporaire consécutive à l'opération. C'est ce délire, dont la pathogénie mériterait d'être étudiée avec soin, car il pourrait en découler des règles prophylactiques intéressantes à appliquer.

2° *Le délire septicémique doit être séparé des psychoses post-opératoires.*

J'ai dit, à la Société de chirurgie et au Congrès d'Angers, qu'il fallait distinguer cette forme des délires d'intoxication dont ils diffèrent sous tous les rapports. Je vais essayer de justifier cette distinction et montrer que si la réunion des délires paraît logique au premier abord, elle n'est pas justifiable au point de vue nosologique et, de plus, conduit à des désastres thérapeutiques. Et, d'abord, le terme même de délire d'intoxication mérite d'être spécifié avec soin.

Certains aliénistes opposent, au délire sympathique, le délire toxique. Pour eux, dès lors, tout délire présente une origine toxique. Mais il s'agit là d'une doctrine qu'il ne m'appartient pas de discuter, car elle touche aux points les plus délicats de la pathogénie des maladies mentales.

Je ne signale le fait que pour montrer une des causes probables de la divergence d'opinions qui s'est produite au Congrès d'Angers, touchant la distinction que j'ai soutenue. Je tiens par contre à déclarer que, par délire d'intoxication, je ne vise que l'intoxication septicémique ou médicamenteuse, je ne veux envisager la question qu'au point de vue clinique et non doctrinal, et n'admets l'intoxication que quand elle est patente, c'est-à-dire provoquée ou par un empoisonnement ou par un foyer septique appréciable, et susceptible d'être modifiée par une intervention thérapeutique.

Envisagées à ce point de vue, les psychoses d'intoxication diffèrent profondément de la psychose vraie.

Notre collègue, M. Régis, nous a déjà indiqué d'une façon remarquable ses caractères cliniques.

C'est, en effet, sous la forme de confusion mentale qu'elle se présente, et, à la Société de chirurgie, j'avais déjà indiqué cette forme comme se rapportant plus particulièrement à la septicémie.

Mais il est un point capital que je désire mettre en lumière et qui suffit à distinguer profondément les psychoses vraies des psychoses étudiées par notre collègue et qui, ainsi qu'il l'a fait justement remarquer, ne peuvent s'observer qu'à l'hôpital.

Dans la psychose vraie, la psychose constitue toute la maladie. Le malade délire et c'est tout.

Dans la psychose par intoxication septicémique, le délire n'intervient que comme un symptôme secondaire.

La fièvre, l'état des divers viscères dominent, on peut dire, la scène, à ce point que, nous chirurgiens, lorsque nous voyons un de nos opérés atteint de ce syndrome clinique, qui caractérise la septicémie, l'idée ne peut nous venir de faire le diagnostic de psychose. Nous ne pouvons qu'admettre la septicémie.

D'ailleurs, le symptôme délire est tellement secondaire, qu'il peut venir même à manquer.

N'est-ce pas la preuve éclatante qu'il s'agit de deux affections bien différentes et qu'on ne peut réunir, sans manquer à la fois aux règles de la nosologie et de la clinique.

Ne doit-on pas, en effet, rapprocher, sous peine de confusion, les maladies par leurs symptômes primordiaux et non par des symptômes secondaires?

En résumé, si les causes du délire sont multiples après les opérations, il n'en est pas moins vrai qu'il est indispensable de ne pas grouper toutes ces variétés sous la dénomination unique de psychose.

Mais il y a plus qu'un intérêt de classification rationnelle des délires : il existe un intérêt thérapeutique de premier ordre à distinguer ces diverses formes et à attribuer la dénomination de psychose aux seules formes dans lesquelles la psychose constitue toute la maladie.

J'ai vu, en effet, pendant une longue période d'observation, des opérés envoyés, dans nos asiles, avec le diagnostic de psychose et y mourir de septicémie constatée à l'autopsie, alors qu'ils auraient peut-être pu guérir s'ils avaient été soumis à un traitement chirurgical.

Je ne veux pas insister sur ces faits dont on comprendra la portée.

Alors que la psychose post-opératoire guérit seule et ne nécessite que l'internement, la prétendue psychose par intoxication entraîne souvent la mort et nécessite un traitement chirurgical.

La confusion qu'on veut introduire dans les psychoses ne peut conduire qu'à une thérapeutique de renoncement, le plus souvent funeste aux malades, comme j'ai eu l'occasion d'en observer de nombreux cas. Pour ma part, je n'ai jamais envoyé à l'asile des malades atteints de psychose sans m'appliquer à reconnaître s'il s'agissait d'une psychose ou d'un délire septicémique.

Le diagnostic est parfois difficile, car les symptômes septicémiques sont quelquefois bien atténués.

J'en ai rapporté un cas curieux au Congrès.

Il s'agissait d'un vieillard de soixante-seize ans auquel

j'avais pratiqué d'urgence une kélotomie pour une hernie étranglée.

Les suites opératoires furent très bénignes, la température resta *constamment à la normale et la réunion immédiate* fut obtenue.

Vers le cinquième jour le malade est pris de délire bruyant, avec tendance au suicide ; sa femme me dit qu'il a habituellement la « tête faible. »

Néanmoins, je désunis la plaie qui était complètement réunie et je trouve un petit foyer purulent autour d'un fil.

Le malade guérit de suite de son délire. Que serait-il advenu si je l'avais envoyé à l'asile ? Ce sont des cas analogues à ceux que j'ai eu l'occasion d'observer dans les asiles qui ont fait mon opinion à cet égard, et c'est pourquoi je m'élève énergiquement contre la réunion de tous les délires post-opératoires sous la dénomination de psychoses.

En résumé, le délire d'origine septicémique doit, à mon sens, rentrer dans le syndrome clinique de la septicémie.

Il en est de même du délire d'origine médicamenteuse, qui fait partie du groupe des empoisonnements.

Au délire pur, tel que je l'ai envisagé au cours de cet article, doit être réservé exclusivement le terme de psychose post-opératoire.

Quand il est de longue durée l'internement est le seul traitement qui lui soit applicable.

DU ROLE

DE L'INTERVENTION CHIRURGICALE

ET EN PARTICULIER DES OPÉRATIONS GYNÉCOLOGIQUES DANS CERTAINES FORMES D'ALIÉNATION MENTALE (1)

PAR

Lucien PICQUÉ et **FEBVRÉ**

Médecin en chef des Asiles d'Aliénés (Ville-Evrard).

Je tiens tout d'abord à m'excuser d'attirer de nouveau votre attention sur les aliénés, un an après la discussion sur les psychoses post-opératoires.

Mais il s'agit d'un point de vue tout différent : en 1898, nous nous occupions des délires qui peuvent se présenter à la suite des opérations; aujourd'hui, je désire vous entretenir des opérations qui améliorent ou suppriment le délire.

Si l'an dernier, la discussion a pu vous laisser une impression parfois pénible, touchant votre responsabilité dans certains cas, cette année, je désire, en vous présentant des aliénés guéris par l'intervention chirurgicale, vous montrer une extension nouvelle de la chirurgie sur le domaine de la médecine : à ce titre, cette question mérite bien de retenir votre attention.

D'autre part, si vous n'avez pas souvent l'occasion d'intervenir directement sur les aliénés, il peut se rencontrer dans votre pratique, des malades qui se trouvent sur les frontières de la folie et il me paraît intéressant de vous montrer que

(1) Communication faite à la Société de chirurgie, le 29 mars 1899.

le souvenir de notre discussion de 1898 ne doit pas vous retenir la main, et que dans bien des circonstances, vous pourrez faire œuvre utile en ne refusant pas à ces malades dans la crainte d'aggraver leur état, des opérations qui seront au contraire susceptibles de rétablir leur équilibre mental.

Cette question intéressante, dont je poursuis l'étude depuis bientôt quinze ans, présente, je le reconnais, pour le chirurgien les plus sérieuses difficultés, car elle confine à la psychiatrie qui ne lui est pas familière.

Pour ma part, je ne m'étais pas encore décidé, jusqu'à cette heure, à publier la moindre note à ce sujet, et le travail que je vous présente, j'ai tenu à le faire en collaboration avec mon cher collègue et ami, M. le docteur Febvré, médecin en chef de l'asile de Ville-Evrard.

Le traitement systématique de la folie chez la femme, par l'intervention chirurgicale, a, depuis quelques années, en Amérique, au Canada, en Italie et en Belgique, provoqué les polémiques les plus ardentes et une opposition des plus vives.

Des arguments d'ordre social et d'ordre scientifique ont été opposés, non sans raison, aux tendances abusives de la chirurgie.

Des enquêtes, des consultations internationales ont abouti à la publication de documents et de statistiques défavorables, si bien qu'aujourd'hui, dans les pays où cette question a été le plus étudiée, il s'est fait un courant d'opinion contraire.

Il est certain que, présentée de la sorte, la question devait provoquer partout l'opposition la plus justifiée.

Prétendre guérir la folie chez la femme par une intervention chirurgicale, proposer systématiquement l'instrument tranchant à tous les malades délirants, dans le but de les guérir, constitue l'illusion la plus décevante et la plus dangereuse, et doit soulever de la part de tous les médecins et spécialement les aliénistes, ainsi que des chirurgiens consciencieux, une légitime réprobation.

Cette doctrine ne peut conduire, en effet, qu'aux pires

excès, c'est-à-dire au sacrifice d'organes sains, considérés théoriquement et sans preuves suffisantes comme le point de départ de l'affection mentale, ou à la pratique abusive des trépanations craniennes, dans des cas de lésions étendues et incurables des centres nerveux.

Doit-on toutefois rejeter en bloc et sans les discuter, les succès qu'on peut retirer parfois d'une intervention chirurgicale, faite dans des conditions déterminées. Chez une aliénée atteinte d'une affection chirurgicale, doit-on supposer, *à priori*, qu'une intervention ne peut qu'aggraver l'état antérieur? Ce serait aller contre les faits.

Quant à nous, détracteurs décidés d'une doctrine absolue et certainement abusive, nous sommes cependant convaincus que certaines aliénées, atteintes d'affections chirurgicales bien définies, peuvent retirer un grand bénéfice de l'intervention.

Le but de ce travail est de le démontrer. C'est pour n'avoir pas suffisamment précisé les termes du problème, c'est pour avoir pratiqué des opérations chez des femmes ne présentant aucune affection chirurgicale, et dans l'unique but de les guérir de la folie, que les tentatives faites à l'étranger ont certainement échoué et que beaucoup rejettent *à priori* l'heureuse influence qu'une intervention légitime, d'ailleurs, peut, selon nous, exercer sur l'état mental d'un malade.

Nous devons tout d'abord indiquer les conditions dans lesquelles nous avons fait bénéficier nos aliénés de la chirurgie.

Aucune considération théorique ou doctrinale ne nous y a conduit.

Un chirurgien ou un médecin d'asile n'a pas le droit d'exposer la vie de malades qui n'ont pas leur *compos sui*, s'il n'a pas l'absolue certitude qu'il pourra leur être utile.

C'est assez dire que nous ne reconnaissons pas le droit à un chirurgien de pratiquer chez une aliénée l'ablation d'organes sains, opération dont on a tant abusé dans ces dernières années, principalement en Amérique, et que nous n'admettons pas davantage chez l'aliénée ces opérations diverses le plus souvent empiriques qui ne nous ont jamais apparu, au moins chez cette catégorie de malades, que comme des expériences répréhensibles.

Pour notre part, toutes les opérations pratiquées par nous dans les asiles ont porté sur des sujets atteints d'affections chirurgicales qui avaient droit à une intervention et qui l'auraient subie si elles avaient été libres : elles ont été de plus choisies dans une catégorie d'aliénées que nous aurons à spécifier plus loin.

C'est sur ce terrain spécial que nous nous sommes placés. Les aliénées, au même titre que celles qui ne le sont pas, ont, selon nous, droit au traitement chirurgical des affections dont elles peuvent être atteintes. Elles doivent être opérées, sans préoccupation d'ailleurs de leur état mental.

C'est là une opinion soutenue par Rohé dans une discussion mémorable au Congrès de Montréal en 1897 ; or, c'est là l'opinion que l'un de nous soutenait la même année dans son rapport à M. le préfet de la Seine (année 1897, p. 151). « Les affections utérines ne peuvent, disait-il, être ignorées ou laissées sans soin. Aux souffrances morales atroces observées dans certaines formes dépressives de la folie, ne doivent pas s'ajouter des souffrances physiques que l'on peut éviter ou atténuer. »

L'intervention chez l'aliénée se justifie donc tout d'abord par son but humanitaire en dehors de toute préoccupation doctrinale. Et c'est, on ne saurait trop le répéter, la question de l'influence curatrice que peut avoir l'intervention chirurgicale sur l'état mental des malades, qui a arrêté à notre époque l'extension de la chirurgie chez les aliénées et en particulier de la chirurgie gynécologique.

Or, le chirurgien qui intervient chez les aliénées, guidé par les seules indications de la clinique, a bien le droit de faire les deux constatations suivantes.

D'abord la fréquence des affections gynécologiques chez les aliénées. Ce fait est indéniable. Loiseau, Azam, Mairet, avaient depuis longtemps signalé les relations étiologiques qui existent entre les affections pelviennes de la femme et la folie. George Rohé (de Baltimore), second surintendant à l'hôpital des aliénés de Sykesville (Maryland), a insisté de nouveau sur ce fait, au Congrès de Montréal en 1897. Une observation systématique lui a démontré en effet la plus grande fréquence des affections pelviennes chez les folles. Pour lui, 60 p. 100 des folles internées présentent des lésions des organes pelviens.

Isabel Davenport, à l'hôpital illinois de l'Est à Kankakee, a trouvé une proportion de 80 p. 100; Hobbs, au même Congrès, donne 93 p. 100.

D'autres auteurs ont fait des constatations analogues. Nous-mêmes avons été frappés à Ville-Evrard de la très grande proportion des folles atteintes d'affections gynécologiques, 89 p. 100 des cas, mais il est un fait que nous avons observé et sur lequel nous tenons à insister, c'est que beaucoup de malades, ou bien ignorent l'affection dont elles sont atteintes ou la cachent avec soin.

C'est là une circonstance de nature à modifier le pourcentage et qui doit conduire le médecin d'asile à examiner, sous certaines réserves évidemment, l'appareil génital des malades internées.

Le deuxième point qui frappe vivement le chirurgien qui intervient chez les aliénées, dans les conditions que nous avons indiquées plus haut, c'est qu'un certain nombre de ces malades guérissent en même temps de l'affection mentale dont elles sont atteintes, de sorte que le médecin et le chirurgien d'asile se trouvent amenés, après avoir envisagé uniquement au début le but humanitaire de leur intervention, à considérer le côté scientifique de cette chirurgie spéciale.

Depuis longtemps déjà, nous avions été frappés de résultats inattendus au cours d'opérations faites à une époque où pour des raisons diverses la chirurgie des asiles se trouvait restreinte aux cas d'extrême urgence.

Déjà, en 1884, l'un de nous a opéré avec M. Pozzi une femme présentant une lésion annexielle et qui guérit. L'observation sera lue plus loin.

Nous avions été à même d'observer, à diverses reprises, des malades considérés comme peu curables au point de vue mental et qui présentaient, après l'intervention, une amélioration notable et très prolongée des troubles mentaux.

Depuis quelque temps, grâce à des conditions nouvelles que l'un de nous a exposées à diverses reprises dans ses rapports au préfet de la Seine et, récemment encore, devant la commission de surveillance des asiles et la quatrième sous-commission d'études du conseil général, il nous a été possible de faire bénéficier nos malades des progrès de la chirurgie gynécologique, inconnue à l'époque où Loiseau et Azam publiaient leurs travaux. Les résultats heureux se sont multipliés notablement, ils sont devenus pour ainsi dire décisifs, et ce sont eux que nous venons vous présenter, persuadés qu'ils vous intéresseront, en vous montrant une nouvelle extension de la chirurgie sur le domaine médical.

Ainsi pourra se trouver justifiée l'opinion émise par l'un de nous à la Société de chirurgie, dans une communication faite en 1898 sur les psychoses post-opératoires, à savoir que, contrairement à l'avis du plus grand nombre, la chirurgie semblait intervenir, non pour provoquer des troubles cérébraux, mais pour les guérir ou tout au moins les améliorer dans certains cas.

Historique. — La question a été nettement posée, le 31 août 1897, à Montréal, au 65e Congrès annuel de la British medical association (section de psychiatrie), par Rohé et Hobbs.

Le premier de ces auteurs, médecin en chef de l'asile de Maryland, présenta une statistiqne de 34 cas, avec 11 guérisons complètes, au point de vue physique et mental ; 9 améliorations, dont quelques-unes très accentuées ; 11, dans lesquels on ne constata aucun changement au point de vue mental, 3 morts opératoires.

Hobbs a présenté également à ce Congrès les résultats qu'il a obtenus dans son asile de London (Ontario), depuis qu'il a introduit la chirurgie comme méthode rationnelle du traitement.

Les résultats ont dépassé toute espérance : non seulement la majorité des cas traités ont guéri au point de vue opératoire, mais l'état mental des malades s'est amélioré dans une notable proportion.

Sa satistique est la suivante :

Sur 80 cas, 30, soit 37 1/2 p. 100, ont recouvré la raison ; 18, soit 22 1/2 p. 100, ont été considérablement améliorées, et dans 28 cas, soit 35 p. 100, il ne s'est produit aucun changement au point de vue mental.

Il y a eu 4 morts, soit 5 p. 100 du total.

Sur les 30 malades guéries complètement, 11 avaient été folles moins d'un an ; 7, entre 1 an et 2 ans ; 4, entre 2 et 3 ans; une entre 4 et 5 ans et 3 de plus de 5 ans.

Contre ces statistiques excellentes, le Dr J. Russell, médecin directeur de l'asile d'aliénés d'Hamilton, a élevé un réquisitoire surtout philosophique, dans lequel il se déclare un adversaire passionné et résolu.

Il n'a d'ailleurs réuni que quatre cas, dans lesquels l'intervention n'a donné aucun résultat !

Mais il s'appuie surtout pour formuler son opinion, sur celle de cent vingt des principaux aliénistes de la Grande-Bretagne et d'Amérique, auxquels il s'est adressé.

La plupart de ces auteurs repoussent toute tentative chirurgicale *faite dans le but de guérir la folie*. Nous reviendrons plus loin sur leur opinion que, sous cette forme, nous acceptons volontiers.

A part trois, aliénistes d'ailleurs, ils estiment que les cas sont très rares, dans lesquels la folie est due à une affection des organes génitaux. La plupart donnent un chiffre de 5 p. 100, quelques-uns même disent 2 p. 100.

S'agit-il là d'une opinion doctrinale, et les auteurs précédents pensent-ils qu'une forme déterminée d'aliénation mentale chez une femme atteinte d'une affection utérine ne relève pas de cette dernière ? Au contraire, la proportion de 5 et de 2 p. 100 indique-t-elle que cinq fois ou deux fois seulement sur 100, les aliénées présentent des affections utérine ? Nous dirons alors que nos observations nous conduisent à un pourcentage bien différent et nous sommes alors autorisés à penser que les affections utérines n'ont pas été par les auteurs suffisamment recherchées.

Cette question des rapports de la folie avec les affections de l'appareil génital a également préoccupé les esprits en Belgique.

En 1897, Cuylitz communiquait à la Société de médecine mentale de Bruxelles un travail intéressant sur les opérations gynécologiques en médecine mentale.

Envisageant les résultats que peut fournir l'intervention au point de vue de la guérison de la folie, et s'appuyant sur les faits de sa pratique, il arrive à rejeter l'intervention dans la folie.

Mais nous tenons à faire remarquer de suite qu'il n'envisage que l'hystérie et l'épilepsie!!

Jacobs, tout en tenant pour évidentes les relations qui existent entre les fonctions génitales et l'équilibre intellectuel, n'admet pas le bien fondé d'interventions chirurgicales sur les organes génitaux, dans le but de guérir les maladies mentales.

Il a certes raison, si cette entreprise mène le chirurgien à intervenir sur des organes sains ; quand, d'autre part, les organes génitaux sont malades, il déclare l'opération, rationnelle mais ne semble pas convaincu de sa valeur curative, et il ne cite qu'un cas relatif à une jeune femme atteinte de suppuration pelvienne qui, à chaque époque, présentait des troubles mentaux, qu'il ne spécifie pas d'ailleurs et qui disparurent après l'opération.

En Italie, Angelucci et Pierraccini ont publié un important mémoire qui constistue un réquisitoire en règle contre l'intervention chirurgicale chez les aliénés. Ce travail porte sur cent dix-sept cas recueillis par voie d'enquête internationale. Nous nous appliquerons plus loin à démontrer que cette étude est loin d'avoir la valeur qu'on pourrait lui attribuer tout d'abord et que les résultats auxquels ces auteurs sont arrivés peuvent être facilement controuvés.

En France, cette question semble n'avoir que peu préoccupé les chirurgiens.

Au cours de la discussion qui s'est élevée en 1898 au sein de la Société de chirurgie, sur la question des psychoses, plusieurs de nos collègues ont touché incidemment la question du traitement de la folie par l'intervention, mais les faits publiés sont peu nombreux, et dans aucun, le diagnostic de l'affection mentale n'a été suffisamment établi.

Lucas-Championnière a signalé la relation qui existe entre certains troubles cérébraux et les règles douloureuses, et insisté sur les modifications favorables qui pouvaient survenir à la suite des opérations. Il conseille donc d'enlever les organes malades dont l'état morbide peut, chez les prédisposées, faire naître et entretenir la folie. Selon lui, l'ablation peut jouer un rôle bienfaisant.

Notre collègue Gérard-Marchant nous a dit n'avoir jamais observé de fait qui soit de nature à lui faire admettre la guérison de la folie par un acte opératoire.

Potherat nous a rapporté des cas qui ne peuvent entraîner la conviction.

Deux de ses malades atteintes de prolapsus ont des améliorations passagères et retombent, mais nous ne savons rien de précis sur le diagnostic de l'affection mentale.

Deux autres de ses malades sont opérées sans succès, mais elles présentent, comme nous le dirons plus loin, des formes qui ne sont pas justiciables d'amélioration. Il nous cite enfin une femme, chez laquelle le diagnostic n'a pas été posé d'une façon précise, et qui reste guérie depuis dix ans, à la suite de l'ablation d'une tumeur du sein.

Il conclut, selon nous à tort, en s'appuyant sur ces faits, que chez l'aliénée la chirurgie doit se borner aux interventions d'urgence.

Bouilly nous a également cité une curieuse observation où l'évolution des accidents mentaux et des lésions annexielles s'est faite parallèlement : l'intervention paraissait réellement indiquée pour faire disparaître les accidents du côté de l'encéphale ; malheureusement, le résultat en fut nul, et peu de temps après, la malade dut être internée. Mais ce cas, qui semble absolument contraire à la thèse que nous soutenons, perd beaucoup de son intérêt puisque nous ne savons rien des antécédents et que le diagnostic précis n'a pas été établi. Nous rappellerons pour mémoire que dans une communication à la Société de chirurgie sur les psychoses post-opératoires, l'un de nous a rapporté plusieurs cas personnels de mélancoliques guéries par l'intervention.

Déjà en 1887, Terrillon publiait dans les *Annales de gynécologie* un cas intéressant de kyste ovarique, opéré à la Salpêtrière avec l'assistance de nos collègues Schwartz et Monod; l'état mental de la malade s'améliora.

En 1896, au 6e Congrès des médecins aliénistes de France qui s'est tenu à Bordeaux, notre distingué collège Piéchaud, chargé du service chirurgical de l'asile d'aliénés, nous donna la relation de deux faits intéressants qui montrent que dans certaines circonstances, l'état mental peut être amélioré dans de très notables proportions.

Le premier est relatif à une femme atteinte de manie chronique, qu'il opère d'une tumeur du sein. Après l'opération, l'état mental s'améliore chaque jour; la malade devient très calme, a conscience d'elle-même et paraît seulement un peu triste quand la pensée lui vient qu'elle n'est peut-être pas tout à fait guérie (certificat du médecin en chef).

Le deuxième est relatif à une femme atteinte d'endométrite, et qui présente les symptômes de la mélancolie anxieuse. Le curettage et l'amputation du col font disparaître la mélancolie.

A la Société de médecine légale (séance du 10 septembre 1898), au cours d'une discussion sur les troubles psychiques au moment de la ménopause, M. Charpentier a rapporté l'observation intéressante d'une femme atteinte d'un léger degré de prolapsus et qui avait pris en aversion son mari et ses enfants. La simple application d'un pessaire de Dumontpallier suffit à faire disparaître ces troubles psychiques.

Cossa (*Thèse*, Montpellier, 1895) a publié plusieurs observations favorables au traitemant chirurgical de la folie sympathique.

Récemment encore, dans une remarquable leçon clinique, le professeur Joffroy a attiré l'attention sur ces faits.

Dans ces derniers temps, Siredey (*Gazette hebdomadaire*, 1898) et son élève Souleyre (*Thèse inaugurale*, Paris, 1898) ont étudié les rapports de la neurasthénie et des affections utérines. Mais il s'agit là d'un ordre de faits tout différents et que nous n'avons pas à envisager dans ce travail.

Quoi qu'il en soit, dans cet historique, d'ailleurs fort incomplet, nous avons tenu surtout à montrer que les faits publiés dans notre pays sont peu nombreux et sont restés isolés. Quelques-uns d'entre eux présentent en vérité un réel intérêt au point de vue de la thèse que nous voulons soutenir : le plus souvent, les malades n'ont pas été suivies pendant un temps suffisant, et le diagnostic de l'affection mentale est ordinairement incomplet.

Ces observations n'ont donc pas, pour la plupart, une valeur scientifique incontestable. De plus, aucun auteur n'a eu jusqu'à présent dans notre pays, l'idée de réunir ces observations éparses dans la science et d'en dégager l'enseignement général qu'elles nous semblent comporter au point de vue du traitement chirurgical chez les aliénées. C'est cette lacune que nous nous sommes proposé de combler à l'aide de notre expérience personnelle.

Nous avons dit plus haut comment nous avions été amenés à envisager la possibilité de la guérison de certains troubles mentaux par l'intervention chirurgicale.

Traiter des aliénées comme des malades ordinaires, les débarrasser d'affections menaçant leur existence ou leur santé, tel avait été notre but, et c'est en accomplissant ce rôle tout humanitaire, qu'il nous a été donné d'observer certains faits de guérison que nous vous soumettons.

C'est alors que nous avons eu l'idée de soumettre, dans le service des femmes de Ville-Evrard, toutes les malades *dont les familles étaient consentantes* à un examen méthodique des organes génitaux et solliciter des parents l'intervention chirurgicale en faveur de celles qui présentaient des lésions locales bien déterminées et des troubles mentaux que nous aurons à préciser par la suite.

Envisagée de cette façon, l'initiative que nous avons prise avec le *consentement des familles*, et en dehors de toute idée préconçue, sur les rapports qui peuvent exister entre les maladies mentales et les lésions de l'appareil génital de la femme, ne pouvait être, ce me semble, que parfaitement légitime.

Voici maintenant les résultats obtenus.

Ils peuvent se répartir en trois groupes principaux :

1er Groupe. — Il s'agit de malades chez lesquelles l'affection mentale a évolué parallèlement à la lésion des organes génitaux.

L'intervention a suffi pour faire disparaître complètement le trouble psychique. Ce dernier a disparu avec la lésion locale. La guérison est alors complète et absolue.

Ces faits paraissent favorables à la doctrine de la folie sympathique si combattue de nos jours. Il est certain qu'ils eussent été utilisés par ses partisans, si les aliénées avaient pu à cette époque bénéficier des ressources de la gynécologie.

Quoi qu'il en soit, le terme folie ou psychose sympathique appliqué à ces cas nous paraît digne d'être conservé, car il nous montre tout au moins l'importance des troubles physiques dans l'aliénation mentale.

Parfois la malade connaît l'affection dont elle est atteinte.

Dans l'observation I, il s'agissait d'une fistule rectale dont la guérison enleva le délire qu'elle avait engendré.

En 1898, l'un de nous a rapporté quelques cas analogues à la Société de chirurgie.

Dans un cas, il s'agissait d'une malade atteinte de mélancolie anxieuse et internée à la suite d'un anus contre nature consécutif à une hernie gangrenée. La cure radicale de cette lésion suffit à faire disparaître les troubles mentaux dont elle était atteinte.

Dans un autre, il s'agit d'un cystotomie sus-pubienne qui avait entraîné un état mélancolique et l'internement. Chez lui, les troubles mentaux disparurent avec la fistule urinaire. Il en fut encore de même à la suite d'une opération de cataracte. Dans ces trois cas, les troubles mentaux évoluèrent en même temps que la lésion et disparurent avec elle. (Picqué. *Soc. de chir.*, 1er mars 1898. Délire psychique post-opératoire.) Enfin, parfois il ne s'agit que d'une simple malformation : l'un de nous a guéri un malade d'une obsession dont le point de départ consistait dans une malformation des oreilles.

Dans certains cas, la malade ignore son affection; deux circonstances peuvent alors se présenter.

a) La malade présente à son arrivée à l'asile des troubles de la sphère génitale caractérisés par des obsessions érotiques; comme elle ignore l'affection dont elle est atteinte, elle refuse tout d'abord un examen dont elle ne comprend pas la portée.

L'observation attentive de la malade démontre bientôt qu'elle présente une lésion dont le traitement va entraîner la guérison définitive de son état mental.

Il est certain que dans le groupe de malades à obsessions génitales, toutes n'ont pas une lésion locale susceptible d'expliquer la psychose, et il est de la plus haute importance de n'intervenir que chez celles dont la lésion est bien constatée.

C'est certainement pour n'avoir pas tenu compte de ce point important que l'on a pu voir des aggravations de l'état psychique. Il y a là, à vrai dire, une question de dosage très délicate, et l'on doit se garder d'intervenir sur toutes les lésions. L'un de nous y a insisté l'an dernier à la Société de chirurgie.

D'autre part, on peut affirmer que lorsque la psychose relève d'une lésion matérielle bien caractérisée, cette dernière peut présenter les variétés les plus grandes.

Toutes les affections des organes génitaux peuvent, en effet, lui donner naissance : les maladies inflammatoires de l'utérus et des annexes, les tumeurs solides ou liquides, souvent les vaginites gonocciques; dans un cas, il existait une hypertrophie du clitoris. Les observations V, VI, VII et X, sont très intéressantes à ce point de vue. Parmi elles, une malade atteinte de lésions oculaires a très bien guéri après l'intervention.

b) La malade ne présente aucun trouble de la sphère génitale.

Ce n'est que par l'examen systématique et *préalablement consenti par la famille* que le chirurgien reconnaît l'existence d'une affection utérine.

Dans trois cas de ce genre, nous avons constaté l'existence d'un gros fibrome utérin (obs. II et XVI).

Dans un autre cas, il existait un prolapsus utérin. Dans ce dernier cas, l'hystéropexie a provoqué la disparition d'un état mental qui durait depuis plusieurs années (obs. III).

Dans les deux premiers, nous avons été amené à pratiquer l'hystérectomie. Dans l'un, le succès a été complet. Dans l'autre, l'état mental est resté stationnaire, une troisième malade a succombé.

2e Groupe. — Dans un deuxième groupe de cas, nous rangeons des délires qui surviennent chez des malades présentant une affection mentale préexistante. Le type en est dans l'observation présentée par nous en 1891 à la Société médico-psychologique (obs. II).

En 1884, nous en avons observé un cas intéressant avec M. le Dr Pozzi (obs. II); nous en avons parlé plus haut. Ce sont en réalité des délires surajoutés à un délire primitif et assez prononcés, dans certains cas, pour masquer ce dernier.

Pour en comprendre l'origine et interpréter le rôle du chirurgien, il faut savoir que tout, chez l'aliéné, est prétexte à délire. Si certains aliénés semblent jouir d'une résistance très grande aux agents physiques, si rarement ils font entendre une plainte ou accusent un malaise, ils n'en sont pas moins impressionnés par les moindres causes extérieures. L'irritabilité, sous toutes ses formes, constitue dès lors l'élément le plus redoutable du délire, surtout dans les formes de la folie dont les préoccupations hypocondriaques constituent la base.

Dans les psychoses avec conscience, l'imagination, qui déjà chez l'homme sain est un élément de dépression si accusé en face de la souffrance physique, est capable de créer, sous l'influence d'une cause irritante quelconque, sinon un vrai délire, du moins des interprétations délirantes variées. Nous voyons les persécutés analyser les moindres sensations et leur donner une importance fausse ou exagérée. Chez un mélancolique persécuté, un simple état saburral de la langue suffit à éveiller la crainte d'un empoisonnement.

On comprend dès lors qu'une lésion organique grave ait le pouvoir de faire éclater un trouble général des idées.

Chez la femme aliénée douée d'une impressionnabilité

excessive, l'attention toujours appelée vers certaines lésions des organes génitaux dégénère en obsessions, et ces obsessions peuvent parfois prendre une forme particulièrement angoissante et capable de masquer, par sa prédominance, les anciennes idées délirantes ou provoquer l'éclosion de nouveaux troubles intellectuels.

Le rôle du chirurgien découle naturellement des observations précédentes. Il doit chez l'aliéné dissocier les souffrances morales des souffrances physiques, en supprimant ces dernières. Déjà Esquirol dans son Traité avait insisté sur ce point. Sans guérir l'état antérieur d'aliénation, l'acte opératoire met l'organisme en état de lutter efficacement contre le délire et contre ses manifestations dangereuses, en même temps qu'il prévient l'épuisement qui peut résulter de certaines lésions (fibrome avec hémorragie) et qu'il supprime dans certains cas les auto-intoxications qui jouent dans la pathogénie de la folie un rôle prédominant.

La chirurgie n'est en vérité que palliative, mais si elle ne supprime pas le délire primitif, si elle ne guérit pas dans ces cas la folie, on ne saurait lui refuser un rôle très important. Nous voyons d'ailleurs dans cet ordre d'idées des améliorations qui équivalent presque à des guérisons puisqu'elles peuvent permettre aux malades de reprendre pour un temps leur rôle social.

Les observations XII et XIII sont encore très intéressantes à cet égard,

3e Groupe. — Le troisième groupe comprend les opérations faites dans le but d'activer la convalescence mentale (obs. XI).

Nous avons constaté bien des fois l'heureuse influence de l'intervention au cours des convalescences mentales.

Rien n'est plus frappant, en vérité, mais il faut encore distinguer les formes avec le plus grand soin.

Telle malade a été internée pour un accès de mélancolie. Elle s'est tout d'abord améliorée notablement ; on croit la guérison proche, mais cet accès s'éternise et se traduit par une teinte de mélancolie que rien ne justifie en apparence, mais qui peut se prolonger pendant des mois, entraînant à sa suite une disposition évidente au délire et à une rechute.

L'examen attentif des malades démontre parfois l'existence d'une vaginite intense ou d'une métrite. Quelques soins hygiéniques, un simple curettage ou une amputation du col, amènent alors les plus heureux résultats. La convalescence enrayée reprend sa marche régulière; toutes les fonctions organiques reprennent leur cours normal.

Ces faits ont une grande portée pratique : le chirurgien non prévenu aurait tendance à refuser une intervention chez une malade à peine convalescente, dans la crainte de voir éclater une rechute. C'est justement le contraire. L'intervention seule peut éviter la rechute et activer la convalescence mentale.

Nous trouvons dans nos notes l'observation XI, relative à une femme très améliorée à la suite d'une énucléation de l'œil et en convalescence mentale, mais qui ne guérit définitivement qu'à la suite d'un curettage utérin.

Résumant ce qui vient d'être dit, nous arrivons aux conclusions suivantes, qui constituent selon nous les véritables indications du traitement chirurgical chez les aliénés :

1° Toute affection provoquant un épuisement (métrorragies), ou créant un danger d'infection (endométrites, salpingites), doit être opérée dans le but de mettre l'organisme en état de résistance.

2° Toute affection qui devient le point de départ d'une obsession doit être opérée. Parfois l'obsession paraît constituer toute la maladie, et l'intervention guérit souvent le trouble mental.

Quand l'obsession et le délire, qui en est la conséquence fréquente, surviennent chez un malade à état mental préexistant, l'opération dirigée contre l'affection obsédante supprime un facteur épuisant, en rétablissant le sommeil et les fontions digestives et met également l'organisme en état de résistance ; d'où les rémissions qui, à défaut d'une guérison impossible, constituent un résultat favorable.

3° Enfin, toute lésion importante, susceptible de provoquer des troubles de sensibilité générale, parfois ignorés des malades, comme un fibrome ou un kyste ovarien, doit être opérée quand les malades ne sont pas en état de démence absolue. On a parfois à constater des résultats inespérés.

Par contre, nous n'intervenons jamais, sauf les cas d'urgence, dans la *démence*. On comprend pourquoi Potherat, opérant une tumeur du sein chez une vieille démente, n'a obtenu aucun résultat; on comprend également les insuccès de Rohé chez les malades présentant, du côté des centres nerveux, des lésions anatomiques invétérées chroniques. Les *persécutés* également sont très rarement justiciables d'intervention, et les indications sont délicates à établir. Potherat a eu un échec en pratiquant une cure radicale chez un persécuté. Il n'est pas rare, chez ces malades, de voir au contraire une aggravation de leur état, heureux quand ils n'arrivent pas à persécuter leur chirurgien, comme plusieurs de nos collègues en ont rapporté des exemples lors de la discussion sur les psychoses post-opératoires.

La *paralysie générale*, dont l'anatomie pathologique est aujourd'hui bien connue, échappe à l'action chirurgicale exercée à distance. Ce n'est que dans des cas spéciaux et toujours à titre palliatif, pour supprimer un délire surajouté, que nous intervenons. L'on sait d'ailleurs que cette maladie est sujette à des rémissions spontanées, mais on peut admettre, dans certains cas, et en s'appuyant sur des considérations précédemment exposées, que l'intervention a dû hâter la rémission.

Enfin, dans notre deuxième communication, en 1898, à la Société de chirurgie, l'un de nous a insisté sur une catégorie de malades chez lesquelles il est dangereux d'intervenir.

Les résultats que nous avons obtenus peuvent être résumés dans le tableau suivant :

Soixante-six femmes ont été examinées au point de vue gynécologique (1).

Sur ce nombre, sept seulement n'ont présenté aucune lésion des organes génitaux.

Soit environ une proportion de 89 p. 100 de femmes

(1) Ces malades ont été examinées dans le cours de 1898, dans un service qui ne comprend pas moins de 400 à 450 malades, c'est assez dire que le nombre est restreint. Encore sur le chiffre total il faut déduire un certain nombre de malades examinées dans les années précédentes.

aliénées présentant des lésions de l'appareil génito-urinaire.

Nous devons dire que nous comprenons sous ce titre toutes les lésions, inflammatoires ou autres, en exceptant toutefois les altérations scléro-kystiques de l'ovaire et les salpingites légères, *contre lesquelles nous n'avons jamais institué de traitement chirurgical.*

Les malades traitées chirurgicalement sont au nombre de 16. Dans ce nombre, nous avons fait rentrer un cas opéré avec M. Pozzi en 1884.

Nous devons y ajouter pour la statistique globale :

1° Trois malades opérées depuis moins d'un mois et dont nous ne connaissons pas encore le résultat au point de vue mental. Nous publierons ces observations plus tard, comme annexe à la statistique actuelle.

2° Une malade, L... (Justine) (registre statistique 1897), atteinte de dégénérescence mentale héréditaire compliquée d'hystérie et chez laquelle le curettage, indiqué, cependant, par des lésions évidentes d'endométrite, n'a amené aucun résultat au point de vue mental.

3° Une malade, R... (Blanche), quarante-trois ans, était atteinte de manie avec idées de grandeur et de persécution, et présentait un gros utérus fibromateux. Nous fîmes un curettage qui ne donna pas de résultat. L'autorisation ne fut pas accordée pour pratiquer l'hystérectomie. Ce cas, par conséquent, ne saurait être mis au passif de la statistique.

Nous n'avons donc à ajouter aux 17 cas précédemment indiqués et dont les observations sont annexées au travail, qu'une seule malade hystérique, chez laquelle l'opération n'a donné aucun résultat.

Dès lors, voici les résultats de ces 18 observations (l'observation supplémentaire ajoutée): 10 guérisons, 3 états stationnaires, 4 améliorations, 1 mort.

Nous tenons à faire constater que des 3 malades qui sont restées stationnaires, 2 étaient hystériques et ne pouvaient être améliorées au point de vue mental.

La troisième était porteur d'un gros fibrome et rentre dans la catégorie des malades qu'il convient souvent d'opérer. Mais cette malade présentait un délire de persécution que nous avons maintenant appris à redouter au point de vue opératoire.

Les trois améliorations portent sur des malades à état mental préexistant et chez lesquelles l'opération a fait disparaître un délire surajouté.

Il n'y a eu dans aucun cas d'aggravation de l'état mental.

A ces malades opérées, nous devons ajouter une série de malades chez lesquelles le traitement médical seul de l'affection génitale a amené, soit la guérison, soit une amélioration manifeste.

Dans notre registre statistique 1897, nous trouvons : 1 malade guérie, 3 malades améliorées. A la suite d'un traitement consistant surtout dans des injections réitérées au permanganate de potasse chez des malades atteints d'inflammation gonococcique du vagin, ce qui, en résumé, donne un chiffre global de 22 malades traitées médicalement ou chirurgicalement avec : 11 guérisons, 3 états stationnaires, 7 améliorations, 1 mort (1).

Les résultats de nos interventions, faites d'après les indications précédentes, peuvent se résumer de la façon suivante :

1° Jamais nous n'avons constaté d'aggravation dans l'état mental des malades.

2° Rarement la malade est restée stationnaire après l'intervention.

3° Dans la presque totalité des cas, nous avons constaté ou la guérison ou une amélioration très manifeste.

Ces résultats présentent de grandes différences avec ceux d'Angelucci. Nous allons nous appliquer à les mettre en relief et à en rechercher les causes.

Dans la statistique d'Angelucci et Pierraccini, qui porte sur 109 cas, nous trouvons des résultats déplorables : sur le chiffre total nous ne trouvons que 17 cas, où l'influence de l'intervention a été salutaire.

(1) Nous avons omis à tort dans cette statistique les 3 cas de guérisons cités page 10 (Rectification demandée au procès-verbal, séance du 12 avril).

En les ajoutant aux autres, nous arrivons au chiffre de 25 malades traitées avec 14 guérisons, 3 états stationnaires, 7 améliorations, 1 mort.

Ajoutons encore que sur ce chiffre total de 25 malades, 13 opérations seulement ont été faites sur les 66 malades observées en 1898 dans un service de 450 malades (service Febvré de Ville-Evrard) à savoir : 11 des 17 observations publiées à la fin de ce travail, 1 décès et la malade Justine citée page 14.

Dans 23 cas, les femmes sont restées ce qu'elles étaient avant : l'influence de l'acte opératoire a été nulle :

2 femmes sont devenues névropathes.

23 folles et hystériques avant l'opération ont présenté une aggravation de leur état antérieur.

Enfin 44 femmes, dont 20 hystériques avant l'opération, et 24 non hystériques sont devenues folles.

Enfin, sur les 17 cas où l'influence de la chirurgie aurait été salutaire, 12 des malades ne présentaient que des troubles nerveux, et les 5 cas favorables à l'intervention auraient fourni seulement 2 améliorations sensibles et 3 guérisons apparentes. Certes, cette statistique ainsi présentée n'est guère susceptible d'encourager les chirurgiens dans la voie que nous indiquons. On comprend que sur 76 aliénistes consultés par Angelucci, 3 seulement se soient déclarés favorables et que sur 18 gynécologistes et chirurgiens, également consultés, 5 seulement soient partisans de l'intervention ; encore sur cinq, il faut en signaler deux qui n'interviennent que lorsque les organes génitaux sont réellement malades.

C'est en s'appuyant sur des résultats statistiques analogues que Russell, au Congrès de Montréal, et tous les aliénistes de la Grande-Bretagne et de l'Amérique (au nombre de 120) auxquels il s'était adressé, sont arrivés à combattre l'intervention chez les aliénés.

Presque tous ont répondu que très rarement l'état mental avait été modifié ; que si l'intervention se trouvait indiquée, quand il existait une lésion matérielle, on ne pouvait jamais compter sur une amélioration de l'état mental. Ils vont même jusqu'à dire que lorsque la guérison est obtenue, il convient de l'attribuer à des conditions indépendantes de l'opération.

Or, pour ce qui concerne la statistique italienne, on constate qu'elle soulève de graves objections. Tout d'abord elle est faite d'observations adressées à l'auteur. Beaucoup d'entre elles manquent de renseignements précis sur la nature des lésions constatées et des opérations pratiquées ; parfois même les renseignements manquent totalement.

Un point capital, et sur lequel il nous faut insister spécialement, c'est que les auteurs n'y rangent guère que des cas d'hystérie. Ils distinguent bien les hystériques de celles qui ne le sont pas. Tout d'abord cette répartition est inégale. L'auteur a divisé ses observations en 13 groupes cliniques. Or, les 9 premiers ne comprennent que des hystériques, le 10e comporte 24 cas de psychose post-opératoire chez des femmes non hystériques, mais qui n'étaient pas folles, dit l'auteur, avant l'opération.

Les deux derniers groupes comprennent 24 malades aliénées, dont 19 sont aggravées, ou restent stationnaires après l'opération, dont 5 paraissent améliorées ou guéries. Or, dans le détail nous trouvons que sur les 19 cas, 9 étaient atteintes de folie hystérique, 2 de folie périodique menstruelle, 1 de folie épileptique : donc, 12 malades, dont la plupart sont hystériques.

Quant aux 7 autres, il n'est donné aucun renseignement ; enfin, les 5 derniers cas sont constitués par des femmes atteintes de folie hystérique avec accès maniaques.

Il résulte de cet examen que presque tous les cas rapportés par les auteurs italiens sont relatifs à l'hystérie, et nous ajouterons qu'il en est de même de ceux que vise Cuylitz dans sa communication. Il nous dit, en effet, dans ses conclusions que nous tenons à reproduire intégralement : « Rien, dit-il, ne justifie une intervention chirurgicale dans le traitement de l'hystérie ou d'un état épileptique. Elle n'est curative dans aucun cas : elle débilite parfois, et retarde la guérison ; elle est parfois mortelle. » Cette dernière conclusion est sans valeur : les autres sont contestables, nous ne retenons ici que la première, qui démontre que l'auteur n'a envisagé que l'hystérie et l'épilepsie.

Dans la statistique de Rohé, nous trouvons également plusieurs faits d'hystérie, et il est certain que sa statistique eût été meilleure s'il avait su écarter ces cas.

Notre expérience nous a conduit à penser que l'hystérique ne doit que dans des circonstances exceptionnelles être soumise à une intervention chirurgicale.

Les statistiques étrangères, que nous avons citées, sont

fort instructives à cet égard ; les résultats mauvais que leurs auteurs ont obtenus chez des hystériques ne peuvent que nous confirmer dans cette opinion.

Les hystériques ont un mode de réaction particulier vis-à-vis des opérations : les préoccupations morales anté-opératoires, l'opération elle-même deviennent le plus souvent pour elles le point de départ d'une obsession qui les conduit à des troubles intellectuels. Beaucoup deviennent folles après une intervention, comme nous le montre Angelucci. La dénomination bien vieillie aujourd'hui de shock opératoire semble leur convenir particulièrement.

Pour notre part, nous n'en avons jamais opéré dans notre service de Ville-Évrard. Notre statistique ne contient que deux cas opérés par l'un de nous, il y a dix ans, dans le service de Kéraval, à cette époque où notre expérience n'était pas faite ; les malades n'ont pas guéri de leur état mental.

Il est un autre point important à mettre en relief dans les statistiques étrangères : c'est que, dans presque tous les cas, les opérations ont été faites dans l'unique but de guérir les malades de leur état mental, c'est-à-dire ont porté sur des organes sains.

Dans les groupes classiques établis par Angelucci, beaucoup ne visent que ces cas.

Nous voyons même, dans ceux de ces groupes où il est spécifié que les femmes présentaient des lésions véritables, que des lésions accusées consistent dans des altérations scléro-kystiques de l'ovaire, lésions pour lesquelles nous n'avons jamais cru devoir intervenir, ou des salpingites blennorragiques.

Ajoutons même que dans beaucoup de ces observations, les lésions annoncées par l'auteur *ne sont nullement spécifiées*.

Dans deux cas, l'auteur signale l'existence d'un fibrome utérin avec hémorragies profuses ; dans un de ces cas, d'ailleurs, la malade est devenue folle après l'opération.

Dans la statistique de Rohé, que nous avons citée plus haut, nous trouvons que plusieurs de ses malades présentaient des lésions utérines insignifiantes.

Jamais, dans notre pratique, nous n'avons fait l'ablation d'un organe sain ; nous avons dit plus haut que cette pratique est absolument condamnable ; et d'ailleurs, les résultats défectueux présentés par Angelucci ne viennent-ils pas s'ajouter aux raisons morales pour condamner à jamais une semblable pratique ? L'on comprend qu'Angelucci ait été amené à conclure, en s'appuyant sur les faits qu'il a publiés, que l'intervention ne pouvait se justifier que par la gravité des maladies des organes sexuels, sans qu'on puisse, dit-il à tort, espérer une influence heureuse sur l'état névropathique des femmes à opérer.

C'est la conclusion à laquelle Jacobs s'est rallié lui-même, et il est évident que les partisans de l'intervention ont singulièrement nui à la thèse qu'ils soutenaient en pratiquant des opérations dans des conditions différentes.

Dans notre statistique, comme nous l'avons dit plus haut, toutes nos opérées étaient des malades qui auraient subi l'opération, même si elles n'avaient pas été aliénées, et c'est certainement une des principales causes des résultats heureux que nous avons enregistrés.

Si nous envisageons, en résumé, les conditions spéciales dans lesquelles nous sommes intervenus chez les aliénées, on comprendra facilement les raisons qui nous ont permis d'obtenir des résultats si différents de ceux signalés à l'étranger :

1° Nos observations d'abord nous appartiennent en propre. Elles ont été prises méthodiquement ; tous les renseignements intéressant notre thèse s'y trouvent implicitement compris.

Nos malades ont été suivies par nous ; les cas récents resteront soumis à une observation prolongée.

2° Nous avons éliminé avec soin toutes les hystériques que l'intervention chirurgicale semble prédisposer spécialement aux troubles mentaux. L'étude des faits publiés lors de la discussion sur les psychoses post-opératoires est bien instructive à cet égard.

On ne doit, selon nous, intervenir chez elles que dans des cas exceptionnels et quand elles présentent des lésions pouvant menacer leur existence.

3° Nos opérées sont toutes des malades dont l'état justifierait l'intervention, même si elles n'étaient pas aliénées. Aucune opération sur des organes sains n'a été pratiquée.

4° Nous avons enfin spécifié plus haut les catégories d'aliénés qui nous paraissent actuellement justiciables de l'intervention ; il est d'ores et déjà certain que tous les aliénés ne sauraient bénéficier d'une intervention chirurgicale, que beaucoup d'entre eux ne sauraient subir une intervention sans le plus grand préjudice, et que c'est à établir les indications opératoires dans chaque cas spécial qu'il convient de s'appliquer.

Nous en avons indiqué quelques-uns. Nous convenons qu'il en reste beaucoup d'autres à établir.

Mais tout incomplète qu'elle est, cette étude nous a semblé mériter votre attention, en ce qu'elle indique, en réalité, une voie nouvelle à suivre dans cette question si complexe des relations de l'aliénation mentale avec la chirurgie.

Obs. I (Service de M. le Dr Briand). — *Délire mélancolique chez une prédisposée à l'occasion d'une fistule rectale. Guérison* (1). — Mme S... a toujours eu un caractère un peu exalté, mais sans troubles intellectuels proprement dits, jusqu'au jour où il lui vint, dans des conditions que nous ignorons, une *fistule rectale.*

A partir du jour où le médecin qui la soignait lui fit part de cet accident, la malheureuse fut prise d'*angoisses terribles.* Peu à peu elle perdit le sommeil, se désolant à la pensée que sans doute elle ne guérirait jamais et qu'il lui faudrait subir une terrible opération. Bientôt l'anxiété augmenta et les *hallucinations* auditives se montrèrent. Elle croyait entendre des *diables* qui l'accusaient d'être la cause de tous les maux sévissant sur l'humanité. Puis survint une courte période d'agitation, enfin un véritable délire mélancolique, au cours duquel la malade tenta de se *suicider* en cherchant à s'enfoncer une lame de fer pointue dans la région précordiale. Le mari survint à temps et plaça sa femme à l'asile.

Quelques semaines après l'entrée, la guérison de la fistule fut obtenue par de simples cautérisations au nitrate d'argent auxquelles la malade ne se résignait d'ailleurs que très difficilement, et

(1) Toutes ces observations ont été rédigées par les médecins aliénistes dans le service desquels les malades étaient placées.

Elles sont toutes personnelles.

bientôt les troubles intellectuels s'amoindrirent : la gaieté revenait, les hallucinations *disparaissaient*; la malade abandonnait ses anciennes préoccupations et pouvait enfin quitter l'asile complètement guérie, après trois mois de traitement.

Obs. II (Résumée), présentée à la Société médico-psychologique, le 26 décembre 1898. — *Mélancolie. Fibrome utérin. Guérison après opération.* — La nommée L..., femme R..., est entrée à l'asile de Ville-Evrard, le 25 octobre 1895, accompagnée du certificat médical suivant, signé par M. le Dr Legras, médecin de la préfecture de police : « État mélancolique qui paraît lié à une altération organique (fibrome utérin). Hallucinations auditives. Idées d'empoisonnement imaginaire. Refus de la nourriture. Agitation nocturne. Quelques idées de suicide, stigmates physiques de dégénérescence. »

Mme R... est une femme robuste, de taille élevée, de tempérament congestif; elle est âgée de quarante-huit ans. Réglée pour la première fois à l'âge de douze ans; jusqu'à ce jour, la menstruation est restée régulière. Aucune maladie grave à noter. Son père est âgé de soixante-dix-huit ans et bien portant; sa mère est morte à cinquante-neuf ans, elle était atteinte d'un ulcère variqueux, elle paraît avoir succombé à une sorte d'épuisement progressif; sa santé s'était profondément altérée à la suite de la ménopause. Elle a une sœur qui a quarante-six ans, mariée, sans enfants, très bien portante. Son frère est mort de la petite vérole.

Notre malade s'est mariée à dix-neuf ans, a eu une grossesse à vingt-deux ans; grossesse et accouchement se sont passés normalement.

Elle présente, au point de vue physique, quelques signes de dégénérescence et notamment de l'asymétrie faciale, de l'adhérence des lobules des oreilles, un rétrécissement apparent du diamètre transverse du crâne.

Au point de vue psychique, on peut dire que son niveau intellectuel est peu élevé. Si elle a pu acquérir une instruction primaire passable, son raisonnement, abstraction faite du délire, laisse beaucoup à désirer. Elle savait autrefois diriger son ménage avec économie.

L'état mélancolique qui a nécessité son internement à l'asile s'est établi par étapes successives et a commencé par une sorte d'abattement, de prostration, qui lui faisait rechercher l'isolement. Depuis deux ans déjà, elle éprouvait, à la suite des moindres marches, une sensation insurmontable de fatigue que venaient encore aggraver des souffrances liées à la présence d'un néoplasme dans la cavité abdominale. Cependant ses fonctions organiques suivaient leur cours à peu près régulier ; la menstruation elle-même n'avait pas été influencée par le néoplasme dont nous venons de parler ; elle était restée régulière. Aux soucis que lui occasionnait sa santé physique, à la crainte d'une intervention chirurgicale absolument nécessaire, vinrent bientôt s'ajouter des tracas causés par des pertes d'argent. La dépression s'est alors accentuée, des appréhensions maladives commencèrent à envahir son esprit. A la suite de contrariétés insignifiantes survenues avec des voisins, elle tomba dans une tristesse profonde et elle eut une période de recueillement pendant laquelle des interprétations délirantes s'organisèrent. En vain, on essaya un moment de lui procurer des distractions, de la faire voyager, de lui changer sa situation ; rien ne put enrayer sa disposition au délire. Bientôt, sans passer par la phase des hallucinations élémentaires de l'ouïe bien caractérisées, elle entendit des voix de nature injurieuse et menaçante, elle crut l'existence de son enfant compromise, elle l'appelait sans cesse, elle était convaincue que ses voisins la lui cachaient, la faisaient souffrir, etc. Une deuxième fois, on tenta d'éloigner de son esprit ces préoccupations délirantes, on la conduisit loin de l'endroit où son délire avait pris corps ; mais à la tristesse, l'anxiété succéda, avec cette agitation si spéciale et si difficile à calmer qui l'accompagne habituellement, et la séquestration devint une mesure urgente, impossible à éviter.

État mental à l'arrivée à l'asile. Quand la malade est soumise à notre observation, elle offre l'attitude des mélancoliques anxieuses, elle est sans cesse en mouvement, elle fait entendre des gémissements, elle paraît être en proie à un délire hallucinatoire des plus intenses, elle refuse d'une façon absolue la nourriture, terrorisée qu'elle est par des voix qui lui défendent de manger, alors même qu'elle est tourmentée par une sensation atroce de faim ; ne se croyant plus surveillée, elle dévore alors d'énormes morceaux de pain.

Ses hallucinations se poursuivent sans aucun répit et se compliquent d'illusions qui lui font voir tous les objets sous un aspect tout à fait anormal ; les feuilles lui paraissaient noires, les physionomies de personnes prenaient des airs grimaçants. Les troubles de la sensibilité avaient chez elle un caractère particulièrement pénible, se produisant tantôt sous forme de piqûres, de brûlures qu'elle attribuait à l'électricité, tantôt sous forme de tiraillements insupportables exercés sur ses joues, sur son nez, sur ses paupières. Des hallucinations psychomotrices contribuaient encore à augmenter son trouble; on la forçait à prononcer certains mots, certaines phrases. Des personnes de Chalon, de Mâcon, de Paris lui parlaient à la fois, la clouaient à la même place, lui imposaient par un fil une conversation que malgré tous ses efforts elle n'arrivait pas à rompre.

Pendant plusieurs mois, l'état mental ne se modifie pas. Les règles ramènent sans cesse une exacerbation du délire. Puis une rémission se produit brusquement vers le mois de janvier 1896, rémission incomplète, ainsi que le bulletin de santé suivant le constate :

« Amélioration, le sommeil est devenu paisible, l'appétit est satisfaisant, l'activité physique se réveille. Les hallucinations de l'ouïe persistent et provoquent parfois encore de l'agitation anxieuse. »

Le 6 février 1896, une rechute se produit, l'excitation est redevenue très vive. Malgré la plus vive insistance, la malade refuse de se soumettre à un examen gynécologique. La menstruation se fait irrégulière, comme à l'approche de la ménopause.

Le 16 mars, une nouvelle rémission est constatée dans l'état mental de la malade, qui se montre très régulière dans ses actes et a même jusqu'à un certain point conscience de sa situation passée. Cet état ne constitue toutefois qu'une accalmie passagère. Au moment des règles, le délire se réveille et se complique d'agitation anxieuse.

A la date du 16 avril, nous trouvons à son dossier le bulletin de santé suivant :

« La malade est reprise d'un délire très intense ; ses hallucinations anciennes sont revenues et ne lui laissent aucun répit. Continuellement, elle croit entendre la voix de son mari, elle est persuadée que tous ses parents sont à l'asile, elle dit entendre leurs cris, leurs gémissements, leurs appels désespérés. Ces perversions sensorielles la jettent dans un état d'angoisse extrême qui la rend très difficile à soigner. »

Le 20 avril, en raison de l'agitation croissante, les visites de la famille de la malade sont suspendues.

Le 5 juin, accalmie relative. Un examen gynécologique a révélé l'existence d'une tumeur fibreuse dont l'ablation est proposée et pratiquée le 29 juin.

L'état mental s'améliore rapidement après l'opération. Le 25 août, le bulletin de santé suivant est adressé à la famille :

« La malade est très calme et ne présente plus actuellement aucune idée délirante, aucune perversion sensorielle. La convalescence pouvant être activée par son retour au milieu des siens, le médecin en chef est d'avis de provoquer sa mise en liberté. »

Il adresse le même jour à M. le préfet de police un certificat de sortie ainsi conçu :

« Mme R... se trouve actuellement dans un état mental très satisfaisant.

« Les troubles intellectuels qu'elle présentait étaient probablement liés aux souffrances physiques qu'elle éprouvait sous l'influence d'une énorme tumeur abdominale. Depuis l'intervention chirurgicale (laparotomie) qu'il a été nécessaire de pratiquer, l'état mental s'est rapidement amélioré.

« J'estime, en conséquence, que cette malade, qui est redevenue absolument calme et dont la convalescence peut être activée par le retour dans sa famille, doit être mise en liberté. »

La malade quitte l'établissement le 1er septembre 1896. M. Picqué a revu la malade plusieurs fois en 1897 et 1898. La guérison s'est maintenue.

Obs. III (Service de M. Kéraval, maison de santé de Ville-Evrard). — *Manie aiguë. Prolapsus utérin. Hystéropexie. Guérison.* — B... (Jeanne), femme C..., quarente-sept ans, entre dans le service de M. Kéraval le 28 février 1891.

Chez elle la manie aiguë est caractérisée par une agitation incessante, une grande volubilité, des discours incohérents et des actes désordonnés. Cet état a duré sans interruption jusqu'au jour de la guérison opératoire.

L'hérédité de cette malade semble assez chargée, mais il est difficile d'obtenir à cet égard des renseignements précis de la part du mari. M. Kéraval s'est surtout rendu compte du passé par l'ensemble des renseignements fournis, bien plus que par la précision des détails.

Cette malade a, d'ailleurs, une fille de dix-huit ans, qui est peu développée au point de vue psychique et physique.

La crise actuelle serait la deuxième au dire du mari. La première a guéri spontanément par l'isolement dans une maison de santé. A son entrée dans mon service, je ne constate aucun signe physique de dégénérescence, mais je reconnais un prolapsus utérin très marqué et très facilement réductible. Il est impossible à maintenir, et d'autre part l'agitation de la malade ne permet pas de placer et de faire supporter un pessaire.

Cet état s'aggrave sans cesse. J'avais tout d'abord songé à la faire opérer pendant une période d'accalmie, mais, l'agitation persistant, je priai M. Picqué d'intervenir, à la demande expresse de la famille. Le chloroforme a été relativement facile et très facilement supporté, malgré l'agitation extrême de la malade. Il a fallu néanmoins lui placer une camisole avant de procéder à la chloroformisation.

M. Picqué pratiqua l'hystéropexie, qui ne présenta rien de particulier.

Dès la cicatrisation de la plaie opératoire, la guérison survint brusquement et la malade rentra dans sa famille.

Note de M. Picqué. — La malade occupait à la maison de santé une cellule capitonnée : elle avait près d'elle constamment plusieurs infirmières. Je dus littéralement l'examiner à la course, la malade se sauvant dès que je pratiquai le toucher. Je fus absolument surpris de voir le calme renaître dès l'opération. chez une femme agitée depuis plus d'un an, sans rémission aucune.

Elle put me parler raisonnablement dès le deuxième jour. J'ai vu son médecin dix-huit mois après l'opération. La guérison avait persisté. Je n'en ai plus eu aucune nouvelle depuis cette époque.

Sa sortie de l'asile date du 27 février 1892.

Obs. IV (Service de M. le Dr Febvré). — *Dépression mélancolique Endométrite cervicale. Amputation du col. Guérison.* — Mme F... (Aimée), âgée de trente ans, ménagère, entre le 27 mai 1898.

Antécédents héréditaires. — Nuls.

Antécédents personnels. — Réglée à quatorze ans, et bien régulièrement jusqu'à son mariage (1890). Depuis elle a quatre enfants, ses couches ont été normales. Mais depuis la naissance de son dernier enfant (septembre 1897), que d'ailleurs elle nourrit, elle souffre dans le ventre et les lombes, a de très fréquentes pertes de sang. A l'occasion de ces pertes, Mme F... abuse de vulnéraire et de cognac. En même temps que les troubles génitaux, sont apparus les troubles mentaux caractérisés par un état de dépression mélancolique avec illusions, interprétations délirantes, idées de jalousie et de persécution. La malade est internée à la suite d'une tentative de suicide. Elle présente, au moment de son admission, des contusions qu'elle s'est faites en se jetant dans un puits.

L'examen gynécologique est pratiqué le 2 août 1898. On trouve un petit utérus en antéflexion légère; rien aux annexes ; le col est volumineux; il existe une hypertrophie des deux lèvres, surtout de la postérieure. L'amputation du col est pratiquée le 10 août. Sous l'influence de cette opération, les hémorragies cessent, les douleurs disparaissent, les règles s'installent régulièrement. L'état mental suit parallèlement l'amélioration génitale. Les idées de suicide et les idées de persécution ont disparu ; la malade n'a plus le sentiment de tristesse et d'impuissance qui la poursuivait continuellement. Au contraire, elle est gaie et travaille avec zèle et avec goût. Elle attribue son amélioration à la disparition de l'obsession continuelle que provoquaient ses métrorragies.

Le 8 *octobre* 1898, le Dr Febvré rédige le certificat : « Atteinte de lypémanie suicide, se trouve depuis deux mois dans un état de lucidité complet, a repris son activité et ses forces et peut être conséquemment rendue à son mari qui la réclame. »

Obs. V (Service de M. le Dr Febvré). — *Lypémanie chronique. Endométrite cervicale. Amputation du col. Guérison.* — Mme R... (Pauline), âgée de quarante-deux ans, couturière, entre dans le service du Dr Febvré, le 8 avril 1898, avec le certificat : lypémanie chronique, délire, hallucinations génitales très intenses — on lui brûle, on lui arrache la matrice, — et très pénibles, entraînant un état d'irritabilité avec tendances dangereuses. »

Antécédents héréditaires. — Père mort de variole hémorragique à soixante et onze ans ; mère rhumatisante morte à soixante-quinze ans : pas d'antécédents névropathiques.

Antécédents personnels. — Fièvre typhoïde à vingt et un ans. Réglée à treize ans, et dès lors régulièrement. Trois accouchements normaux spontanés, sans accidents ; le dernier, il y a dix ans.

La malade se plaignant de douleurs abdominales, de leucorrhée, on l'examine au point de vue génital : rien dans les annexes, lèvre antérieure du col volumineuse; lèvre postérieure ulcérée ; prolapsus utérin accompagné de rectocèle et de cystocèle légers ; hystérométrie, 7 centimètres et demi.

En août 1898, la malade est toujours dans le même état d'esprit, elle reste sous l'influence d'un délire hallucinatoire très intense ;

elle continue à faire résistance à tout, ne veut même pas recevoir son mari. M. le Dr Picqué lui fait une amputation du col suivie d'un curettage qui ramène de nombreuses fongosités.

23 *décembre* 1898. — La malade est très calme, très régulière dans ses actes, elle a conscience de sa situation passée. On lui accorde un congé de huit jours. — 2 *janvier* 1899. On prolonge le congé de huit jours. Pendant ce temps, elle a ses règles. — 18 *janvier*. On délivre le certificat de sortie.

Elle revient fin janvier en visiteuse. L'état mental et général sont très bons.

Obs. VI (service de M. Febvré). — *Dégénérescence mentale. Endométrite cervicale. Guérison du délire après l'opération.* — Mme J. B..., âgée de trente-quatre ans, sans profession, entre dans le service du Dr Febvré, avec le certificat suivant le 4 juin 1897 : « Est atteinte de dégénérescence mentale, avec excitation très vive, idées de persécution, de grandeur, de suicide, hallucinations, illusions, impulsions, obsessions. »

Hérédité maternelle. — Réglée à onze ans et régulièrement jusqu'à son mariage, dix-sept ans. Depuis lors, dysménorrhée très nette. Elle a eu 7 enfants et fait 2 avortements. Des 7 enfants, 4 sont morts, dont 3 de méningite. Le premier accouchement a été suivi de fièvre ; au dernier (juillet 1896), elle s'est levée le deuxième jour.

En avril 1898, on constate encore que la malade est sous l'influence d'une tristesse profonde; elle a des frayeurs, de l'anxiété, des appréhensions, elle est prise d'un tremblement généralisé au moindre bruit ; elle se désespère et des idées de suicide commencent à revenir. A ce moment, en outre, l'état général de la malade était mauvais, elle avait un grand sentiment de faiblesse et des tendances à la syncope. Ses règles étaient toujours extrêmement douloureuses, survenaient avec des retards de deux ou trois semaines et s'accompagnaient de véritables métrorragies ; plusieurs fois elle a même eu à ces moments-là des nausées et des vomissements. L'examen gynécologique révèle un gros utérus en antéflexion, une ulcération sur la lèvre antérieure du col. Pas de lésions annexielles.

Le 7 septembre, M. Picqué fait un curettage qui ramène beaucoup de fongosités.

En octobre, l'état général est très satisfaisant, l'état mental également, si bien que les derniers jours du mois, elle est rendue à son mari qui la réclame.

Obs. VII (service de M. Febvré). — *Débilité mentale. Endométrite cervicale. Guérison du délire après l'opération.* — F.... femme T..., née dans la Nièvre, en 1855.

Antécédents héréditaires. — Nuls.

Antécédents personnels. — Pas de maladies générales, goitre peu volumineux.

Réglée à treize ans, trois enfants ; le premier aurait dix-neuf ans, le dernier, une fille, a quinze ans.

La première couche a été pénible, et, depuis, la malade a toujours plus ou moins souffert du ventre. Mais l'état génital ne s'est aggravé que dans l'année 1898.

Maladie mentale. — En 1881, à la suite d'un grave accident survenu à son mari, et alors qu'elle nourrissait son premier enfant, premier internement de sept mois. Pas de renseignements.

En 1896, à la suite de la naissance de son second enfant, elle est internée à nouveau. Elle est alors atteinte de débilité mentale avec excitation presque continuelle, idées de persécution, hallucinations de l'ouïe, de la vue. Erotisme et mysticisme. Appoint alcoolique. Elle est transférée à l'asile de Begard, d'où elle ne tarda pas à sortir.

En juillet 1898, la malade a une rechute qui coïncide encore avec un grand chagrin (maladie grave du dernier enfant qui lui reste). Elle présente une grande excitation avec idées de persécution, jalousie morbide, désordres dans les actes, hallucinations, illusions.

De juillet à septembre, la malade reste très excitée, veut s'évader, dérobe de l'argent et de menus objets à ses voisines. En septembre, en même temps que les désordres génitaux s'exagèrent, des idées hypocondriaques se surajoutent au délire précédent ; la malade reste absolument inactive, son état général devient mauvais, elle pâlit et maigrit.

Novembre. — Examen gynécologique par M. Picqué. Utérus en antéflexion légère. Rien d'appréciable dans les annexes. Col gros et violace. Déchirure transversale à droite. Opération le 25 novembre 1898.

Curettage et amputation du col. Peu de fongosités dans la cavité utérine.

25 décembre 1898. — État physique satisfaisant, disparition des préoccupations hypocondriaques ; le délire est moins intense.

25 février 1899. — État général très bon. Le délire a totalement disparu. Elle travaille avec zèle et avec goût.

5 mars 1899.— L'état général de la malade est très bon, elle a engraissé. L'état mental est également aussi bon que possible, plus de délire, plus d'idées hypocondriaques. Elle se trouve heureuse de ne plus souffrir et elle attend avec patience sa sortie qui serait accordée, si le mari — détourné par ailleurs — n'y mettait obstacle. Sortie après nouveau certificat établissant que le maintien à l'asile n'est plus justifié.

OBS. VIII (service de M. le Dr FEBVRÉ). — *Débilité mentale. Staphylome cornéen. Énucléation. Guérison du délire.* — V... (Pauline), âgée de trente-huit ans, célibataire, sans profession, entre à Ville-Evrard, dans le service du Dr Febvré, avec le certificat suivant, le 6 juin 1898 : « Atteinte d'affaiblissement intellectuel avec agitation anxieuse, mobilité, cris, terreurs, insomnie absolue. Prévention de vagabondage. Héméplégie faciale droite. Embarras gastrique.

Au cours du mois de juin, on remarque « une altération profonde et grave de l'état physique, séjour au lit prolongé.

M. Picqué constate un staphylome cornéen « cornée encore un peu transparente, bosselée, vision abolie; pas de douleur ». Ophtalmie sympathique au début.

Énucléation d'après le procédé classique.

Elle est transférée à Dun-sur-Auron, le 26 janvier 1899, avec le certificat suivant : « Pour un délire mélancolique compliqué d'agitation anxieuse, de mutisme; est redevenue très active, n'accuse aucune souffrance, aucun vertige, aucune idée délirante depuis l'ablation de l'œil ; serait toutefois incapable de subvenir aux besoins de son existence. »

OBS. IX (Service de M. FEBVRÉ). — *Dégénérescence mentale avec délire mélancolique. Kyste vaginal. Guérison après opération.* — Mme P..., âgée de trente-deux ans, ouvrière en couronnes, entre dans le service du Dr Febvré avec le certificat : « est atteinte de dégénérescence mentale et délire mélancolique. Hallucinations visuelles et auditives terrifiantes. Agitation par intervalles. Idées de suicide. Excès alcooliques. »

Réglée à douze ans, avec régularité, mais avec douleurs assez vives. Elle a eu quatre accouchements normaux et une fausse couche. Pendant sa dernière grossesse, elle a reçu un coup de pied dans le ventre. Pointe de hernie crurale gauche. L'examen révèle un kyste vaginal d'origine wolfienne, implanté à droite ; il est translucide et fait saillie à la vulve, présente la grosseur d'une noix.

Le Dr Picqué tente la dissection sans ouverture préalable ; mais la paroi cède, il s'écoule un liquide blanc visqueux ; il résèque alors aux ciseaux toute la paroi du kyste qui est libre et décolle celle qui est adhérente :

Le 12 octobre, l'état local est très satisfaisant ; de même l'amélioration de l'état mental va en augmentant ; les conceptions délirantes ont disparu progressivement.

Le 28 décembre elle est mise en liberté.

Obs. X (Service de M. le Dr Febvré). — *Mélancolie aiguë. Endométrite cervicale. Guérison après opération.* — H..., vingt-cinq ans, employée, entre, le 26 août 1898, dans le service de M. Febvré qui rédige le certificat suivant : « Est atteinte de mélancolie aiguë, avec des idées hypocondriaques de culpabilité, de suicide. Tentative de suicide par précipitation. Réglée à quatorze ans, toujours régulièrement, sauf aménorrhée à l'âge de dix-sept ans. Accouchement normal en 1894. La malade a aussi une leucorrhée continue avec douleurs abdominales. »

A l'examen, M. Picqué constate tous les signes d'une vaginite intense et totale. Le col est gros : la lèvre postérieure ulcérée. L'utérus est petit, en antéflexion légère et antéversion complète. Il n'existe aucune lésion notable dans les annexes ; néanmoins, on perçoit de la douleur à la pression. On constate encore une fracture probable du calcanéum et une cyphose dorso-lombaire congénitale.

Sous l'influence du traitement ordinaire, la vaginite a beaucoup diminué.

M. Picqué pratique l'amputation du col. Le résultat opératoire est excellent.

Résultats au point de vue mental (note fournie par M. Pelas, interne du service le 28 mars 1899. Registre statistique, 1899). L'amélioration de l'état mental a été légère et lentement progressive au début, mais aujourd'hui les idées hypocondriaques qui avaient provoqué l'éclosion des idées de suicide ont complètement disparu. De même ont disparu les idées de culpabilité. Plus de dépression des facultés. Plus de tristesse. État normal : la malade est gaie : elle parle. Elle est satisfaite, enchantée de son opération. La mélancolie aiguë a complètement disparu. Absence complète de conceptions délirantes. (Note confirmée par le médecin-chef.)

Obs. XI (Service de M. le Dr Febvré). —*Dépression mélancolique Énucléation de l'œil. Convalescence mentale. Endo-*

métrite. Guérison après deux opérations. — Miss R... (Georgina), âgée de trente-cinq ans, institutrice. Entrée le 4 août 1897 dans le service du Dr Febvré avec le certificat suivant : est atteinte de dépression mélancolique, avec idées de persécution dirigées contre une de ses tantes, qui lui refuse un pardon imploré depuis de nombreuses années ; tentative de suicide par submersion. A déjà été soignée dans un asile d'aliénés.

Antécédents héréditaires. — Le père s'est tué à quarante-sept ans. Mère inconnue et mystérieuse, venant voir sa fille en se présentant comme une tante.

Antécédents personnels. — Rougeole. Migraines. Rhumatisme cérébral. Réglée à dix-neuf ans. Élevée en France dans un couvent. Institutrice. Accident de lawn-tennis, où elle perd un œil. Excentricités, abus d'éther et d'alcool, idées de grandeurs. Est internée cinq mois à Villejuif, en octobre 1895.

Décembre 1896. — Fausse couche de six mois ; depuis lors métrorragies, leucorrhés, douleurs abdomino-lombaires. A ce moment déjà, douleurs oculaires. Abus d'alcool et d'éther. C'est dans ces circonstances qu'elle entre, en août 1897, chez le M. le Dr Febvré.

Septembre 1897. — Toujours idées de suicide.

Octobre 1897. — Même état mental et violentes douleurs oculaires.

Novembre 1897. — Des troubles génitaux viennent se surajouter. Impossibité d'examiner la malade. L'état mental paraît s'aggraver.

7 janvier 1898. — Les douleurs oculaires étant intolérables, le Dr Picqué pratique l'énucléation.

Février 1898. — Les douleurs de tête ont disparu. Idées mélancoliques moins prononcées. L'état génital est toujours le même. Ne veut pas se laisser examiner.

De *février à août 1898.* — L'état mélancolique s'améliore avec exacerbation au moment des règles. En juillet, vomissements incoercibles.

En *août.* — Examen gynécologique : utérus gros en antéflexion légère. Col volumineux, laisse échapper beaucoup de mucus : rien aux annexes. Le curettage pratiqué le 3 août 1898 ramène beaucoup de fongosités.

Octobre 1898. — L'état général de la malade est toujours mauvais. La moindre émotion, la moindre contrariété ramènent le découragement et les crises gastriques. Son impressionnabilité est extrême.

Novembre 1898. — Bonne période, tant au point de vue mental que physique.

Décembre 1898. — Des questions d'intérêt éveillent encore son irritabilité nerveuse ; néanmoins, bon état général.

23 décembre. — Bon état mental et physique. Elle rentre chez un ami à Paris.

Obs. XII (Service de M. Briand.) — *Imbécillité simple, Délire surajouté, Kyste ovarique. Amélioration après opération.* —P..., âgée de quarante-trois ans, entre à l'asile des aliénés de Villejuif, dans le service de M. le Dr Briand, le 5 mai 1884, quelques jours après l'ouverture de l'asile, venant de Ville-Evrard avec le diagnostic d'imbécillité simple ; incapacité de se diriger et de pourvoir à ses besoins. Prognathisme inférieur ; blésité ; idées ambitieuses absurdes.

A l'arrivée de la malade à Villejuif, on constate la présence d'une tumeur abdominale peu développée, globuleuse, indolente, et ne donnant lieu à aucune réaction. Au bout de trois mois, le corps entier se couvre d'une éruption d'aspect érythémateux. Le volume du ventre s'était accru rapidement par la production d'un épanchement péritonéal. En même temps, la malade était tombée dans un état de demi-stupeur.

En cinq mois, huit ponctions abdominales sont pratiquées, donnant chacune en moyenne dix à douze litres d'un liquide clair, jaune citrin, contenant des flots d'albumine.

Au point de vue mental, après chaque ponction, la malade était moins déprimée.

Or, cette atténuation de l'état mélancolique de la malade a été constaté après chacune des huit ponctions qui ont été pratiquées. Ce ne pouvait donc être une coïncidence, et l'on ne pouvait attribuer au hasard le réveil des facultés intellectuelles consécutif à chaque ponction.

Le 15 novembre, la malade entre à l'hôpital Broca, dans le service de M. le Dr Pozzi, qui pratique, avec l'aide de M. Picqué, l'ablation d'un volumineux kyste de l'ovaire. P... reste dans le même état de demi-stupeur.

Mais, pendant la convalescence de l'opération, les facultés intellectuelles se réveillent ; la malade sort de son mutisme habituel et parle d'une manière assez sensée aux infirmières, pour que celles-ci puissent croire à une guérison complète.

En réalité, l'état d'imbécillité antérieur persistait ; mais l'état de vésanie mélancolique, qui s'était développé parallèlement à l'évolution de la tumeur, avait cessé après l'ablation de celle-ci. D'ailleurs, on ne pouvait chercher dans l'état physique de la malade une cause à ses préoccupations mélancoliques. P... était une imbécile, et l'arrêt de développement de ses facultés intellectuelles affirmait chez elle une absence complète de préoccupation mélancolique au sujet de son état physique.

OBS. XIII (Service de M. FEBVRÉ). — *Dégénérescence mentale. Délire mélancolique surajouté. Endométrite. Amélioration après opération.* — Mme V.., femme C..., âgée de quarante-deux ans, entre, le 18 décembre 1897, dans le service du Dr Febvré, qui fait le certificat suivant : « Est atteinte de dégénérescence mentale avec délire mélancolique, idées de persécution et de suicide, hallucinations auditives, impulsions, obsessions. »

Antécédents personnels. — Cette malade a été réglée à dix-sept ans, régulièrement. Elle a eu deux enfants. Actuellement elle accuse des douleurs lombo-abdominales et des métrorragies. En janvier, son état mental subit une rémission. En avril, avec une exacerbation de l'état général, l'état mental redevient mauvais; par moments, la malade se livre à des accès de violence.

En août, l'examen gynécologique révèle un utérus mobile, bosselé sur sa face postérieure ; rien aux annexes.

Le curettage, pratiqué dans le courant du mois, permet de constater que l'utérus est très dilaté et plein de fongosités.

La malade se montre très satisfaite de son amélioration physique. Mais, le 24 septembre, son attitude, ses gestes prouvent qu'elle est encore sujette à quelques hallucinations. En octobre, la malade est très calme, très régulière dans ses actes, mais conserve quelques scrupules religieux, quelques hallucinations; mais ces illusions n'ont plus de caractère pénible et ne provoquent plus comme autrefois de l'irritabilité. Le 20 octobre, elle est réclamée par son mari ; on la laisse sortir avec le certificat suivant :

« Mme V... n'est pas guérie, elle a encore des scrupules, des hallucinations de l'ouïe, des mouvements de vivacité. Aussi j'estime que momentanément elle doit être mise à l'abri de toute contrariété et de toute inquiétude. Je conseille à son mari de ne pas faire immédiatement revenir ses enfants près d'elle.

OBS. XIV (Service de M. le Dr FEBVRÉ). — *Paralysie générale. Délire surajouté. Endométrite cervicale. Rémission après opération.* — Mme H... entre dans le service du Dr Febvré avec le diagnostic paralysie générale, le 22 octobre 1897.

On constate des troubles du langage, de l'inégalité pupillaire, des erreurs de mémoire, de l'inertie, du gâtisme.

Réglée à quinze ans, mariée à seize ans, un accouchement normal.

Le 23 mars 1898, elle se plaint d'aménorrhée datant de cinq mois, de leucorrhée et de douleurs abdominales. L'examen gynécologique révèle un utérus et ses annexes normaux ; le col est un peu gros, mais ulcéré sur ses deux lèvres. Le 29 juin, M. Picqué pratique l'amputation du col.

A la suite de l'opération, la malade se montre satisfaite de la disparition de ses pertes et des douleurs abdominales ; en même temps, on constate une rémission au point de vue mental. L'affaiblissement de la mémoire et des facultés intellectuelles existe toujours, mais la malade a conscience de ses actes, peut se conduire, se diriger, subvenir à ses besoins ; toujours pas de conceptions délirantes, peut-être quelques idées de satisfaction.

Novembre 1898. — Quelques vols sont commis par la malade. La paralysie générale reprend sa marche progressive.

Obs. XV. (Service de M. Febvré). Résumé, Soc. méd. psychol., 1892). — *Débilité mentale. Délire polymorphe surajouté. Kyste et fibrome utérin. Amélioration après opération.* — La nommée C..., femme S..., âgée de trente-neuf ans, est entrée à l'asile de Ville-Evrard le 26 septembre 1890, après un séjour d'un an à l'asile de Villejuif et un mois de liberté dans sa famille. Les renseignements sur ses antécédents héréditaires et personnels font presque totalement défaut. Toutefois, des stigmates physiques de dégénérescence se remarquent : le visage est asymétrique, les oreilles sont mal ourlées, les lobules en sont déchiquetés comme chez certaines personnes scrofuleuses ; dans l'ordre psychique, outre un délire polymorphe, on observe un certain degré de débilité mentale. De l'hérédité, nous ne savons qu'une chose, c'est que le père de la malade est mort d'une affection tuberculeuse.

Des habitudes alcooliques invétérées sont venues, par la suite, augmenter la prédisposition à l'aliénation mentale et se sont signalées par des bouffées de délire toxique avec accès maniaques et retentissement fâcheux sur l'organisme.

L'état mental, au moment de l'arrivée à l'asile, peut être ainsi caractérisé : délire alcoolique en voie d'atténuation, greffé sur un état d'infériorité intellectuelle et constitué par des hallucinations de l'ouïe, de la vue, du goût, de la sensibilité générale et viscérale, par la persistance de signes somatiques d'alcoolisme, tels que tremblement des lèvres et des mains, malaises gastriques, sentiment de faiblesse dans les membres inférieurs.

Les conceptions délirantes de persécution sont surtout très accusées; la malade prétend que Saint-Anne (l'asile) la persécute, qu'on s'entend avec un Italien qu'elle a dans le ventre. Son mari est, dit-elle, tourné par les femmes, il la frappe.

Les hallucinations de l'ouïe sont des plus intenses : les voisins, surtout une femme qui demeurait au second, la suivaient par leurs voix; on disait : « Montez-moi un revolver. » Carnot lui a dit que son cœur était pourri.

La croyance des influences occultes est chez elle absolue; « elle a compris que la physique, que le commissaire de police était avec sa persécutrice ». Les illusions de la vue s'ajoutent à ces troubles multiples; « elle a vu le président de la République chez des marchands de vin, elle l'a reconnu d'après son portrait ». Des altérations de la personnalité surviennent ensuite : « quatre Italiens sont maintenant dans son ventre » : elle entend leurs voix qu'elle qualifie les unes de *bonnes*, les autres de *mauvaises*; deux Italiens, ceux de droite, sont pour le mari, les deux de gauche sont pour elle. Ils lui agrandissent la bouche, ils lui changent la tête, ils lui ont mis une tête d'homme en dedans de la sienne; elle n'a plus ses yeux. Ils voudraient tout lui changer; ils substituent à ses organes de femme des organes d'homme. Parfois les hallucinations du sens génital deviennent encore plus manifestes; elle prétend alors que les quatre Italiens la prennent de force, qu'ils la violent l'un après l'autre, qu'ils laissent des traces ignobles sur sa chemise, qu'elle sort de ces odieux attentats complètement exténuée. Les hallucinations de la sensibilité générale et de la vue ne sont pas moins évidentes : il y a toujours un Italien qui veille à ses côtés, elle sent ses mains sur ses épaules, sur son ventre, il lui montre une tête grimaçante pendant qu'elle mange.

Enfin les idées de grandeur apparaissent; elle est connue de tout Paris. On l'avait électrisée en 1882 et Paris l'a su; tous les journaux parlent d'elle.

Le délire s'est ainsi poursuivi jusqu'au mois de juillet, laissant entrevoir à bref délai un affaiblissement progressif des facultés intellectuelles, entrecoupé d'accès maniaques au moment des règles qui étaient signalées par des ménorragies redoutables, nécessitant l'emploi d'hémostatiques. L'examen des organes pelviens, tant par le toucher vaginal que par la palpation et la percussion abdominales, avait permis de reconnaître, depuis plusieurs mois déjà, la présenee de deux tumeurs, dont l'une était à gauche, dans la région ovarienne, empiétant déjà sur la ligne médiane et le côté droit, dépassant l'ombilic de deux travers de doigt, tumeur peu mobile, fluctuante et offrant les apparences d'un kyste fortement enclavé dans le plancher pelvien, adhérent à l'utérus ; dont l'autre venait faire saillie à travers le col utérin, sous forme d'une masse blanchâtre, mamelonnée, presque exsangue, à bords circulaires, du volume d'une mandarine, s'étalant en dehors des lèvres du col et étranglée à sa base qui donnait naissance à un pédicule traversant le canal cervical.

En raison de l'état d'émaciation de la malade épuisée par des pertes périodiques d'une extrême abondance, une double intervention chirurgicale fut décidée et eut lieu le 5 juillet.

La première opération consista dans l'énucléation du corps fibreux.

La deuxième en l'ablation d'un kyste inclus dans le ligament large.

L'opération amena la disparition de toutes les perversions sensorielles de la sphère génitale.

La malade n'a plus d'Italiens dans le ventre, ni à droite ni a gauche ; elle a repris ses attributs féminins, elle n'est plus l'objet de souillures infâmes, elle n'a plus personne à ses côtés pendant son sommeil, elle ne sent plus aucun contact ; les illusions du goût ne se produisent plus.

Obs. XVI (Malade du service de M. le Dr Briand, à Villejuif). — *Délire de persécution. Fibrome utérin. État stationnaire après opération.* — T... (Célestine), trente-quatre ans, est entrée à l'asile de Villejuif le 10 février 1896.

Antécédents héréditaires. — Père et mère se portent bien. Sa sœur passe pour être un peu négligente (?)

Les autres membres de la familles jouissent d'une excellente santé. (Renseignements donnés par le médecin de la famille.)

Antécédents personnels. — Pas de renseignements sur son passé.

Nous savons seulement qu'elle était douce, bonne, raisonnable et travailleuse ; aimait beaucoup sa famille, ses père et mère.

Histoire de la maladie. — Le début de la maladie remonte à un an. A cette époque (1895), elle était éprise d'un jeune homme de son pays ; elle lui écrivait souvent et lui demandait de l'épouser; elle est allée même plusieurs fois chez lui. La famille ne comprenait rien à ce dévergondage et a commencé à croire qu'elle avait l'esprit troublé. C'est à ce moment-là qu'on a remarqué que son ventre grossissait. Au début, sa sœur croyait qu'elle était enceinte.

Le Dr Régis (de Bordeaux), qui l'examine, constate l'existence d'une tumeur abdominale.

A la même époque, Mlle Célestine devient bizarre, son caractère change ; elle, si douce et si bonne, ne veut plus voir personne de sa famille, surtout sa mère. Au moment de ses règles, elle devenait insupportable, énervée, et quelquefois avait des crises de larmes, des attaques hystériformes.

Elle avait de plus des idées de persécution, mais ses persécutions sont d'une nature érotique ; le commissaire de police et d'autres individus viennent dans sa chambre toutes les nuits pour la violer.

A la fin de l'année (1895), elle devient amoureuse du commissaire de police ; mais « honnête fille » comme elle était, elle voulait plutôt se marier ; aussi écrivait-elle des lettres au commissaire et l'accusait de venir chez elle nuitamment. Le commissaire fait prévenir la famille. On l'interne une première fois à l'asile de Picon. La tumeur abdominale grossissait toujours. Le père fait sortir la malade au bout de deux mois ; elle n'était pas du tout guérie, ni même améliorée. Elle avait toujours des idées de persécution et, de temps à autre, des hallucinations de l'ouïe : on lui parlait derrière les murs. Le Dr Régis avait conseillé à la famille de la faire opérer ; mais elle ne voulait subir aucune opération.

Un beau jour, lasse de voir que le commissaire ne voulait pas l'épouser, elle vient à Paris pour faire des démarches afin de se faire épouser de force par lui. En arrivant à Paris, elle achète un revolver pour le tuer s'il persiste dans son refus, et pour empêcher ses ennemis d'entrer dans sa chambre, où on la violait chaque nuit. Sa sœur vient à Paris pour la rejoindre et la faire opérer. Internement (1896).

État de la malade, au moment de l'internement. — C'est une femme de petite taille, maigre, brune. Légère asymétrie faciale. Cause très bien, très bonne mémoire. Très malicieuse et méfiante. Jamais de contradiction dans ses réponses. Elle nie avoir été à l'asile de Picon. Pourquoi l'a-t-on mise dans un asile ? elle n'est pas folle. Dieu merci, elle a toute sa raison. C'est sa sœur qui est une vraie folle ; c'est elle qu'on devrait interner ! Si elle a acheté un revolver, c'était pour se défendre.

Février. — M. Picqué l'examine ; elle ne se résigne que très difficilement à laisser faire un examen très superficiel. Diagnostic : fibrome de l'utérus. Mlle Célestine ne veut pas qu'on l'opère, elle n'a pas besoin d'opération, elle n'est pas malade ; mais elle avoue qu'elle ne veut pas se faire opérer, parce qu'elle a peur de l'opération ; l'on s'endort, nous dit-elle, mais l'on ne se réveille pas. « Je ne conteste pas l'adresse des médecins, mais il y en a tant qu'on opère et qui ne se réveillent pas. Et puis ma vie n'est pas en danger ; au contraire, c'est parce que j'y tiens trop que je ne veux pas me faire opérer. »

Jusqu'au moment de l'opération, la malade n'a eu aucune hallucination. La sensibilité générale est normale.

4 mars 1896. — Opérée par le Dr Picqué, avec l'*autorisation écrite par la famille.* Fibrome de l'utérus pesant 2 kilogrammes. Suites très simples.

Elle se laisse faire ses pansements sans aucune difficulté. Maintenant qu'elle est opérée, elle a tout intérêt à se laisser faire.

Pendant tout le temps de sa convalescence, elle a été très douce, ne parlant plus de persécutions ; souvent souriante, demandant si elle allait sortir. Elle lisait aussi quelquefois dans la journée.

Mais ce calme relatif est de courte durée.

A peine debout, elle devient de nouveau persécutée : sa sœur, qui l'a fait maintenir à l'asile, est commandée par un magistrat, lequel, pour faire plaisir à une de ses cousines, veut la faire passer pour folle.

Un jour, pendant qu'elle était encore à l'infirmerie, elle demande à la veilleuse de la réveiller si on vient la chercher pendant la nuit, et de ne pas la laisser dormir comme la veille pendant qu'on l'attendait.

Mai. — Elle commence à incriminer les infirmières, les insulte, et même, une fois, les frappe.

Toute la journée, elle reste inactive, sans lire ni travailler, écrit seulement quelques lettres à son père ou au magistrat. Passée au quartier des agitées.

Là pour la première fois, nous dit-elle, depuis son entrée, elle a entendu, la nuit, la voix de son neveu qui lui disait. « Tante, je souffre beaucoup. » Depuis ce jour, tous les matins, elle nous dit avoir entendu la voix de telle ou telle personne de sa famille.

Au mois de juin, aux hallucinations de l'ouïe, s'ajoutent les hallucinations de la vue et de la sensibilité générale : elle a vu ce matin à cinq heures, M. le docteur qui se promenait mélancoliquement dans les corridors. Elle a vu aussi M. le directeur et d'autres personnes. On cherche à l'empoisonner ; elle refuse de manger, mais n'insiste pas longtemps ; et deux jours après, elle prend les aliments qu'on lui donne.

12 juillet. — Très agitée, elle a cassé des carreaux.

19 juillet. — Certificat pour transférement.

« Dégénérescence mentale avec hallucinations, troubles de la sensibilité générale, et prédominance d'idées de persécution. » Tendances ambitieuses. Peut être transférée. »

Obs. XVII (Maison de santé, M. Kéraval). — *Vésanie hystérique. Fibrome utérin. État stationnaire après opération.* — Mme M... (Pauline), femme D..., trente-neuf ans. La malade a fait son premier séjour à l'asile du 27 mars 1889 au 26 juin 1889. Elle rentre dans le service de M. Kéraval (Maison de santé de Ville-Evrard) le 1er juin 1890.

Dans le certificat médical d'entrée, le médecin déclare qu'en 1882, la malade a présenté une mélancolie consécutive à l'allaitement (délire d'épuisement des Allemands). Durée : six mois, guérison spontanée.

Depuis cette époque, la malade a eu, à plusieurs reprises, quelques troubles cérébraux analogues aux précédents et coïncidant toujours avec son état de santé précaire (névralgie précordiale, courbature générale, dépression presque absolue des forces.)

Les désordres cérébraux ont été toujours en angmentant, se compliquant de crises nerveuses qui ont nécessité son internement, d'autant plus que des idées de suicide s'étaient manifestées à diverses reprises et qu'il devenait urgent de mettre cette malade dans l'impossibilité d'attenter à ses jours. Il est de nouveau nécessaire de l'interner.

Certificat de vingt-quatre heures du Dr Febvré : excitation intellectuelle, hallucinations et illusions multiples. Altération des sentiments affectifs. Troubles névropathiques variés. Paraît présenter la plupart des symptômes de la folie circulaire.

Certificat de quinzaine du Dr Febvré : excitation avec impulsions, menaces, désordres dans les actes. Altération très profonde des sentiments.

27 mars 1889. — Loquacité maladive, discours à perte de vue sur sa situation antérieure, qui ne sont que le reflet d'anciennes hallucinations ou illusions.

L'affection mentale, comme dans certaines formes circulaires d'aliénation, est caractérisée par un certain degré d'altération des sentiments affectifs et se complique de troubles multiples de nature hystérique. Constipation opiniâtre.

5 avril 1889. — La malade paraît calme.

12 avril 1889. — Pertes utérines très abondantes. Fibrome utérin.

16 avril 1889. — Faiblesse générale. Pâleur. Petitesse du pouls, occasionnée par les métrorragies, qui persistent malgré le tamponnement, à cause de son état d'excitation.

18 avril 1889. — Amélioration physique et mentale. Puis l'agitation reprend et les pertes reparaissent, quoique moindres.

26 avril 1889. — Santé physique excellente. L'agitation diminue.

6 mai 1889. — La malade est calme ; actes réguliers et raisonnables ; l'altération des sentiments affectifs persiste. Ventre souple et indolore. Constipation moins opiniâtre. Sommeil naturel. La faiblesse a disparu.

10 mai. — Règles régulières et santé physique bonne.

17 mai. — La malade continue à bien aller et la menstruation est normale.

24 mai. — Santé physique et mentale parfaite.

14 juin. — Guérison. La malade désire vivement sortir et surtout, dit-elle, trouver au dehors des conditions plus favorables à sa parfaite santé, afin de ne pas *retomber malade* (textuel). Si ce malheur lui arrivait (c'est toujours elle qui parle), elle reviendrait avec plaisir se faire soigner à Ville-Évrard.

Sortie guérie le 26 juin 1889.

Second séjour à l'asile, du 1er juin 1890 au 31 juillet 1892.

Rentrée le 1er juin 1890. Cette fois, manifestation des plus nettes de l'hystérie convulsive avec troubles intellectuels caractéristiques, exagération d'actes et de propos, exaltation, excitation, allures emphatiques (certificat Kéraval). — Certificat de quinzaine (Kéraval), même état.

Plaques d'anesthésie disséminées à droite. Analgésie complète à gauche. Fibrome utérin. Pas d'autres anomalies physiques. Conservation du sens chromatique et du champ visuel.

3 juin. — Très grande excitation. Propos et gestes exagérées, emphatiques ; menaces d'une grande attaque. Santé physique bonne.

6 juin. — Mobilité incohérente de l'humeur ; a besoin de faire beaucoup de bruit ; écrit sans cesse ; factums incohérents ; idées exagérées.

10 juin. — L'excitation hystérique est toujours très grande. Santé physique parfaite.

13 juin. — Menstruation régulière.

20 juin. — Attitude passionnelle propre aux hystériques.

27 juin. — Grimaces, pétulance emphatique ; gestes et allures désordonnés ; violences.

8 juillet. — Délire semi-conscient, produit par des conceptions bizarres.

11 juillet. — Atténuation.

1er août. — Toujours agitée, quoique à un moindre degré depuis ses règles.

17 août. — Toujours très excitée et excitation offrant toujours les mêmes caractères. Flux menstruel très irrégulier ; il y a quinze jours apparition passagère des règles ; depuis trois jours, réapparition assez accentuée.

2 septembre. — Sensiblerie, demande à voir les siens en pleurant.

16 septembre. — Atténuation de l'excitation ; règles assez abondantes pendant trois jours, mais santé générale bonne.

19 septembre. — Paraît aller mieux ; cause raisonnablement, puis, brusquement, désordre des actes, exagération des propos, turbulence, singeries, malpropretés paradoxales.

24 novembre. — La malade paraît revenir à la normale.

En résumé, l'histoire de cette malade est caractérisée par des alternatives d'amélioration et d'aggravation.

Commémoratifs ne présentant aucune tare héréditaire.

Note de M. Picqué.

M. Auguste Voisin est appelé en consultation. Il conseille l'ablation des ovaires. Appelé moi-même à formuler un avis, je me refuse à l'ablation d'organes que je considère comme sains ; mais, ayant constaté l'existence très nette d'un fibrome utérin de moyen volume, j'accepte de remplir l'indication chirurgicale, et je propose l'opération de Battey, qui est agréée par le mari. Peu après l'intervention, que je pratiquai en juin 1891, les règles se régularisent et les pertes sanguines cessent complètement.

La malade sort guérie mentalement du service de M. Kéraval le 31 juillet 1891. Mais la guérison n'est que de courte durée (dix mois environ) et la malade rentre à l'asile dans le même état qu'auparavant. Elle est aujourd'hui en démence complète dans le service de M. Febvré (1899).

PUBLICATIONS DIVERSES

ÉTUDE SUR LE THORAX EN ENTONNOIR

(TYPE EBSTEIN) (1)

PAR

Lucien PICQUÉ et **J. COLOMBANI**

Interne des asiles d'aliénés du département de la Seine.

I

Le « thorax en entonnoir », « Trichterbrust » (Ebstein), « funnelshaped-breast » des Anglais, « pecho en embudo » (O. Luco, J. Mendez), sternum cyphotique ou inbutyforme des anthropologistes (Taruffi), est une malformation caractérisée par une dépression infundibuliforme située à la partie médiane et antérieure du thorax, un peu au-dessus de l'appendice xiphoïde. Cette dépression résulte d'une incurvation spéciale de la partie inférieure du sternum, qui décrit un arc de cercle à convexité postérieure, entraînant naturellement en arrière les cartilages costaux qui s'insèrent sur elle (Testut).

La définition même de la malformation démontre que la dénomination qui lui a été imposée par Ebstein, si elle mérite d'être maintenue au point de vue morphologique, est anatomiquement inexacte. C'est en réalité une malformation sternale et non thoracique. Le sternum en est bien

(1) Extrait de la *Revue d'orthopédie* de Kirmisson, 1er mai 1900.

le siège primitif et nous verrons plus loin, par l'examen anatomique du cas qui sert de base à ce travail, que les déformations du thorax sont nulles ou, tout au moins, peu accentuées.

Qu'il nous suffise de dire ici que les diamètres latéraux sont en général normaux, et chez notre sujet par exemple, la seule déformation consiste en un léger degré de cyphose.

Une distinction importante, selon nous, et qui n'a pas été suffisamment faite par les auteurs, est la suivante :

Dans toute déformation thoracique, il faut avant tout envisager les modifications du squelette et leur siège principal.

A ce point de vue, on pourra distinguer deux cas :

Les malformations portent sur toutes les pièces du squelette : ce sont les déformations thoraciques totales qui sont le plus souvent acquises (déviations simultanées du sternum, de la colonne vertébrale et des côtes); il est ordinairement impossible de reconnaître laquelle est prépondérante et tient toutes les autres sous sa dépendance.

Dans ce premier groupe, nous pouvons ranger : 1° le thorax en carène des rachitiques, dans lequel nous constatons une dépression latérale et une saillie en avant qui fait paraître le thorax bombé et l'élargissement de la base : ce thorax est donc caractérisé par une augmentation du diamètre antéro-postérieur et une diminution du diamètre transverse ; 2° le thorax qu'on observe dans l'obstruction nasale et qui présente les mêmes modifications dans ses deux diamètres ; 3° le thorax de l'acromégalie, bien décrit par Marie, avec sa double bosse de polichinelle ; 4° le thorax de la myopathie primitive progressive, du type Landouzy-Déjerine qui présente une diminution du diamètre antéro-postérieur amenant une sorte d'aplatissement ou d'excavation du sternum, mais qui s'accompagne ordinairement d'une scoliose entraînant une asymétrie thoracique caractéristique, et parfois de la déformation dite en taille de guêpe, de Marie ; 5° le thorax de la syringomyélie ou thorax en bateau, caractérisé par une dépression du sternum, sur laquelle nous reviendrons plus loin.

Il en est d'autres comme le thorax de l'ostéoporose sénile, étudié par Debove, celui de l'ostéite déformante de Pajet, de l'ostéomalacie et de l'ostéopathie hypertrophiante pneumique, mais qui ne présentent rien d'intéressant au point de vue qui nous occupe.

Dans un deuxième groupe, qu'on peut désigner sous le nom de malformations partielles du thorax, la cause réside dans une malformation ou une modification acquise d'une portion limitée du squelette. Les modifications de la portion restante du squelette sont nulles ou peu marquées; en tout cas, quand elles existent, elles sont manifestement secondaires.

Tantôt c'est la colonne vertébrale qui est déviée, comme dans la scoliose, et cette déviation entraîne les modifications secondaires très connues de la cage thoracique. Tantôt c'est le sternum qui est le siège primitif de la malformation, comme dans la variété qui nous occupe, et nous aurons à étudier plus tard les diverses variétés avec lesquelles on pourrait la confondre. Nous verrons plus loin que les déviations secondaires de la cage thoracique sont, pour ainsi dire, nulles.

Ces distinctions nous paraissaient utiles à indiquer dès le début de ce travail; nous y reviendrons ultérieurement.

II

Observation personnelle. (Service de M. Taguet, asile de Vaucluse). — B. G..., âgé de vingt-quatre ans. *Antécédents héréditaires.* — *Père*, cinquante-deux ans, bien portant. Au point de vue psychique, peut être considéré comme un dégénéré déséquilibré : a commis à plusieurs reprises des actes inconséquents, a compromis sa situation et sa fortune dans des entreprises douteuses, qui dénotent un état mental particulier, et même un certain degré d'inconscience.

Côté paternel. — *Tante* excentrique, à allures bizarres, a présenté depuis sa jeunesse des troubles psychiques et somatiques très nets, relevant de la grande hystérie. *Oncle* bien portant, père d'une jeune fille de seize ans, maladive et très arriérée au point de vue mental.

Grands-parents, morts à un âge avancé : renseignements assez vagues.

Mère, quarante-six ans, bien portante, d'intelligence moyenne, émotive à l'excès.

Du *côté maternel*, rien d'intéressant au point de vue de l'hérédité.

Frère, mort de méningite à quatre ans : il ne présentait aucune malformation, d'après la mère, et était intelligent.

Sœur, âgée de vingt-six ans, bien portante, mariée, mère de deux enfants en bonne santé et bien conformés. On ne signale pas dans la famille de déformations thoraciques, pouvant rappeler, même à un degré moindre, celle de B...

Antécédents personnels. — B.., est né dans de mauvaises conditions ; la mère dit avoir beaucoup souffert pendant sa grossesse. Accouchement laborieux, travail long et pénible, sommet normal, peu de liquide amniotique. Enfant né étonné, ranimé rapidement; on put constater immédiatement la malformation thoracique se présentant sous la forme d'une fossette bien accusée au milieu de la poitrine.

La mère, très nerveuse, allaite son enfant malgré « l'avis contraire du médecin ». La première dentition se fait régulièrement. Au moment du sevrage, diarrhée verte : l'enfant s'amaigrit, la malformation thoracique s'accentue. Premiers pas, assez tard, à dix-neuf mois ; l'enfant se tient d'ailleurs péniblement sur ses jambes. La mère n'a jamais remarqué de malformations du côté des membres inférieurs, sauf un léger degré de genu valgum et une faiblesse assez accusée des muscles de la cuisse et de la jambe.

A l'âge de deux ans, l'enfant est frappé d'une attaque à caractère épileptiforme, unique, survenue brusquement dans le cours d'une santé relativement bonne. Il présente, à la suite de cette attaque : 1° d'abord, un *degré marqué d'équinisme* des deux pieds lui interdisant complètement la marche. Cette malformation s'atténue après plusieurs mois, ne disparaît cependant pas complètement, et, par sa présence, entraîne encore actuellement des troubles de la marche ; 2° *des mouvements choréiformes* peu accentués, irréguliers, espacés, s'exagérant sous l'influence des émotions (et ne disparaissant pas sous l'influence de la volonté). Ces mouvements choréiformes, très atténués actuellement, sont limités à la partie supérieure du tronc, au cou, aux muscles de la face (expression parfois grimaçante de la physionomie).

Rougeole à quatre ans. Depuis, pas d'autre maladie. N'a jamais présenté de manifestations strumeuses, jamais de troubles d'origine gastro-intestinale, jamais de dermopathie. Pas de troubles du côté des sphincters.

Au point de vue mental, doit être considéré comme un débile, apathique, indifférent, incapable de se diriger; n'a jamais pu apprendre à lire, parle très peu, répond assez bien aux questions qu'on lui pose, articule certains mots avec difficulté. Pas d'onanisme. Calme et inoffensif, il ne manifeste aucun désir, mange avec appétit, paraît satisfait de son sort et, comme le dit M. le Dr Taguet dans son certificat d'admission, « son état n'est susceptible d'aucune amélioration ».

Rien ne trahit chez ce malade, lorsqu'il est revêtu de ses vêtements, la malformation thoracique dont il est atteint.

Mensurations. — *Taille* : $1^{m},63$.

Crâne : Volume moyen, régulier, pas de déformations osseuses.

Diamètres craniens :

1° Antéro-postérieur maxim		0,18	centimètres.
2° Transverses	Bi-auricul	0,13	—
	Bi-pariétal	0,15	—
	Bi-tempor	0,13	—
Hauteur du front		0,03	—
Circonférence cranienne max		0,56	—

Pas d'asymétrie faciale. Acuité visuelle normale. Pas de déformation du pavillon de l'oreille. Pas d'implantation vicieuse des dents, qui sont saines et sans érosions.

Membres supérieurs. — Normaux : épiphyses et diaphyses normales. Saillies musculaires peu accusées; force musculaire minime.

Abdomen. — Saillant, en raison de la malformation thoracique.

Organes génitaux. — Régulièrement conformés. Verge effilée. Phimosis, testicules normaux.

Membres inférieurs. — Un certain degré de genu valgum et d'équinisme, signalés plus haut. Diaphyses normales.

Sensibilité et motilité. — Un peu d'hyperesthésie généralisée. Motilité normale. Réflexes rotuliens un peu exagérés. Reflexes crémastérien et pharyngien normaux.

Thorax. — La paroi thoracique antérieure présente une dépression profonde et régulière, située sur la ligne médiane. A première vue, il est facile de se rendre compte que la cause première de cette malformation réside en une *anomalie sternale* et que les déformations de la paroi thoracique antérieure qu'elle entraîne sont secondaires.

La position du sternum est, en effet, anormale chez ce sujet,

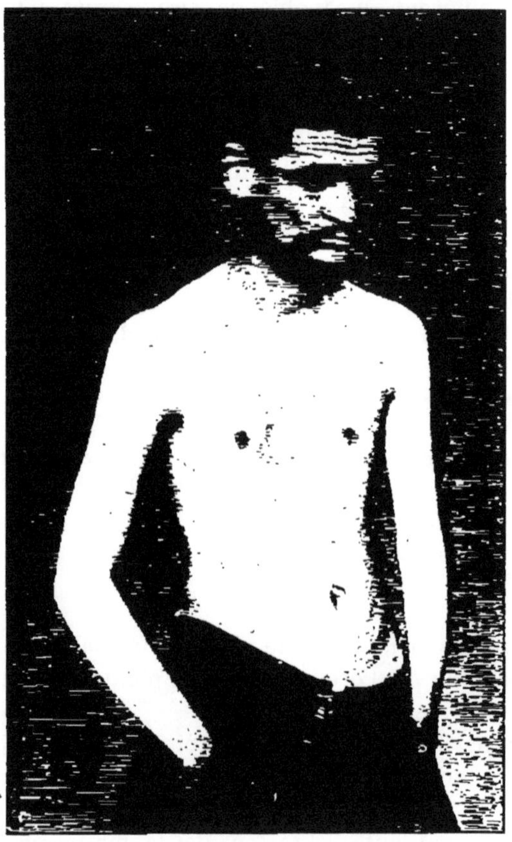

Fig. 7.

depuis son extrémité supérieure jusqu'à sa terminaison xyphoïdienne (nous verrons plus loin qu'il n'en est pas ainsi dans la plupart des cas observés); cet os, décrit, *dans sa totalité*, un arc de cercle à convexité dirigée vers la colonne dorsale, courbe qui s'exagère notablement au niveau de l'union du méso et du xiphosternum : c'est à ce point que correspond le sommet de l'infundibulum.

Cette malformation sternale retentit sur la forme de la face antérieure de la cage thoracique, en entraînant en arrière les cartilages costaux suivis eux-mêmes par les côtes insérées à leur extrémité antérieure. Cette déformation s'est faite, sans saillies osseuses brusques, régulièrement et symétriquement, comme sous

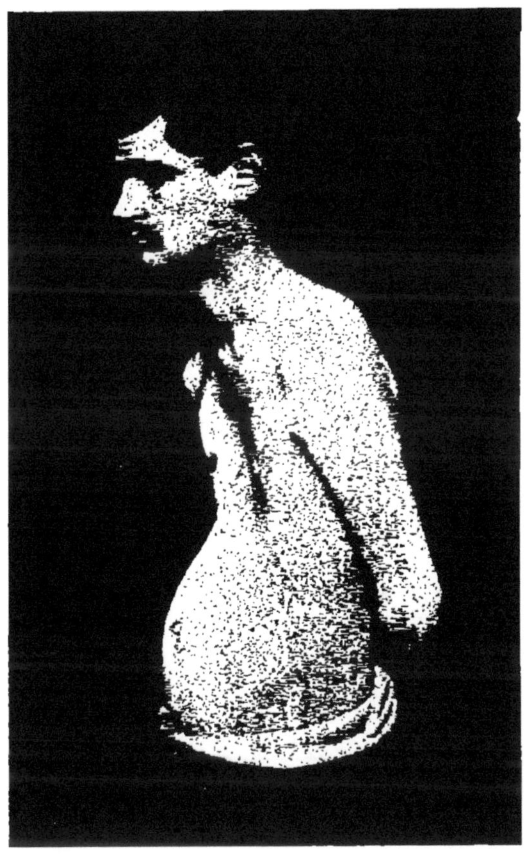

Fig. 8.

l'influence d'une pression large et continue qui se serait exercée normalement à la paroi, au niveau de la face antérieure et médiane de la cage thoracique.

La cavité thoracique a subi, du fait de ce retrait de sa face antérieure, une modification de sa forme normale, une diminution considérable de capacité se traduisant par un abaissement du diaphragme et une propulsion des viscères abdominaux en bas et en avant. La saillie médiane de la paroi abdominale antérieure limite inférieurement l'infundibulum.

On peut, en résumé, assigner comme limites à l'infundibulum

Fig. 9 et 10. — Thorax en entonnoir. — Tracés à la lame de plomb chez B..., et chez un sujet à thorax normal. Mensurations comparatives (réduction au tiers).

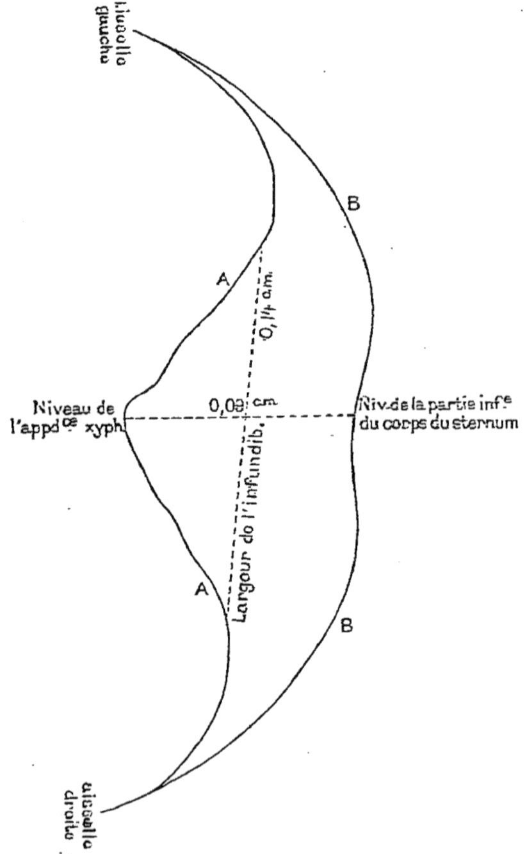

Fig. 9. — Tracé horizontal. — A, A, ligne horizontale passant à 1 centimètre au-dessous de la ligne mamelonnaire chez B... (thorax ou entonnoir). — B, B, même ligne chez un sujet normal de même âge et de même taille.

supérieurement : la partie moyenne du mésosternum, qui continue la direction de la première pièce sternale (point situé à 0,08 centimètres environ de la fourchette sternale) ; *latéralement* : la face antérieure des côtes et les articulations chondro-costales correspondantes (niveau des lignes mamillaires) ;

inférieurement : la partie supérieure, antérieure et médiane de la paroi abdominale (point situé à 0,12 centimètres environ au-dessus de l'ombilic). Le *sommet* de l'entonnoir répond à l'union de l'appendice xiphoïde avec le sternum (fossette sus-xiphoïdienne).

Les *parois* en sont lisses, en pente douce. Le point culminant

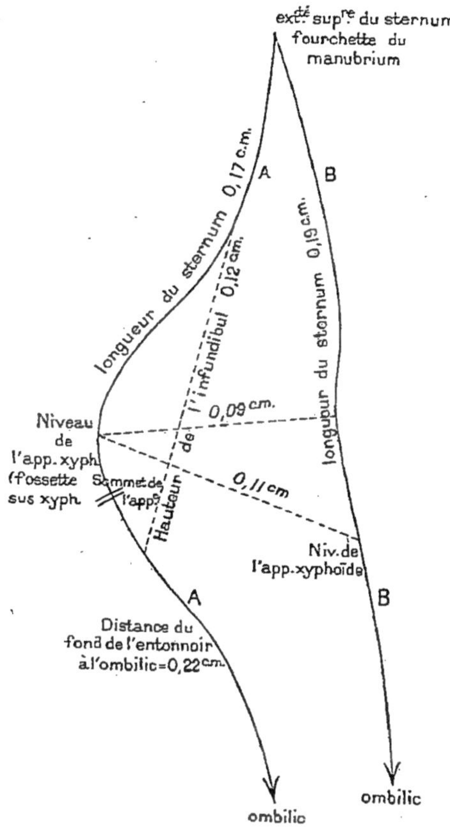

Fig. 10. — Tracé vertico-médian. — A, A, ligne médio-sternale passant par le sommet de l'infundib. chez B... (thorax en entonnoir). — B, B, même ligne chez un sujet normal de même âge et de même taille.

de la paroi latérale gauche (ou bord gauche) semble un peu plus élevé que le même point situé à droite (le diamètre latéral gauche, pris en ce point, est, en effet, supérieur au diamètre latéral droit de 0.02 centimètres). Cette légère différence ne modifie pas sensiblement l'aspect symétrique de l'entonnoir.

La *peau* de la face antérieure de la poitrine est normale ;

les grands pectoraux présentent un degré d'atrophie marquée, surtout dans leurs faisceaux claviculaires (contraction bien conservée).

Les *côtes* sont en nombre normal, se sentent bien, et ne présentent, sauf leur courbure exagérée au niveau des bords latéraux de l'entonnoir, rien de particulier. On ne constate aucune intumescence, aucune nouure, au niveau des *articulations chondro-sternales*.

Mensurations thoraciques :

a) Diamètre sterno-vertébral mesuré à l'union du corps et du manubrium	0,145	millim.
b) Diamètre sterno-vertébral au niveau du sommet de l'entonnoir (fossette sus-xiphoïdienne)	0,115	—
—Chez les individus normaux de l'âge de B..., ce diamètre atteint en moyenne	0,197	—
c) Diamètre transverse au niveau des mamelons	0,265	—
Diamètre transverse au niveau du fond de l'entonnoir	0,265	—
Diamètre transverse au niveau de la 7e côte	0,255	—
d) Diamètre latéral (antéro-postérieur) droit	0,130	—
Diamètre latéral (antéro-postérieur) gauche	0,150	—
e) Longueur verticale maxima de l'entonnoir (mesurée entre les limites arbitraires connues)	0,120	—
f) Largeur maxima de l'entonnoir mesurée d'un mamelon à l'autre	0,140	—
g) Profondeur (ligne perpendiculaire abaissée du sommet de l'entonnoir sur une tige rigide, tangente aux deux mamelons)	0,065	—
h) Capacité de l'entonnoir (pourrait loger une grosse orange) : contient exactement, le malade étant dans le décubitus dorsal, *170 centim. cubes d'eau.*		
i) Distance entre le sommet de l'entonnoir et le milieu de la ligne bimamelonnaire (cette ligne passe presque par le sommet de l'entonnoir)	0,010	—
j) Distance entre le sommet de l'entonnoir et l'ombilic	0,220	—
k) Longueur du sternum (1)	0,170	—
l) Largeur maxima du sternum	0,040	—

Circonférences thoraciques :

a) Au niveau des aisselles	0,820	millim.
b) Au niveau de l'infundibulum { sans en tenir compte.	0,790	—
b) Au niveau de l'infundibulum { en en tenant compte.	0,830	—
c) A la base du thorax	0,700	—

Face postérieure du thorax. — Normale. Léger degré d'élévation du bord spinal des omoplates.

(1) Les mensurations de Tillaux donnent, chez un adulte normal de 1m,63 une longueur de sternum de 0,20 centimètres ; on peut donc considérer la longueur du sternum de B... comme réduite.

Rachis normal. — Scoliose droite très peu accusée accompagnée d'un léger degré de cyphose.

Il est facile de concevoir, après avoir étudié cette malformation au point de vue externe, les modifications importantes que doit subir la cage thoracique dans sa configuration interne : sur une coupe horizontale passant par le sommet de l'entonnoir, elle affecterait la forme d'un rein à hile situé en avant et très excavé, alors que la même coupe d'un thorax normal offre la figure d'une circonférence, dont la partie postérieure serait assez rentrante pour se rapprocher plus ou moins de son centre (Sappey).

Au diamètre sterno-vertébral externe correspond le diamètre sterno-vertébral interne ou antéro-postérieur interne. Nous aurons à étudier plus loin l'importance de la réduction de ce dernier à ses différents niveaux. Constatons qu'il est ici considérablement diminué. D'après les données de Sappey, il atteindrait au niveau de la partie supérieure du corps du sternum, 8 centimètres (plus exactement, 0,083 millimètres). Le sternum se dirigeant de plus en plus vers la profondeur, ce diamètre sterno-vertébral interne se rétrécit de plus en plus pour atteindre, au niveau du sommet de l'entonnoir, la longueur minima de 6^{c},5 (0,065 millimètres) ; chez l'adulte normal, ce diamètre atteint de 11 à 12 cenmètres (Sappey).

III

Le « thorax en entonnoir » a suscité un certain nombre de travaux dont quelques-uns méritent d'arrêter l'attention. Il nous paraît intéressant, en rapportant les plus importantes observations des auteurs, de rappeler quelques noms et quelques dates.

La première étude qui semble avoir été faite du thorax en entonnoir remonte à 1860 : c'est une simple observation, due à un anonyme et publiée dans un numéro de la *Gazette des hôpitaux* sous le titre : *Difformité thoracique*.

Observation résumée par Ramadier et Sérieux (monog. de 1891). — Homme de vingt-deux ans. A la naissance, il existait, au niveau de l'extrémité inférieure du sternum, une petite fossette qui, à partir de douze ans, s'excava davantage en forme d'entonnoir, jusqu'à pouvoir admettre une tête d'enfant. Profondeur : 8 à 9 centimètres. Longueur maxima de l'excavation : 20 centimètres. Largeur : 18 centimètres. Sommet de l'entonnoir correspondant à l'extrémité inférieure de l'appendice xiphoïde. Cœur déplacé en haut, bruit diastolique double. Scoliose très peu accentuée.

Les auteurs allemands l'étudient ensuite : Luschka (1863) dans son *Anatomie*, Eggel (1870) et Flesch (1873) dans les *Archives* de Virchow, Hagmann (1880) en publient des observations intéressantes et essaient d'en expliquer la pathogénie. En 1880, Ebstein, créant le nom de « poitrine en entonnoir » (Trichterbrust) étudie la question dans son ensemble. Ses deux observations méritent d'être rapportées :

Obs. I (Ebstein). — Homme. A deux ans « fièvre cérébrale », suivie de paraplégie plus accusée à droite et de déformation thoracique. A vingt-cinq ans, accès épileptiques. Pieds bots. Contracture de la jambe gauche. Thorax aplati dans sa partie supérieure, excavation en entonnoir du corps du sternum. Longueur maxima de la dépression : 20 centimètres. Largeur maxima : 17 cent. 2. Profondeur 72 millimètres. La pointe du cœur bat au niveau de la ligne axillaire gauche, dans le cinquième espace intercostal. Il est recouvert par une lame pulmonaire. Scoliose droite. Soudure des deuxième et troisième orteils.

Obs. II (Ebstein). — Homme de soixante-deux ans. Taille : 1m,70. La dépression sternale, d'origine congénitale, commence à la partie supérieure du corps de l'os, formant une fosse de 4 centimètres de profondeur, dont le fond est à 17 millimètres au-dessous de la ligne bimamelonnaire. Longueur maxima de la dépression : 18 cent. 5. Largeur maxima : 13 cent. 5. Le cœur n'est pas déplacé, mais il est recouvert par une lame pulmonaire. Bruits sourds. Augmentation du diamètre thoracique transverse. Cyphose dorsale d'intensité moyenne, lordose lombaire accentuée.

L'année suivante (1881), Ebstein publie un nouveau cas de thorax en entonnoir, le premier observé chez une femme et passe en revue, à ce propos, les différentes théories pathogéniques présentées par Eggel, Flesch et Hagmann.

Obs. III, résumée (Ebstein). — Jeune fille de vingt ans, chlorotique. Antécédents héréditaires et personnels, normaux. La malformation est congénitale. A marché à quinze mois. Pas de maladies aiguës. Depuis la puberté, troubles chlorotiques. L'anomalie commence au niveau de l'angle de Louis. Longueur maxima : 20 centimètres. Largeur maxima : 8 centimètres. Profondeur : 4 centimètres. Le point le plus profond de l'excavation est situé à 3 centimètres au-dessus de l'appendice xiphoïde. Une très petite partie du sternum répond au fond de l'entonnoir ; sa plus grande partie appartient à la paroi gauche (torsion du sternum sur son axe. V. cas de Mendez). Parois latérales de l'entonnoir asymétriques : la gauche est plus à pic que la droite ; il en résulte que la mamelle droite semble un peu en retrait. (V. photographie).

Diamètres thoraciques mesurés au niveau de l'infundibulum :

Sterno-vertébral	11cm,5
Transversal	24 ,0
Latéral (antéro-postérieur) droit	14 ,0
— — gauche	15 ,0
Périmètre thoracique	80 ,0
Longueur du thorax, à droite	29 ,5
— — à gauche	30 ,5

Nombre normal des côtes et cartilages costaux des deux côtés.

Rachis normal.

Cœur : sa pointe bat dans la ligne mamillaire gauche et en dehors d'elle. La forme de l'entonnoir ne permet pas d'étudier le déplacement du cœur vers la droite.

Le thorax en entonnoir est encore étudié en Allemagne, par Grœffner et Mulhaüser (1883), en Italie, par Percival et Coen (1884).

Kundmüller, en 1885, en rapporte deux cas ; le premier concernant un enfant de onze ans, débile. La malformation était survenue après la naissance. Elle s'étendait surtout vers la droite.

Herbst (1887) publie trois cas, dont un très intéressant concernant un homme de vingt-trois ans. Les deux sœurs de cet homme étaient affectées de la même malformation. Les parents étaient bien conformés. Des enfants naquirent d'un second mariage, bien conformés. On peut penser, en présence de ce cas curieux, qu'un des générateurs avait exercé une influence néfaste au point de vue héréditaire sur la première série d'enfants.

En 1888, Klemperer communique à la Société de médecine interne de Berlin trois cas de l'anomalie en infundibulum. Les deux premiers cas concernent deux frères : chez l'un d'eux, l'entonnoir avait une profondeur de 5 centimètres, chez l'autre, 3 centimètres et demi. Chez tous les deux, cette disposition était congénitale. Cette anomalie, fait remarquable, *s'était montrée chez trois générations de la même famille ;* famille ayant présenté, d'autre part, une série d'affections psychiques. Le troisième cas avait été observé chez un épileptique de l'asile de Dalldorf. Klemperer attire, à ce propos, l'attention sur une relation possible entre cette anomalie thoracique et les troubles du système nerveux.

Eichhorst, en 1889, donne une description du « thorax en entonnoir » dans son *Traité de diagnostic médical* et en rapporte cinq cas.

La monographie de Ramadier et Sérieux, parue en mai 1891 (*Bulletin de la Société d'anthropologie*), est le premier travail français sur la question. Les cas décrits en Allemagne y sont rassemblés et les meilleures observations résumées. A cette étude, très intéressante et très documentée, les auteurs joignent cinq cas personnels dont nous résumerons les plus caractéristiques.

Obs. I (Ramadier et Sérieux). Fig. — Homme de quatre-vingt-cinq ans. Antécédents héréditaires chargés : deux sœurs aliénées, des fils ayant présenté des troubles mentaux. Antécédents personnels : a toujours été regardé comme un excentrique ; a eu, à partir de quarante-sept ans, des idées délirantes ambitieuses. Complètement dément à son entrée à l'asile de Vaucluse, succombe peu après à une pneumonie caséeuse.

Thorax : La poitrine présente une vaste excavation pouvant loger le poing. Le sternum, à partir de la fourchette jusqu'au quatrième cartilage costal, garde une inclinaison normale. Plus bas, il se dirige en arrière, suivant une pente d'abord douce, mais qui, au niveau du cinquième cartilage costal, plonge presque perpendiculairement au rachis. A l'union du corps du sternum et de l'appendice xiphoïde se trouve une dépression digitale constituant le sommet de l'entonnoir. La paroi de ce dernier se redresse ensuite en avant, et par une pente peu sensible, se continue avec la paroi antérieure de l'abdomen. Au niveau de l'union des fausses côtes avec la septième, il existe, de chaque côté, une voussure très notable de cette partie du thorax, qui forme les bords latéraux de la partie inférieure de l'entonnoir. (Photographies.)

Mensurations :

1° Diamètre sterno-vertébral à l'union du sternum avec la poignée	18cm,0
Diamètre sterno-vertébral du fond de l'entonnoir	13 ,0
2° Diamètre transverse au niveau du mamelon	25 ,5
— — maximum au niveau de l'entonnoir	27 ,7
3° Longueur maxima de l'entonnoir	13 ,7
Largeur — —	12 ,6
Profondeur — —	5 ,5
4° Longueur du sternum	21 ,0
Largeur	4 ,0
5° Circonférence thoracique	78 ,0

Rachis normal, pas de scoliose.

Obs. II (Ramadier et Sérieux). — Homme, quarante-deux ans, issu d'une famille d'alcooliques, interné à plusieurs reprises. Dégénéré supérieur, d'une intelligence développée, mais avec de profondes lacunes morales; délire ambitieux systématisé non hallucinatoire; idées hypochondriaques. *Une sœur de ce malade* présenterait, d'après lui, une malformation de la poitrine identique à la sienne.

Thorax: Concavité sternale débutant au niveau de l'insertion du quatrième cartilage costal, sous forme d'une gouttière, puis s'accentuant davantage pour former un entonnoir dont le sommet, qui mesure environ 3 centimètres de diamètre, répond à la jonction du corps du sternum avec l'appendice xiphoïde. Il existe une voussure très développée et symétrique de chaque moitié de la partie inférieure du thorax.

La pointe du cœur est très difficilement perceptible : on aperçoit cependant sur la paroi gauche et inférieure de l'entonnoir, un soulèvement rythmique de la peau. Le maximum de matité du cœur correspond à un carré de 4 centimètres de côté, commençant à 3 cent. 5 de la ligne médiane et s'étendant du bord supérieur de la troisième côte au bord-supérieur de la quatrième. Rien d'anormal à l'auscultation.

Mensurations:

1° Diamètre sterno-vertébral à l'union du corps et de la poignée du sternum	15cm,7
Diamètre sterno-vertébral au niveau de l'entonnoir.	15 ,2

2° Diamètre transverse au niveau du mamelon........	26cm,1
— — — de l'entonnoir.......	25 ,5
3° Longueur maxima de l'entonnoir....................	14 ,5
Largeur — —	16 ,5
Profondeur — —	3 ,2
4° Longueur du sternum................................	19 ,5
Largeur.....................................	5 ,0
Appendice xiphoïde rudimentaire.	
5° Circonférence thoracique..............................	89 ,0

Rachis normal, pas de scoliose.

M. Capitan communique, à la même époque, à la Société d'anthropologie (21 mai 1891), une observation intéressante de thorax en entonnoir, chez une femme : « La dernière pièce sternale semble subluxée en arrière sur la pièce moyenne et entraîne avec elle les fausses côtes, produisant ainsi un enfoncement de 4 à 5 centimètres de profondeur sur une largeur moyenne de 5 à 6 centimètres. Les bords, en haut et sur les côtés sont presque à pic, tandis qu'en bas ils sont obliques et le fond de l'excavation gagne insensiblement la surface de la région épigastrique. Cette femme, sourde, est en assez bonne santé, et n'éprouve aucune gêne de son anomalie. »

J. Mendez (*Annales du Cercle médical argentin*, Buenos-Ayres, juillet 1891) rapporte un cas de thorax en entonnoir, observé sur un homme de trente-cinq ans, alcoolique, fils et frère d'alcooliques. Le malade déclare qu'il a remarqué la malformation de sa poitrine depuis son extrême jeunesse. Tuberculose pulmonaire avec crises d'asthme.

Observation (résumée). — *Thorax :* Angle saillant au niveau de l'union des deux premières pièces sternales. De plus, le sternum est tordu sur lui-même, de telle sorte que sa face antérieure regarde obliquement à droite. L'appendice xiphoïde est situé à droite de la ligne médiane (torsion et déviation latérale de l'os). Il en résulte que la paroi latérale droite de l'infundibulum est beaucoup plus inclinée vers le fond que la paroi opposée et constituée en partie par le sternum lui-même. Le grand axe de l'infundibulum est dirigé obliquement, de haut en bas, d'avant en arrière et de gauche à droite. L'asymétrie est marquée entre les deux moitiés du thorax, la gauche étant la plus saillante. Rachis : légère cyphose dorsale, accompagnée de scoliose peu marquée.

Le fond de l'entonnoir est à 19 centimètres de la fourchette sternale, à 17 centimètres de l'ombilic, à 9 cent. 5 de la ligne mamillaire droite ; à 11 centimètres de la ligne mamillaire gauche. Profondeur de l'entonnoir : 2 cent. 5.

Cœur : Matité normale. Pointe bat dans le cinquième espace intercostal au niveau de la ligne mamillaire gauche. Foyers normaux. Pouls normal.

Féré et Schmid décrivent, en 1893, le « thorax en gouttière », qui offre, selon ces auteurs, quelques analogies avec le thorax en entonnoir. Nous aurons à nous expliquer sur ce point. Ils déclarent avoir rencontré plusieurs cas de cette dernière malformation chez les épileptiques de Bicêtre.

Les médecins militaires (Servier, Aubert) ont observé parfois le thorax en entonnoir, au cours des opérations de recrutement : les sujets porteurs de cette malformation ont toujours été déclarés impropres au service militaire.

Le Dr Orrego Luco (Santiago du Chili) a adressé au Dr Sérieux l'observation d'un individu ayant un thorax en entonnoir et présentant des stigmates nombreux de dégénérescence, des troubles du langage et de l'affaiblissement intellectuel.

Dans une importante étude anatomique du sternum (Du sternum et de ses connexions avec le membre thoracique, dans la série des mammifères ; travaux du laboratoire d'anatomie de la Faculté de Lyon, 1898), le Dr Anthony rapporte une observation personnelle de thorax en entonnoir (sternum cyphotique des anatomistes) : « il s'agit de *deux frères jumeaux* possédant tous les deux la même excavation congénitale du sternum. Le point le plus profond de cette excavation était situé à peu près au niveau de l'articulation méso-sterno-xiphosternale ».

Le Dr Pierre Marie, dans ses *Leçons de clinique médicale* (Hôtel-Dieu, 1894-1895), étudiant les déformations thoraciques au point de vue médical, a présenté un cas fort intéressant de thorax en entonnoir et fait une étude complète de cette anomalie.

Signalons, pour terminer, la thèse récente de Fabre (juillet 1899), qui divise les différents types de déformations thoraciques, et qui, avant d'étudier particulièrement le thorax des scoliotiques et les troubles respiratoires résultant de ses déformations, fait une rapide esquisse des théories pathogéniques proposées pour le thorax en entonnoir.

IV

Le thorax en entonnoir est avant tout une malformation sternale, comme nous l'avons dit plus haut; l'étude de cette anomalie comprend donc tout d'abord la description anatomique détaillée du sternum et des variations structurales qu'il présente dans les différents cas observés; en second lieu, la description de l'infundibulum et de toutes les parties qui le constituent; enfin, des modifications subies par la cage thoracique dans ses différents diamètres et des conséquences qui peuvent en résulter, au point de vue physiologique et pathologique.

Le sternum n'est pas modifié dans sa *longueur;* il atteint de 15 à 20 centimètres chez les sujets normaux (Luschka, Sappey, Testut). Les sternums des sujets de Flesch et d'Eggel atteignaient en longueur les chiffres de 170 et 163 millimètres (sans l'appendice xiphoïde). On ne trouve pas signalée de brièveté du sternum dans les observations d'Ebstein. Hagmann a toutefois rapporté un cas exceptionnel où le sternum n'atteignait qu'une longueur de 74 millimètres (enfant de neuf ans) au lieu de 115 millimètres, longueur normale à cet âge. Ramadier et Sérieux ont trouvé 210 et 195 chez leurs sujets; nous-mêmes, 170 chez B... Le tableau dressé par Féré et Schmid montre, par les longueurs comparatives des sternums, que ces auteurs n'ont pas constaté d'arrêt de développement chez les malades observés.

La *largeur* maxima du sternum correspondant à son extrémité supérieure oscille toujours entre 4 et 6 centimètres: c'est la largeur normale (Testut).

La *configuration* du sternum n'est pas modifiée en général. On a signalé l'état rudimentaire de l'appendice xiphoïde. Ebstein a constaté, sur un sternum concave du musée anatomique de Göttingen, l'absence, au niveau du corps, d'une échancrure costale à gauche, et conséquemment du sixième cartilage costal correspondant à cette échancrure : cette anomalie de développement amenait une scoliose droite notable de l'os.

La *position* par rapport à l'axe du corps du sternum est, dans la plupart des cas, normale : partie médiane antérieure du thorax, ses bords droit et gauche, à égale distance des lignes mamillaires droite et gauche. Cependant, Ebstein a observé une déviation assez accusée du mésosternum à gauche (obs. III); chez le malade de Mendez, le sternum présentait une torsion très nette sur son axe avec déviation vers la droite. L'appendice xiphoïde était situé absolument à droite de la ligne médiane. Chez notre malade, B..., on ne constate aucune déviation sternale. L'os, malgré sa déformation considérable, est dans l'axe vertico-médian du corps, et ses deux bords sont également distants des lignes mamillaires droite et gauche.

L'*entonnoir*, situé sur la ligne médiane antérieure, est formé la plupart du temps aux dépens du corps du sternum. Son point le plus profond correspond d'habitude à l'articulation mésosterno-xiphosternale (fossette sus-xiphoïdienne), parfois à l'extrémité xiphoïdienne elle-même. Dans le cas d'Ebstein, cité plus haut, une très petite partie du corps du sternum répondait au fond de l'entonnoir, constitué par le bord droit du sternum et l'articulation chondrosternale correspondante. Ici le corps de l'os répondait presque entièrement, par sa face antérieure, à la paroi gauche de l'infundibulum. Dans le cas de Mendez, le mésosternum constituant entièrement la paroi droite de l'excavation, le sommet de l'entonnoir correspondait exactement au bord sternal gauche et à une articulation chondrosternale gauche.

Les côtes et les cartilages costaux forment les parois de l'entonnoir (sauf pour les deux cas que nous venons de rappeler) dont le sternum forme le fond dans la direction vertico-médiane. Leur nombre est normal, leur forme n'est pas modifiée, leur direction en rapport avec l'enfoncement plus ou moins considérable du sternum; elles limitent les bords latéraux de l'entonnoir sans présenter d'angle brusque, mais au contraire en dessinant une courbe régulière, proportionnelle au degré d'enfoncement du sternum, c'est ce que nous avons constaté chez notre sujet.

La *profondeur* de l'excavation (mesurée par la perpendiculaire abaissée du sommet de l'entonnoir sur le milieu d'une ligne tangente aux deux mamelons) est très variable.

Les cas les plus typiques sont ceux où la profondeur atteint au moins 5 centimètres ; ils ne sont pas très nombreux : 8 à 9 centimètres (?) (observ. de la *Gazette des hôpitaux*) ; 7 centimètres Ebstein) ; 5 centimètres et demi (Ramadier et Sérieux). Ensuite viennent les chiffres de 4 centimètres à 12 millimètres. En réalité, les cas de 1 à 1 centimètre et demi de profondeur ne sauraient être considérés comme des cas d'anomalie en infundibulum ; nous verrons, à propos de la forme de la dépression, qu'il y a lieu d'éliminer de l'étude du thorax en entonnoir ces simples fossettes digitales, ovalaires en général, qui ne présentent, d'ailleurs, que des rapports d'apparence avec l'anomalie qui nous intéresse. Chez notre sujet B..., la profondeur de l'entonnoir atteint 6 centimètres et demi, et l'excavation pourrait recevoir une grosse orange. *Sa capacité*, évaluée en centimètres cubes d'eau, égale 170 centimètres cubes environ.

L'étude détaillée des observations les plus typiques nous permet de remarquer la particularité suivante : chez tous les sujets, sans exception, les auteurs décrivent que la partie supérieure de l'entonnoir commence en général au niveau de l'union du manubrium avec le mésosternum : c'est donc au niveau de cette articulation que naît la dépression, par une sorte d'exagération de l'angle de Louis ; quelquefois elle commence même plus bas, au niveau du quatrième cartilage costal par exemple. La première pièce sternale et parfois la partie supérieure du mésosternum gardent donc une inclinaison normale. Notre cas B..., fait exception à cette règle presque absolue. Si l'on veut, en effet, se reporter à la description du thorax en question et aux photographies et moulage, on pourra constater qu'ici la position du sternum est anormale *dans sa totalité ;* non seulement il n'existe pas d'angle plus ou moins aigu au niveau de l'articulation manubrio-mésosternale, mais l'os décrit en entier, depuis la fourchette jusqu'à l'appendice xiphoïde, un arc de cercle à convexité dirigée vers la colonne vertébrale. Cette disposition particulière retentit naturellement sur la forme et sur la profondeur de l'excavation.

La forme de la dépression est, dans la plupart des cas, assez nettement circulaire; quelquefois ovalaire, surtout dans le cas où l'infundibulum est peu accusé. *Les fonds* de l'entonnoir ne sont pas constitués en général par des saillies osseuses brusques. Cependant, dans bien des cas observés, le bord supérieur est formé par cette exagération de l'angle de Louis, que nous avons signalée plus haut. Les bords latéraux, chez notre sujet, correspondent aux lignes mamillaires et répondent à la face antérieure des côtes et aux articulations chondrocostales correspondantes. Le bord inférieur est constitué par le ressaut de la paroi abdominale, fortement tendue sous la traction exercée par les viscères abdominaux : il est situé, en général, à 12 centimètres au-dessus de l'ombilic.

Modifications de la cage thoracique dans ses diamètres. — Les auteurs allemands avaient constaté le développement plus considérable du thorax *dans le sens transversal.* D'après Ebstein, la prédominance de ce diamètre transverse manifeste aux différentes hauteurs de la poitrine, compenserait le raccourcissement du diamètre antéro-postérieur. On peut en juger par le tableau suivant :

	Diamètre thoracique transverse au niveau des mamelons.	*Idem* chez individus normaux.
Hagmann (9 ans)........	22cm,8	14cm,2
Eggel (24 ans)........	28 ,8	26 ,1
Flesch (20 ans)........	28 ,0	26 ,1
Ebstein (25 ans)........	30 ,0	26 ,1

Les résultats obtenus par Ramadier et Sérieux, Féré et Schmid dans leurs mensurations n'ont pas été conformes à ceux des auteurs allemands ; les chiffres qu'ils ont trouvés se rapprochent des chiffres normaux ; il en est de même pour le cas que nous présentons. Ces auteurs signalent, par contre, un développement exagéré de la partie inférieure de la cage thoracique, formant une voussure bilatérale de chaque moitié du thorax ; nous avons constaté cette particularité chez notre sujet.

Nous n'avons pas constaté davantage ce fait signalé par Eggel chez la plupart des sujets porteurs d'un thorax en entonnoir, de la prédominance fréquente du diamètre thoracique latéral droit sur le gauche. Cette constatation est d'ailleurs d'importance minime et on doit en conclure simplement (les tracés à la lame de plomb le montrent chez notre sujet) qu'il existe presque toujours des asymétries des deux moitiés antérieures du thorax, asymétries légères portant indifféremment sur le côté droit ou le côté gauche.

La circonférence thoracique, prise au niveau des aisselles, au niveau de l'infundibulum, à la base du thorax, est sensiblement normale et proportionnelle à la taille des sujets. Elle est cependant plutôt diminuée au niveau de l'entonnoir.

Les faces latérales du thorax ne présentent rien d'anormal : côtes et espaces intercostaux s'inclinent dans leur direction naturelle.

L'aspect de la *face postérieure du thorax* ne diffère pas, dans bien des cas, de celui du thorax normal ; on a signalé cependant des déviations sensibles de la colonne vertébrale : le plus souvent, c'est une *scoliose* peu accentuée (observation de la *Gazette des hôpitaux*. Ebstein, observation personnelle). Ebstein et Mendez ont aussi constaté de la cyphose dorsale et de la lordose. Ces déviations du rachis dépendent, dans les cas les mieux étudiés, d'attitudes vicieuses des sujets, ces attitudes étant la conséquence de la malformation thoracique antérieure. On doit aussi rapporter à l'influence de cette scoliose d'attitude les asymétries constatées au niveau des régions thoraciques antérieure et latérale, ainsi que la prédominance des diamètres latéraux droit ou gauche l'un sur l'autre (1).

(1) Il serait curieux de savoir ce que devient, chez les sujets porteurs de l'anomalie qui nous occupe, l'*indice thoracique*, nom donné par Broca au rapport centésimal du diamètre thoracique transverse au diamètre antéro-postérieur

La présence d'un infundibulum à la région thoracique antérieure modifie profondément la *configuration interne de la cage thoracique*. Sur une coupe horizontale passant par le sommet de l'entonnoir, elle affecterait la forme d'un rein à hile situé en avant et très excavé, alors que la même coupe d'un thorax normal offre la figure d'une circonférence dont la partie postérieure serait assez rentrante pour se rapprocher plus ou moins de son centre (Sappey).

Le *diamètre antéro-postérieur interne*, c'est-à-dire l'espace compris entre la face postérieure du sternum et la face antérieure du rachis, qui atteint chez l'adulte normal 11 à 12 centimètres (Sappey), est, chez les sujets atteints de thorax en entonnoir, considérablement réduit. Chez B..., il atteindrait, d'après les données de Sappey, 8 centimètres au niveau de la partie supérieure du corps du sternum. Cet os se dirigeant de plus en plus vers la profondeur, ce diamètre sterno-vertébral interne se rétrécit de plus en plus pour atteindre, au niveau du sommet de l'entonnoir, la longueur minima de 6 centimètres et demi (0,065 millim.), au lieu de la longueur normale de 11 à 12 centimètres.

Cet amoindrissement considérable du diamètre sterno-vertébral interne suppose des modifications importantes dans les rapports réciproques des organes intra-thoraciques, surtout dans la région médiastine antérieure. Des troubles fonctionnels sembleraient devoir en résulter, du côté des appareils respiratoire et circulatoire : il n'en est rien et les auteurs ne signalent pas, chez les sujets observés, de perturbations notables dans le fonctionnement du cœur et des poumons. On a cité, d'ailleurs, parmi les individus atteints de cette malformation, des sujets astreints à des travaux pénibles comme le jardinage, ou s'adonnant à des exercices

externe I = *Diamètre transverse* × 100. Chez notre sujet $I = \frac{0.25 \times 10}{0.11} = 236$; chez l'adulte normal, l'indice thoracique moyen étudié par Weisgerber est de 140; il répond à la forme assez régulièrement arrondie qui caractérise la cage thoracique normale. Un indice supérieur à 200 répond schématiquement à une figure ellipsoïdale à grand axe antéro-postérieur très réduit ; on peut encore le considérer comme traduisant une malformation sternale à concavité antérieure considérable (thorax en entonnoir). Chez B..., l'indice thoracique excessif (236) traduit la réduction considérable de son diamètre thoracique antéro-postérieur.

violents comme la natation, et n'éprouvant aucune gène attribuable à leur anomalie. D'ailleurs, dans la plupart des cas, la constatation de la présence de l'anomalie a été purement fortuite ; il en a été de même chez notre sujet.

Le thorax en entonnoir typique n'entraîne pas de troubles de la respiration : notre cas B... en fournit un exemple frappant. D'après Marie, la *capacité respiratoire* reste normale ou ne paraît pas être diminuée d'une matière notable. Ebstein, nous l'avons vu, expliquait ce fait par l'augmentation du diamètre transverse ; mais les auteurs s'accordent à nier cette augmentation, qui n'existe pas non plus chez notre sujet. Il est donc incontestable que la présence d'une excavation plus ou moins profonde de la paroi thoracique antérieure doit produire, à des degrés divers, des modifications de la capacité respiratoire physiologique. Fabre rapporte un cas de thorax en entonnoir chez un enfant de 8 ans : le sujet porteur de cette déformation ne pouvait arriver à expirer que 900 centimètres cubes d'air, constatés par le spiromètre, et la capacité respiratoire correspondant à son âge, chez un sujet indemme de malformation thoracique, aurait dû osciller, d'après les tables comparatives de Schnepf. entre 1 800 et 2 000 centimètres cubes. (Cet enfant ne présentait ni stigmate de rachitisme, ni déviation de la colonne vertébrale.)

On ne possède qu'un seul cas d'*autopsie* de sujet affecté de cette anomalie ; la relation en est malheureusement un peu écourtée (observ. VIII du mémoire de Ramadier et Sérieux).

« Le sommet de l'entonnoir répondait à la partie supéro-externe du lobe gauche du foie, à 2 centimètres du bord postérieur. La voussure droite correspondait à la partie moyenne du foie. Le cœur était recouvert par une lame pulmonaire et sensiblement dévié à gauche. Une aiguille enfoncée dans la poitrine, au niveau du mamelon gauche, traversait la partie moyenne du ventricule gauche. »

Examen du cœur. — Dans un cas d'Ebstein, la pointe battait au niveau de la ligne axillaire gauche, en un point correspondant au cinquième espace intercostal. Dans l'observation anonyme de la *Gazette des hôpitaux* on lit : « Le cœur était déplacé en haut et présentait un double souffle diastolique ; pas de troubles respiratoires ; le sujet peut vaquer à ses occupations, courir même sans éprouver de gêne fonctionnelle. » Ramadier et Sérieux ont observé, chez un idiot de 9 ans, porteur d'un thorax en entonnoir, un rétrécissement aortique avec hypertrophie. Le cœur battait avec violence dans le cinquième espace intercostal.

L'examen radioscopique de la poitrine de notre sujet, dû à l'extrême obligeance de M. Béclère, médecin de l'hôpital Saint-Antoine, montre une transparence parfaite du tissu pulmonaire ; pas d'ombre suspecte au niveau des sommets. Il révèle une déviation marquée du cœur vers la gauche ; l'image radioscopique laisse voir, en effet, au niveau du bord du cœur (région correspondant à l'angle formé par les ombres de la colonne vertébrale et du diaphragme) un espace clair triangulaire très net, d'environ 6 centimètres de hauteur sur 4 centimètres de largeur. Cette zone claire n'existe pas chez le sujet normal et indique une forte déviation du cœur, sorte de balancement à gauche, autour d'un axe horizontal antéro-postérieur qui traverserait les gros vaisseaux un peu au-dessus de leur origine (V. fig. 11).

D'une façon générale, on constate une élévation du cœur avec déviation à gauche ; ce viscère est le plus souvent recouvert par une lame pulmonaire plus ou moins épaisse (cas B...), et sa pointe refoulée en arrière est difficilement perceptible. De plus, en raison de la convexité interne du sternum, la face antérieure du cœur, modifiant ses rapports normaux, ne peut déborder cet os à droite ; elle se trouve en rapport plus ou moins médiat avec la portion de paroi thoracique qui constitue la paroi latérale gauche de l'infundibulum. Le cœur est donc enserré par son bord droit et sa face antérieure dans une véritable loge osseuse et cartilagineuse limitant étroitement ses mouvements et qu'il ne peut abandonner qu'en se portant d'abord en arrière. Une très intéressante observation du Dr Béclère permet de se rendre compte des conséquences pathologiques d'un tel emprisonnement du cœur, dans le cas d'épanchement pleural gauche. Un homme porteur d'un thorax en entonnoir se présenta à lui, atteint d'emphysème pulsatile (profondeur de l'infundibulum : 3 centim. 5. Diamètre sterno-vertébral interne : 6 centim. 5). Le premier effet d'un épanchement liquide dans la plèvre gauche fut de refouler le cœur en avant et à droite, et de l'appliquer plus étroitement contre la paroi de la loge ostéo-cartilagineuse dont nous venons de parler. Le sternum, barrière infranchissable, s'opposa en-

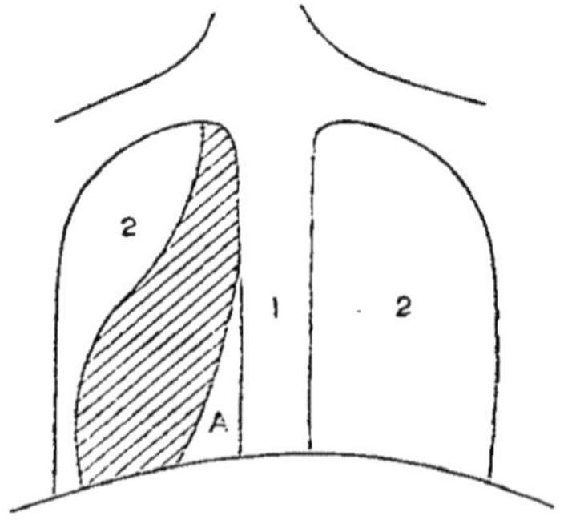

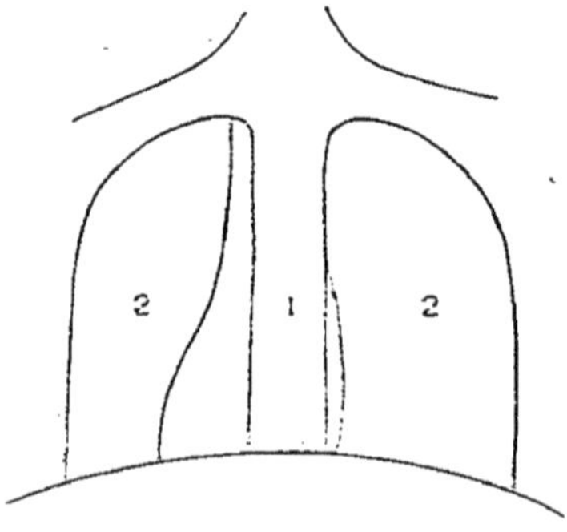

Fig. 11.

Image radioscopique chez B... (thorax en entonnoir). Face postérieure du thorax.— A, zone claire transparente indiquant une déviation du cœur vers la gauche. — 1. rachis. — 2, 2, poumons. (Réduction d'un calque pris sur l'écran radioscopique).

Image radioscopique chez un sujet normal. Face postérieure du thorax. L'ombre du bord droit du cœur déborde légèrement à droite l'ombre du rachis. — 1, rachis — 2, 2, poumons. (Réduction d'un calque pris sur l'écran radioscopique).

suite à tout glissement vers la droite. Cet homme ne présenta donc point, au plus fort des accidents pleurétiques, de déplacement du cœur : un tel déplacement était tout à fait impossible et devenait d'autant plus irréalisable que l'épanchement augmentait davantage. Les conséquences d'une telle compression peuvent être fatales si une intervention rapide ne vient la faire cesser. « On s'explique facilement comment, dans ces conditions, il a suffi d'un épanchement peu abondant, mais qui refoulait et comprimait le cœur contre les parois rigides d'une loge étroite, pour déterminer tous les symptômes d'une asystolie menaçante, à l'imitation de ce qu'on observe au cours de certains épanchements péricardiques. On comprend comment la soustraction de deux tiers de litre de liquide a suffi pour sauver le malade».

Parmi les conclusions qui terminent cette observation intéressante à tous les points de vue, il en est une qui s'applique particulièrement à la malformation qui nous occupe, et qui doit arrêter l'attention : « Un faible épanchement de la plèvre gauche peut s'accompagner de pulsations thoraciques assez fortes pour faire trembler le lit du malade, comme dans un cas célèbre de Stokes, *quand il survient chez un sujet à poitrine en entonnoir*, c'est-à-dire dans des conditions telles que le cœur, immobilisé dans sa position, ne peut se déplacer. »

De l'étude anatomique, physiologique et pathologique de cette anomalie, nous pouvons tirer les conclusions suivantes :

1° Le thorax en entonnoir est constitué avant tout par une malformation sternale, véritable cyphose congénitale du sternum. Cet os n'est modifié ni dans sa longueur, ni dans sa largeur. Son axe seul change, soit partiellement, soit dans sa totalité;

2° L'*entonnoir* est situé sur la ligne médiane antérieure (1); son point le plus profond correspond habituellement à l'articulation méso-sterno-xiphosternale. Sa profondeur varie entre 5 et 7 centimètres. La forme générale de l'infundibulum est plus ou moins régulièrement circulaire ; elle est symétrique. Son bord commence ordinairement au niveau de l'angle de Louis : dans notre cas, il se trouvait à la fourche même du sternum ;

3° Cette anomalie ne retentit pas notablement sur la forme générale externe de la cage thoracique. L'augmentation du diamètre transverse thoracique en rapport avec la diminution de l'antéro-postérieure (Ebstein) est contestée par la majorité des observateurs : elle n'existait pas dans notre cas. Les faces latérales et postérieures du thorax sont normales; on a signalé quelquefois une légère scoliose qui paraît être sous la dépendance d'attitudes vicieuses ;

(1) Cette excavation est constituée par le sternum tout entier qui en forme la limite supérieure et le sommet, les limites latérales étant représentées par les cartilages costaux et les côtes et la limite inférieure par la paroi abdominale.

4° Les auteurs s'accordent à affirmer que les troubles fonctionnels consécutifs à cette déformation sont nuls ou, du moins, très négligeables. Le diamètre sterno-vertébral interne est cependant considérablement diminué (6 centimètres au lieu de 11, dans notre cas). En général, on note du côté du cœur : une déviation à gauche avec refoulement en arrière et élévation ; le viscère est recouvert par une lame pulmonaire plus ou moins épaisse, sa pointe est difficilement perceptible. Du côté des poumons, rien d'anormal, sinon une certaine diminution de la capacité respiratoire. Le *type respiratoire* est costal inférieur et même diaphragmatique ;

5° En cas d'épanchement pleural gauche, il peut survenir rapidement des symptômes d'une gravité toute spéciale, résultant d'une compression excessive du cœur, dont le déplacement vers la droite devient impossible, en raison de la convexité interne du sternum (Béclère). L'intervention d'urgence peut donc être nécessaire dans un cas semblable.

DIAGNOSTIC.

Si l'on se reporte aux divisions que nous avons établies dès le début, le diagnostic des diverses variétés de déformations thoraciques devient facile à établir.

Nous n'avons pas à envisager les déformations totales de la cage thoracique ou celles qui dépendent de la déviation de la colonne vertébrale. La déformation qui nous occupe est primitivement sternale, c'est donc avec les diverses variétés de cette déformation qu'il convient d'établir le diagnostic ; si l'on songe que le thorax en entonnoir est lui-même congénital, la tâche devient plus facile encore.

Dans le thorax syringomyélique, outre que cette lésion est acquise, nous devons faire remarquer que la dépression est située, contrairement à ce qui existe dans le thorax d'Ebstein, à la partie supérieure de la paroi antérieure ; elle ne dépasse pas le bord inférieur des muscles pectoraux.

Dans le thorax de la myopathie primitive progressive, l'excavation ne saurait en imposer davantage ; c'est une sorte d'aplatissement qui s'accompagne parfois de la déformation, dite en taille de guêpe, de Marie.

Nous n'avons à envisager sérieusement que les déformations congénitales.

Quelques-unes, comme celles qui accompagnent certaines malformations du cœur, et qui ont été bien décrites par Marie, sont caractérisées par une gibbosité triangulaire située au-dessus de l'appendice xiphoïde ; elles ne sauraient nous arrêter.

Féré et Schmid ont décrit un thorax en gouttière, congénital ; Marie, dans une intéressante leçon clinique, lui trouve de grandes analogies avec le thorax en entonnoir.

Tel n'est pas notre avis, car cette déformation est surtout constituée par les cartilages costaux, qui présentent une courbure exagérée des deux côtés de la ligne médiane et qui, en s'infléchissant, contribuent à la formation d'une véritable gouttière longitudinale dont le sternum forme le fond. Il ne saurait donc y avoir la moindre analogie. Il existe bien encore d'autres déformations congénitales mal classées, mais qu'on ne saurait confondre avec la variété que nous étudions. Le thorax d'Apert présente une dépression latérale toute différente quant au siège.

Reste à étudier deux variétés, qui, bien qu'acquises, peuvent à la rigueur donner le change : ce sont le thorax des cordonniers, des passementiers et des tailleurs ; mais là encore, outre que le plus souvent le malade donne des renseignements précis, la déformation est toujours peu prononcée et ne présente jamais la profondeur du thorax en entonnoir type.

On voit qu'en résumé, le thorax en entonnoir présente, dans la majorité des cas, des caractères assez nets pour ne pouvoir être confondu avec aucune autre déformation thoracique.

PATHOGÉNIE.

La pathogénie du thorax en entonnoir a exercé naturellement la sagacité des auteurs et, comme toujours, les hypothèses les moins vraisemblables, les classifications les plus contraires aux données de la pathologie générale ont été mises en avant.

Discuter toutes les théories, envisager toutes les classifications proposées serait un travail véritablement oiseux et sans portée pratique.

L'hypothèse qui nous semble la plus logique et qui est acceptée par la plupart des auteurs (Eggel, Flesch, Féré et Schmid) consiste à admettre qu'à la suite de troubles de nutrition de l'os et du développement, il se produit une flexibilité anormale du sternum (1). Cet os, soutenu à sa partie supérieure par les premières côtes, résiste en haut; mais en bas où les côtes sont plus mobiles, l'influence de la pression atmosphérique se faisant mieux sentir, il se produit à chaque inspiration un enfoncement du thorax,

(1) On a essayé d'expliquer la déformation par l'intervention de causes mécaniques, tantôt compression utérine par les parties fœtales, tantôt rétraction exercée par des lésions pathologiques des organes du médiastin.

Première hypothèse. Zuckerkandl et Hagmann, Ribert; ils admettent que la déformation est due à la compression intra-utérine.

Pour le premier, c'est la pression du maxillaire inférieur.

Pour le deuxième, c'est la pression prolongée des talons qui entrainerait la déformation.

Certes, il existe un certain nombre de déformations thoraciques qui peuvent reconnaître cette cause (Budin, Marfan, Boulloche, Lannelongue et Achard, Apert); mais il n'existe aucune analogie entre ces diverses déformations et celle qui nous intéresse. Ordinairement ce sont des déformations irrégulières, asymétriques, coexistant d'ailleurs avec d'autres malformations des membres, ou des absences complètes d'organes.

Deuxième hypothèse. Rétraction sternale sous l'influence soit d'une médiastinite fœtale, soit d'une péricardite : c'est une hypothèse en contradiction absolue avec l'examen clinique et les faits anatomo-pathologiques. Généralement dans le thorax en entonnoir, on n'a jamais constaté de lésions semblables et d'autre part les maladies congénitales du cœur, ou du médiastin ne s'accompagnent pas ordinairement de déformation sternale. Dans le cas de Marie (cyanose congénitale avec déformation sternale) le sternum affectait la forme de proue et non d'infundibulum. Ebstein s'était demandé si la malformation sternale ne reconnaissait pas pour cause *un développement imparfait des viscères intrathoraciques*, sur lesquels le contenant osseux se serait moulé secondairement. Il répond lui-même à cette hypothèse en montrant que, d'une façon générale, les malformations et même l'aplasie d'un organe intra-thoracique n'influent en rien sur la conformation externe du tronc. Il cite à l'appui un cas de Sœmmering dans lequel l'absence congénitale complète d'un poumon ne se manifestait aucunement dans la conformation de la cage thoracique. D'autre part, il est évident, *à priori*, que des malformations de l'appareil cardio pulmonaire assez étendue pour provoquer une telle déformation osseuse seraient incompatibles avec la vie ou se traduiraient par des symptômes morbides beaucoup plus accentués que ceux que nous avons trouvés chez les sujets observés.

au point de moindre résistance, c'est-à-dire au niveau du corps sternal mal nourri et s'ossifiant d'une façon anormale et ralentie.

Voilà l'hypothèse dans son ensemble ; elle va nous retenir quelques instants.

Le sternum de l'homme se compose, on le sait, de segments osseux distincts les uns des autres et situés sur la ligne médiane entre les arcs costaux : ce sont les sternèbres. Ces sternèbres sont séparées les unes des autres par des disques cartilagineux; plus tard, ces pièces abandonnent leur indépendance et se soudent entre elles. Chez l'adulte, le sternum n'est plus constitué que par trois pièces reliées entre elles par des articulations intersternébrales (manubrio-mésosternale et mésosterno-xiphosternale).

La première articulation, classée par Sappey au nombre des diarthro-amphiarthroses, est constituée par un disque cartilagineux creusé parfois d'une cavité synoviale (Maisonneuve, Testut). Cette articulation est toujours très mobile, et, alors que la deuxième disparaît vers la période moyenne de la vie, elle seule reste libre.

Les points d'ossification du sternum, groupés par paires horizontales, ne se montrent : les plus élevés, qu'aux septième et huitième mois de la vie fœtale ; les inférieurs, qu'après la naissance (huitième ou dixième mois). Quant à la poignée, elle se développe par un seul point d'ossification vers la fin du cinquième mois.

En possession de ces données, on peut admettre la production de la concavité sternale, limitée dans la presque totalité des cas à la pièce moyenne du sternum, sous les influences suivantes :

1° Ralentissement dans l'ossification du mésosternum, par suite d'un trouble de nutrition de l'os, ce ralentissement ayant pour effet de laisser persister un sternum cartilagineux plus flexible par rapport aux autres pièces sternales déjà ossifiées. (On sait, d'autre part, que les deux points d'ossification latéraux de la sternèbre type sont souvent fusionnés en un point médian; cette particularité permet de comprendre la régularité presque parfaite et la situation médiane de la dépression sternale, consécutive au trouble de l'ossification de ce point médian);

2° Mobilité de l'articulation manubrio-mésosternale, permettant au mésosternum de se replier en arrière sous une influence même minime;

3° Enfin, la cause immédiate de cet enfoncement du corps du sternum, mou et mobile autour de la charnière manubrio-mésosternale, serait la pression atmosphérique. La pression négative dans la cage thoracique permet à la pression positive de s'exercer sur sa face antérieure : les portions les plus flexibles de cette cage se dépriment. A l'état normal, la dépression sternale ne se produit point parce que la pression extérieure s'exerce sur des pièces déjà ossifiées, ou se répartit tout au moins également sur toutes les parties du thorax présentant une résistance à peu près égale. Mais lorsque la partie supérieure du sternum étant déjà ossifiée, la partie inférieure reste cartilagineuse et, partant, plus dépressible, il est facile de comprendre que la pression atmosphérique s'exercera inégalement et que le point faible de l'os sera attiré vers l'intérieur comme les parties molles qui emplissent les espaces intercostaux sont attirées chez l'adulte.

Dès la naissance, les mouvements inspiratoires de l'enfant provoquent cette dépression, qui va s'accentuant jusqu'à l'ossification complète du sternum : le mécanisme est ici analogue à celui qui produit les déformations thoraciques du rachitisme et des affections du naso-pharynx.

Quant à l'appendice xiphoïde qui se développe par un seul point d'ossification, il est entraîné en avant par les muscles de la paroi abdominale antérieure qui s'insèrent à son niveau.

Tel est le mécanisme probable de la malformation ; il nous renseigne mal sur les causes premières du trouble de l'ossification.

On a invoqué sans preuves l'influence de la syphilis.

Dans aucune observation on ne la signale.

Dans notre cas personnel, il n'existait, ni stigmate de syphilis, ni antécédent héréditaire de nature spécifique.

Le rachitisme a été également mis en avant.

Or, le thorax en entonnoir ne présente aucune analogie avec le thorax rachitique (thorax en carène).

Quand, par exception, le thorax rachitique, comme dans un cas que nous avons eu la bonne fortune d'observer (obs. R...), présente un infundibulum, on peut facilement le distinguer du thorax en entonnoir, en raison de la coexistence d'autres stigmates rachitiques (1).

L'hypothèse du rachitisme local a été appliquée à diverses malformations osseuses, et sa justification reste difficile à établir.

Reste la question, très étudiée en Allemagne, des rapports du rachitisme fœtal avec le thorax en entonnoir.

Hueter, cité par Ebstein, a signalé, dans ses études sur le développement des anomalies thoraciques, une forme de thorax caractérisée par une profonde dépression intéressant le sternum, malformation attribuée dans certains cas au rachitisme fœtal. Hueter explique la pathogénie de cette malformation par une accélération de l'ossification des côtes dans leur partie antérieure : le cartilage costal s'incurve et se trouve repoussé en arrière, ainsi que la paroi médiane antérieure du thorax.

Il faut retenir qu'il s'agit évidemment là de rachitisme, puisque, d'après l'auteur, la malformation porte, avant tout, sur l'extrémité antérieure des côtes, siège habituel du chapelet rachitique. Smith a rapporté un cas de Fleischmann ayant trait à un fœtus masculin, qui présentait une dépression sternale longitudinale et chez lequel on pouvait sentir une tuméfaction considérable au niveau des articulations chondro-costales ; on peut dire, en passant, qu'ici la forme longitudinale et non circulaire de la dépression la distinguait déjà du thorax en entonnoir ; quant aux nouures chondro-costales, elles constituent, on le sait, un des stigmates typiques de la diathèse rachitique.

Ces faits de rachitisme congénital sont très discutés : en tout cas, ils sont exceptionnels (Depaul, Chaussier, Comby)

(1) V. observation détaillée de ce cas, p. 265 (*Addendum*).

et attribués par certains auteurs à un processus ostéomalacique. D'ailleurs, la majorité des auteurs qui ont écrit sur le rachitisme ont constaté que les lésions osseuses thoraciques attribuées au rachitisme chez le fœtus correspondaient aux déformations typiques que présentent les sujets atteints de cette affection dans la première enfance (thorax de poulet). De plus, les cas exceptionnels de thorax déprimé chez le fœtus peuvent, par une observation attentive, être nettement différenciés de la poitrine en entonnoir typique.

Une objection bien plus grave, que l'on peut faire aux auteurs qui rattachent la malformation qui nous occupe au rachitisme, consiste en l'observation presque constante de la *congénitalité* du thorax en entonnoir. Or, nous savons que les théories pathogéniques du rachitisme, en cours actuellement, font de cette affection une *diathèse acquise* (Comby), éliminent les cas de rachitisme dit congénital, et considèrent la première enfance comme pouvant seule réaliser le tableau complet du rachitisme.

Le fait important à retenir, c'est l'*absence de tout signe de rachitisme* chez les sujets observés par la totalité des auteurs qui ont étudié la question. Chez le malade B..., qui fait l'objet de notre observation et qui présente, à un haut degré, l'anomalie en entonnoir typique, nous n'avons, de même, absolument rien constaté au point de vue du rachitisme. Sa famille ne compte pas de rachitiques ; sa sœur, âgée de vingt-six ans, née deux ans avant lui, est mère de deux enfants en bonne santé, bien conformés, nés dans d'excellentes conditions.

En résumé, on peut dire, avec Ebstein, qu'il n'est nullement prouvé que le rachitisme puisse déterminer chez le fœtus une déformation thoracique assimilable au thorax en entonnoir, anomalie possédant des caractères typiques. Chez les adultes observés, la théorie de l'influence du rachitisme ne résiste pas à l'examen des faits.

Enfin, Ebstein place l'origine de la déformation dans un arrêt de développement du sternum.

Cet auteur s'exprime ainsi :

« Le trouble primordial provient d'un arrêt dans la croissance et d'un trop long séjour du sternum dans une même position, toutes les autres anomalies concomitantes devant être considérées comme consécutives. »

Cet arrêt dans la croissance de l'os se trouverait donc démontré, pour Ebstein, par la diminution de longueur du sternum. Or, les mensurations de Ramadier et Sérieux, le tableau dressé par Féré et Schmid, nos propres observations montrent que les longueurs comparatives des sternums incurvés et des sternums normaux sont sensiblement les mêmes.

Cette hypothèse d'Ebstein est donc peu satisfaisante, car, s'il y avait arrêt de développement du sternum, cet arrêt ne se traduirait pas seulement par des changements de forme au niveau de la partie moyenne de cet os, mais aussi par une diminution de sa longueur, ce qui n'a pas été constaté, comme nous l'avons vu.

Il résulte de l'étude que nous venons de faire des diverses théories proposées qu'il est encore difficile, à l'heure actuelle, de remonter à la véritable cause du trouble d'ossification.

Nous n'avons plus, dès lors, qu'à signaler la coexistence de cette lésion avec les affections ou malformations de l'axe cérébro-spinal.

Nous savons que la malformation est congénitale. Les faits exceptionnels où elle a été constatée pendant la première enfance ont montré qu'elle s'était présentée, dans ces cas, accompagnée de phénomènes nerveux d'origine centrale, exerçant une influence défavorable sur le développement du sternum. Méningite, à deux ans, suivie de l'apparition de la poitrine en entonnoir (Ebstein). — Épilepsie survenue à sept ans, consécutive à une maladie infectieuse et suivie de déformation sternale (Flesch). Il est, d'autre part, curieux de constater, dans la grande majorité des cas où l'affection est congénitale, la coexistence fréquente de cette affection avec d'autres *malformations congénitales* (cas de Ramadier et Sérieux : sujets présentant de la syndactylie, de la plagiocéphalie, du vitiligo, du phimosis, de l'ichtyose, des troubles de la dentition, des malformations des doigts et des orteils, du bec-de-lièvre, de la cryptorchidie, du rétrécissement aortique, etc.).

Quant aux tares héréditaires de ces individus, elles sont toujours plus ou moins lourdes. Cela ne doit pas étonner, car les causes les plus puissantes et les plus aptes à faire dévier le développement du fœtus ou de l'enfant sont les tares nerveuses ou psychopathiques, les intoxications des ascendants (Ramadier et Sérieux). Il est un fait établi et qui ne se discute plus aujourd'hui : c'est que, derrière un grand nombre de malformations atteignant l'enfance et même l'âge adulte, on retrouve les tares nerveuses des générateurs (Flesch, Bianchi, Balme, Bloch, Giraudeau, Schultze, Raymond). Chez notre malade B..., nous relevons, à côté d'une débilité mentale indiscutable, des antécédents héréditaires et collatéraux chargés. Le malade de Marie présentait un état psychique satisfaisant, mais possédait une sœur ayant eu des attaques convulsives accompagnées parfois d'hématémèses.

Les sujets porteurs de thorax en entonnoir sont donc, très souvent, des dégénérés, délirants ou non ; parfois des débiles, des imbéciles, des idiots, des épileptiques. « Chez certaines familles, dit Eichhorst, le thorax en entonnoir est héréditaire et, dans ce cas, on a remarqué, à diverses reprises, que les autres membres de ces familles, et même les individus atteints de cette anomalie, présentaient des affections psychiques, de l'épilepsie ou d'autres difformités. »

Cette hérédité morbide se manifeste parfois directement; Klemperer, Eichhorst citent des cas de transmission similaire. Nous avons rapporté nous-même les faits curieux dus à Herbst et à Anthony. L'influence héréditaire s'affirme donc dans la genèse de cette malformation, et l'on peut la considérer, avec Ramadier, Sérieux et Marie, comme une anomalie de développement en rapport avec l'hérédité morbide, comme *un stigmate physique de dégénérescence.*

ADDENDUM. — *Thorax en infundibulum d'origine rachitique* (observation personnelle).

Georges R..., vingt ans, depuis plusieurs années à la colonie de Vaucluse. Renseignements insuffisants au point de vue de l'hérédité personnelle et familiale. Père inconnu. Mère atteinte d'une affection chronique (?), en traitement depuis de longues années dans un hospice de chroniques.

Débile, à instruction presque nulle, et à discernement insuffisant. État intellectuel exigeant une surveillance de tous les instants et, par suite, son internement dans une colonie d'enfants arriérés. Travaille aux champs régulièrement. Tranquille. État physique a toujours été satisfaisant. Donne des renseignements vagues sur la malformation thoracique dont il est atteint. N'a pas entendu dire toutefois autour de lui que cette déformation remontât à sa naissance.

Taille : 1m,50.

Crâne : Dolichocéphalie.

Diamètres crâniens :

Antéro-postérieur	max.	= 0,20 centim.
	bi-aur.	= 0,12 —
Transverses	bipar.	= 0,15 —
	bitemp.	= 0,13 —

Front bombé, olympien, par exagération des bosses frontales. Hauteur = 0,06 centimètres.

Circonférence céphalique maximum = 0,57 centimètres.

Face déformée, bouche élargie, lèvres épaisses et saillantes. Maxillaire supérieur non parabolique. Dentition irrégulière. Érosions dentaires.

Membres supérieurs noueux au niveau des épiphyses.

Membres inférieurs présentant des courbures diaphysaires. Hanche gauche plus forte et plus saillante que la droite.

Dans son ensemble, le squelette présente un arrêt de développement, traduit par un raccourcissement notable de la taille (1m,50).

Thorax. Mal bâti. Sa région antérieure présente les particularités suivantes: sur la ligne médiane, à 2 centimètres environ au-dessus de la ligne bimamelonnaire, existe un enfoncement du sternum correspondant au corps de l'os. Le sternum, très saillant à sa partie supérieure, se coude brusquement au niveau de la troisième côte et à 4 centimètres environ de la fourchette (angle d'environ 30 degrés) et se dirige en bas et *en arrière*, jusqu'à l'appendice xiphoïde, sans modifier de nouveau cette direction anormale. Les cartilages costaux incurvés limitent latéralement la dépression, dont le point le plus profond correspond à la pointe de l'appendice xiphoïde.

Les tracés à la lame de plomb, les mensurations, le simple

examen objectif de la malformation montrent qu'il existe ici une asymétrie accusée des deux moitiés du thorax, en faveur du côté gauche, où les côtes forment un angle saillant au niveau de leurs articulations avec les cartilages (niveau des troisième et quatrième côtes). Du côté droit, au contraire, les cartilages costaux changent de direction, mais sans former d'angle saillant. Les pectoraux, très développés contribuent à accuser la malformation.

Nodosités appréciables au toucher, au niveau des articulations chondro-costales. Pas de gouttières thoraciques latérales.

L'examen de la région thoracique postérieure révèle un degré assez accusé de *scoliose* dorsale à convexité droite. Cette scoliose explique très probablement la voussure de la région thoracique latérale gauche et l'affaissement de la région symétrique droite.

Comme chez la plupart des scoliotiques, on peut constater ici le *signe de Redard:* le triangle de la taille du côté droit est allongé, ouvert en bas et le bras pend librement en dehors (V. photographie), tandis que celui du côté gauche est au contraire très réduit et fermé par la saillie de la hanche.

Mensurations thoraciques :

A) Diamètres thoraciques:

Sterno-vertébral à l'union du corps et de la poignée sternale	0,20	centim.
Sterno-vertébral au niveau du fond de la dépression.	0,17	—
Transverse au niveau des mamelons	0,26	—
Transverse maximum au niveau de la dépression.	0,26	—
Latéral antéro-postérieur { droit	1,19	—
Latéral antéro-postérieur { gauche	0,20	—

B) Infundibulum:

Longueur maxima	0,08	centim.
Largeur	0,07	—
Profondeur maxima	0,02	—
Distance entre le sommet et le milieu de la ligne bimamelonnaire	0,02	—
Distance entre le sommet et l'ombilic	0,23	—

C) *Sternum :*

Longueur	0,16	centim.
Largeur	0,05	

D) *Périmètre thoracique :*

Axillaire	0,83	centim.
Au niveau de l'infundibulum { sans en tenir compte.	0,83	—
Au niveau de l'infundibulum { en en tenant compte.	0,81	—
A la base du thorax	0,75	—

Indice thoracique = 152 (normal = 140).

Diamètre sterno-vertébral interne au niveau du sommet de l'infundibulum = 9 cent. 5.

E) *Cœur et poumons* normaux. Légère déviation de la pointe vers la droite.

Un examen attentif démontre que l'on se trouve ici en présence d'une malformation en infundibulum n'ayant avec le thorax en entonnoir, que des analogies apparentes, non réelles.

Au contraire de l'anomalie que nous étudions, nous constatons ici un thorax déformé asymétriquement, une scoliose dorsale très accusée, des stigmates indiscutables de rachitisme (chapelet costal, troubles osseux diaphysaires, épiphysaires, front olympien, etc.). Or, il est essentiel de se rappeler que, parmi les cas de thorax en entonnoir typique observés par les auteurs, aucun n'est imputable au rachitisme.

Cette déformation semble répondre d'ailleurs à cette forme particulière, assez rare, de thorax rachitique, appelé *pectus excavatum* par les Allemands, malformation résultant d'une ossification prématurée des cartilages et des extrémités costales voisines, de sorte que le reste de la poitrine continuant à se développer, le sternum reste enfoncé dans une dépression quelquefois assez vaste, cette forme de déviation coïncidant très souvent avec des déformations vertébrales.

BIBLIOGRAPHIE.

Apert. Malformation thoraco-cardiaque par compression intra-utérine. *Société médicale des hôpitaux*, mai 1899.

Aubert. *Bulletins de l'Acad. de médecine*, février 1888.

Béclère. Empyème pulsatile chez un malade présentant un thorax en entonnoir. *Société médicale des hôpitaux*, 1895.

Bloch. Contribution à l'étude des stigmates de dégénérescence. *Société pour l'avancement des sciences. Bulletins*, 1889-90-91.

Capitan. *Société d'Anthropologie*, mai 1891.

Dejerine. Des atrophies musculaires généralisées d'origine réflexe. *Société de Biologie*, juin 1891.

Diamantberger. *Nouvelle Iconographie de la Salpêtrière*, 1891.

Ebstein. *Deutsch. Archiv für Klinik. medic.*, Bd XXX und XXXIII.

Eichorst. *Traité de diagnostic médical.*

Fabre. Déformations thoraciques des scolioses. *Thèse de Paris*, 1899.

Féré et Schmid. *Journal de l'Anatomie et Physiologie*, octobre 1898.

Guinon et Souques. *Bulletin de la Société anatomique*, 1891.

Klemperer. *Société de méd. int. de Berlin*, juillet 1888.

Marie. *Leçons de clinique médicale Hôtel-Dieu*, 1894-1895.

Mendez. *Annales du cercle médical argentin*, 1861, n° XIV.

Orrégo Luco. *Revue bibliographique de Beyrouth*, 1892.

Ramadier et Sérieux. *Archives d'Anthropologie*, mai 1891.

Ramadier et Sérieux. *Nouvelle Iconographie de la Salpêtrière*, 1891.

Raymond. *Maladies du système nerveux*, 1889.

Servier. *Dictionnaire encyclopédique des Sciences médicales*, art. « Sternum. »

FRACTURE DU RACHIS

SUIVIE DE MONOPLÉGIE DU MEMBRE INFÉRIEUR DROIT (1)

PAR

Lucien PICQUÉ et **DIDE**

Interne des asiles d'aliénés
de la Seine.

Il s'agit d'un malade, L..., trente-trois ans, chiffonnier, entré le 4 mars 1897, dans le service de M. Marandon de Montyel, à Ville-Evrard.

Antécédents donnés par le malade lui-même : Père bien portant, mère morte il y a quinze ans.

Le malade avait joui, jusqu'à l'âge de trente ans, d'une excellente santé. A partir de ce moment il est devenu épileptique à la suite de nombreux excès alcooliques.

A son entrée à Ville-Evrard, il présente une crise d'épilepsie tous les quinze jours environ ; à la suite de ces crises sont survenus des troubles mentaux avec période d'excitation hallucinatoire dont il ne garde aucun souvenir.

Le 25 janvier 1898, après une crise, il échappe à la surveillance du personnel et se précipite d'un lieu élevé : on le retrouve étendu sur le dos, sans qu'il soit possible de fixer exactement comment il est tombé.

Il ne peut lui-même nous renseigner, car il est de toute évidence qu'au moment de l'accident il présentait de la confusion mentale post-paroxystique.

A l'inspection, il présente au niveau de la région sacrée une ecchymose qui se prolonge jusque vers la fesse droite. Il existe

(1) Présenté à la Société de chirurgie, séance du 10 janvier 1900.

un degré assez marqué de scoliose dorso-lombaire gauche.

A la palpation, à la partie inférieure de la région dorsale, on sent une dépression assez nette au niveau de l'apophyse inférieure; à ce niveau, la pression réveille le maximum de douleur. Le malade n'accuse pas d'ailleurs de douleurs persistantes. Pas de crépitation.

Du côté de la jambe droite, la perte de la motilité est presque absolue : le seul muscle qui semble n'avoir pas perdu son action est l'extenseur commun des orteils.

La sensibilité au contact est demeurée partout; la sensibilité à la douleur, à la chaleur, au froid, aux métaux est absolue. Les réflexes sont abolis de ce côté. On constate l'existence d'une hydarthose du genou.

A gauche, au contraire, tous les mouvements sont conservés, la sensibilité est intacte.

Depuis l'accident, le malade n'a pas uriné spontanément, Le cathétérisme est nécessaire.

Une constipation opiniâtre, résistant aux purgatifs répétés, doit être signalée ; un lavement purgatif amène cependant une incontinence passagère des matières, mais la constipation reparaît aussitôt.

Une escarre sacrée ne tarde pas à se former, il se produit bientôt un phlegmon étendu de la région lombaire qui amène la mort du malade un mois après l'accident.

L'autopsie pratiquée a mis en évidence une fracture de l'apophyse épineuse de la douzième dorsale ; une fracture intéressant la lame droite de la même vertèbre, et ayant amené une subluxation de la partie gauche de cet os en dehors ; le trait de fracture est très net, presque vertical, et admettant l'extrémité d'une sonde cannelée. L'apophyse transverse droite de la première vertèbre lombaire est fracturée en deux endroits (fig. 12). Les méninges rachidiennes sont injectées au niveau de la fracture, mais non déchirées ; il n'existait pas de méningite spinale; les nerfs de la queue de cheval du côté fracturé sont dissociés, quelques filaments même présentent une solution de continuité. L'étude comparative du nerf sciatique des deux côtés a mis en évidence une congestion très marquée du sciatique droit.

Ce fait nous a paru intéressant à signaler, en raison de diverses particularités que nous désirons mettre en relief.

Tout d'abord, il est à remarquer, que la fracture siégeait au niveau de la douzième vertèbre dorsale ; c'est en effet le siège habituel des fractures de la colonne vertébrale. Dans une thèse récente, Lambert (*Th.* Lille, 1896) a confirmé par de nouvelles recherches cette donnée depuis longtemps classique.

Néanmoins, la variété anatomique, dans notre fracture, est très rare : la solution de continuité porte exclusivement sur la moitié droite de l'arc vertébral.

A notre connaissance, il n'existe qu'un cas analogue au Musée du Val-de-Grâce, cité par Legouest dans son article « Rachis », du *Dictionnaire Encyclopédique*. Il s'agit d'une deuxième vertèbre lombaire où le trait de fracture siège sur la racine de l'apophyse transverse et de l'apophyse articulaire supérieure droite ; il se prolonge sur la lame de la vertèbre et l'intéresse dans toute son épaisseur sans déterminer le moindre déplacement. On ne possède d'ailleurs aucun renseignement sur le mécanisme de cette fracture.

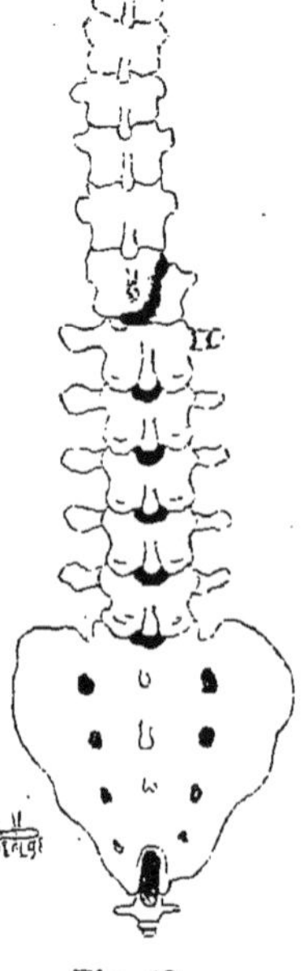

Fig. 12.

Le deuxième point intéressant à noter dans notre observation est relatif aux symptômes fonctionnels observés.

Malgré l'extrême fréquence des fractures de la dernière dorsale et de la première lombaire, les observations mettant bien en évidence les symptômes de compression sont relativement rares.

C'est au travail de Thornburn (1) qu'il faut recourir, pour voir la question traitée d'une façon complète. Outre toutes les observations antérieures, l'auteur anglais enrichit la science de deux belles observations suivies d'autopsie, per-

(1) Thornburn. *A contribution to the surgery of spinal cord*, London 1887.

mettant d'affirmer avec précision le siège de la fracture. En dehors des symptômes locaux, Thornburn insiste surtout sur la paralysie complète des membres, l'anesthésie complète et bien limitée au bassin, l'abolition des réflexes plantaires, crémastériens, patellaires, la rétention d'urine et des matières fécales aboutissant plus tard à l'incontinence. Valentini en 1890 (*Zeits. für klin. Med.*, 1890), Ferrut, Jeo et Bechterew (1890) ont confirmé soit par la clinique, soit par l'expérimentation, les données précédentes.

Depuis, quelques cas paradoxaux ont été publiés, mais aucun ne semble se rapprocher du nôtre. Tout d'abord, il n'en existe aucun dans le travail si complet et si consciencieux de Thornburn. Ménard, dans sa thèse (*Th.* Lille, 1888), publie une observation qui pourrait, *a priori*, s'en rapprocher.

Elle a trait à un malade qui, ayant subi un violent traumatisme de la région dorso-lombaire, eut une fracture du rachis.

Les symptômes se localisèrent au niveau d'une jambe, l'autre restant saine ; mais le malade se leva et la jambe saine se paralysa.

D'ailleurs, le diagnostic précis du siège manque. Le malade survécut.

Dans les 180 cas rapportés par Chipault (*Études de chirurgie médullaire*), il ne se trouve aucun cas se rapportant au nôtre. Ceux de Weiss (1890), de Mauley, de Moullin, de Schède et de Werdelet, rapportés par Chipault, présentent, à côté de quelques analogies, des différences importantes.

Récemment Katsaras a rapporté, dans le numéro de mars 1898, du *Progrès médical d'Athènes*, un cas de lésion de la queue de cheval avec troubles unilatéraux ; mais il s'agit d'un cas de blessure de guerre (guerre turco-grecque). Les deux cas ne peuvent encore être comparés.

Nous n'oserions affirmer qu'il s'agisse d'un cas unique, mais il est certain qu'il doit être bien exceptionnel et c'est à ce titre que nous avons jugé intéressant de le présenter à la Société de chirurgie.

En tout cas, la monoplégie signalée chez notre malade

nous semble manifestement liée à une compression limitée aux racines rachidiennes, en dehors de toute action réflexe.

Dans cette hypothèse, pour comprendre l'extension des

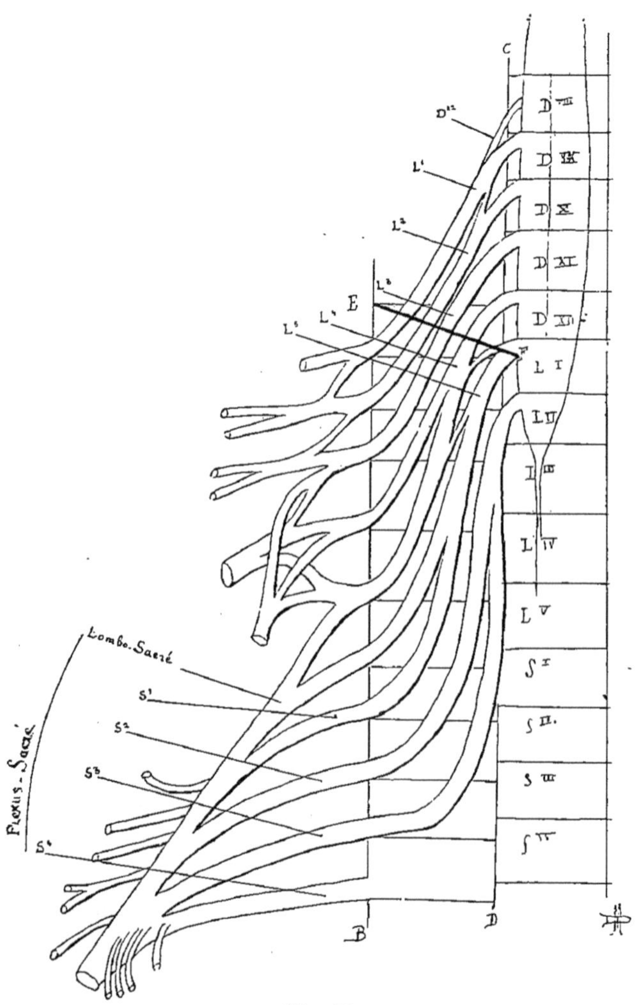

Fig. 13.

troubles sensitivo-moteurs à tout le territoire des plexus lombaire et sacré, on doit se rappeler que les racines rachidiennes ont un trajet intra-rachidien d'autant plus long qu'elles naissent plus bas, et l'on peut utilement se reporter aux tableaux de Reid, de Saint-Thomas'Hospital, publiés en 1889 et qui établissent les rapports entre les points d'émergence des paires rachidiennes et les apophyses épineuses du canal vertébral.

Le schéma ci-contre, d'après Reid, met en évidence l'origine réelle et l'origine apparente des derniers nerfs rachidiens.

Nous avons tiré sur ce schéma un trait correspondant à la fracture, trait beaucoup plus oblique que dans la réalité, parce que l'espace qui existe véritablement entre le point d'émergence des nerfs rachidiens et la moelle, est très petit, tandis qu'il est rendu très grand dans notre figure, pour la clarté.

On voit donc que la ligne EF a intéressé les racines de D XII, L I, L II, L III, L IV, L V, S I.

Or la physiologie de chacune des racines rachidiennes est aujourd'hui assez exactement connue, grâce à l'étude des paralysies radiculaires et nous pouvons, d'après Thornburn, déterminer les muscles qui sont sous la dépendance des racines que nous venons d'examiner.

On voit, en résumé, que les muscles qui sont intéressés sont tous ceux du membre inférieur.

La paralysie totale du membre se comprend dès lors très facilement.

TENTATIVE DE SUICIDE CHEZ UNE ALIÉNÉE

OUVERTURE DU VENTRE. — ARRACHEMENT DE L'ÉPIPLOON

PAR

Lucien PICQUÉ (1)

M. Picqué présente à ses collègues, à titre de curiosité, la pièce et l'observation suivantes.

Il s'agit d'une aliénée de mon service chirurgical des asiles, atteinte de délire mélancolique d'origine alcoolique, avec prédominance d'idées de persécution et impulsions au suicide.

Déjà elle avait fait une tentative de suicide (section du cou). Dans ces conditions, elle était depuis son arrivée à l'asile, l'objet d'une surveillance attentive et placée dans un local spécial affecté aux malades de cette catégorie.

Trompant la vigilance de ses gardiennes, très attentives et très dévouées, elle prit une paire de ciseaux qu'une travailleuse de service lui remit et disparut pendant quelques instants.

Le court espace de temps qui s'écoula entre le moment de la disparition et celui où l'on s'en aperçut et où on la ramena dans son quartier, lui permit de se faire une laparotomie véritable consistant dans une ouverture médiane de la ligne blanche au-dessous de l'ombilic et dans l'espace de 4 centimètres.

Elle s'arracha une partie de l'épiploon, d'une longueur de 15 centimètres environ et qui est contenu dans ce bocal.

(1) *Société de chirurgie*, 1898, p. 1049.

L'accident était arrivé à midi. Je vis la malade pour la première fois à huit heures du soir.

La température était de 38°,5 le pouls était rapide, la malade avait déjà des vomissements.

L'exploration que je fis ne permit point de reconnaître qu'il n'existait pas d'hémorragie.

Je pratiquai un lavage soigné de la plaie et de la partie adjacente du péritoine. Je suturai la plaie exactement.

La courbe de température ci-jointe montre que la fièvre tomba immédiatement : tous les accidents cessèrent. Dès le quatrième jour, M. Mauclaire, chirurgien-adjoint, vit la malade et la trouva dans un excellent état. Aujourd'hui elle est complètement guérie.

DE LA STÉRILISATION

DES

PANSEMENTS ET DE L'EAU

AU

PAVILLON DE CHIRURGIE DE L'ASILE CLINIQUE (SAINTE-ANNE)

PAR

Lucien PICQUÉ et **O. MACÉ**

Chef de Clinique à la Faculté,
Chef adjoint de laboratoire à la Faculté.

La stérilisation de l'eau, des objets de pansements, du matériel à sutures et des instruments est à notre époque au premier rang des questions qui préoccupent un chirurgien d'hôpital.

Stériliser dans le service même tout ce qui doit servir à une opération et aux pansements consécutifs, pour se placer dans des conditions de sécurité absolue et d'économie, tel est le principe admis aujourd'hui par presque tous les chirurgiens.

Mais que de difficultés dans la pratique, tant sous le rapport des locaux que sous celui du personnel, et du matériel.

Au pavillon de chirurgie de l'Asile-Clinique, toutes ces difficultés n'existent pas, parce que rien n'a été négligé par l'administration à ces divers points de vue et que nous nous trouvons d'ores et déjà dans les conditions les meilleures.

Il convient de faire remarquer que nous avons à approvisionner de pansements aseptiques, non seulement le Pavillon, mais tous nos services chirurgicaux des Asiles.

De vastes locaux ont été réservés pour ce service, avec un personnel exercé et suffisant.

Le problème se réduisait dès lors à doter ce service des appareils les meilleurs, les plus pratiques et les plus sûrs.

Or, choisir entre les innombrables appareils, proposés par les fabricants et adoptés par les chirurgiens, constituait une tâche malaisée.

Notre but, dans ce travail, est de faire la critique de la plupart de ces appareils, de donner les raisons qui nous ont déterminés à adopter ceux qui viennent d'être installés au Pavillon de chirurgie et d'en donner la description.

Je dois dire, d'ailleurs, que dès 1895 soit à Ivry soit à l'hôpital Dubois, j'ai eu l'occasion de m'occuper de ce problème complexe avec la collaboration de mon élève M. Macé, chef de clinique de la Faculté et avec l'aimable concours de M. Bardy, pharmacien de la ville, qui étudia dans mon service d'hôpital la stérilisation de l'eau et proposa au point de vue de la stérilisation des pansements une formule nouvelle, que nous avons adoptée au Pavillon de chirurgie.

Nous étudierons successivement, dans l'exposé qui va suivre, la stérilisation des pansements et celle de l'eau, nous réservant de consacrer un chapitre spécial à la stérilisation des instruments.

I

STÉRILISATION DES OBJETS DE PANSEMENT.

La stérilisation des objets de pansement peut se faire soit au moyen de l'air sec surchauffé, soit au moyen de la vapeur d'eau sous pression, ou au moyen de la vapeur d'eau sous pression avec asséchage par le vide ou par l'air sec, soit enfin au moyen des vapeurs d'alcool sous pression (Bardy).

A. *Stérilisation des objets de pansement au moyen de l'air surchauffé.* — Les appareils préconisés dans ce but sont au nombre de trois :

1° Le premier, fabriqué par la maison Wiesnegg-Lequeux de Paris, est connu sous le nom de « Stérilisateur Universel ». Il est dû au Dr Poupinel et se présente sous deux modèles différents : l'un, disposé pour la « stérilisation de larges pansements sous une faible épaisseur » est une étuve Poupinel ordinaire, dont nous ne nous attarderons pas à décrire les détails, qui peut contenir superposées des boîtes en cuivre de longueur, de largeur et d'épaisseur variables. Un des modèles renferme des boîtes de 0m,38 de long, de 0m,30 de large, de 0m,04 d'épaisseur. L'autre, des boîtes de 0m,30 de long, de 0m,15 de large, de 0m,04 d'épaisseur. Ces chiffres suffissent par leur petitesse à faire comprendre que de telles dimensions sont incompatibles avec les nécessités d'un service hospitalier actif et surtout d'un service de pansements tel que nous devons l'avoir au Pavillon. Elles répondent à des installations privées.

Le second modèle de stérilisateur Poupinel, un peu plus volumineux, permet la stérilisation des objets de pansement en cylindres situés parallèlement les uns aux autres. Ce second modèle est passible des mêmes objections : il est trop petit pour un hôpital. Des expériences nombreuses faites avec des thermomètres à température maxima ont de plus prouvé que la température marquée par le thermomètre du « Poupinel » donnait une température toute locale, celle de l'atmosphère dans laquelle le thermomètre était suspendu. A droite, à gauche, au-dessus, au-dessous de la cuvette mercurielle, les températures varient, et souvent dans d'assez fortes proportions. On s'expose donc, si l'on n'emploie pas des tubes témoins fondant à 180°, à avoir en certains points, que l'expérience seule peut déterminer pour chaque modèle, des températures très variables. Nos expériences personnelles concordent d'ailleurs avec celles qui ont été faites antérieurement. Ces considérations générales sur la disposition de l'appareil et ces considérations physiques nous ont donc fait repousser la disposition ci-dessus pour le service de l'Asile-Clinique.

2° La maison Wiesnegg-Lequeux nous offrait deux autres appareils construits sur les mêmes principes : l'un connu sous le nom de « grande étuve de M. le Dr Doyen » se compose de deux parties : l'une inférieure, pour stériliser les instruments et les pansements, l'autre supérieure, pour le chauffage du linge. Les dimensions ordinaires sont de 0m,60 de hauteur, de 0m,90 de largeur, de 0m,25 de profondeur. Cet appareil diffère du Poupinel par le nombre des compartiments et par la disposition des matériaux qu'ils peuvent contenir. C'est un appareil semblable à celui que l'un de nous a vu fonctionner à Berlin dans un grand service de chirurgie : il est passible des mêmes reproches.

3° Le troisième appareil est l'étuve en fer et en cuivre, « système Leclerc ». Cette étuve n'est plus chauffée comme les précédentes par une rampe extérieure de gaz, par l'alcool ou le pétrole, mais par un système tubulaire placé à l'intérieur de l'appareil et protégé du refroidissement extérieur par une double paroi fer et cuivre, séparée par une garniture d'amiante. Cet appareil peut être réglé pour marcher à 170° et ses dimensions habituelles sont de 1 mètre de hauteur, de 0m,75 de largeur, de 0m,60 de profondeur. Cette étuve serait parfaite si l'on était sûr que la température est régulièrement répartie et égale en tous points, et surtout si la température de 180° nécessaire pour la stérilisation dans l'air sec ne brûlait pas les tissus. Elle présenterait des dimensions compatibles avec le mouvement d'un service hospitalier. Mais tous ces appareils doivent être rejetés pour les raisons suivantes :

1° La température d'une étuve à air chauffé varie avec le point considéré.

2° Les variations thermiques changent avec chaque modèle, elles sont d'autant plus accusées que l'appareil est plus grand.

3° Pour que la stérilisation par l'air chaud et sec soit réelle, il faut chauffer à 180°. Dans ces conditions, les tissus sont brûlés.

B. *Stérilisation des objets de pansements au moyen de la vapeur d'eau sous pression.* — C'est un des meilleurs procédés de stérilisation, et il n'est pas passible des inconvénients et des reproches que l'on peut faire au mode précédent. C'est le système adopté dans presque tous les services hospitaliers de Paris, où l'on emploie immédiatement ou le lendemain matin les objets stérilisés la veille, et qui ont conservé leur humidité. Une température de 120° suffit à stériliser ces objets de pansement qui, employés immédiatement, ne risquent pas de s'altérer dans les boîtes de nickel ou de cuivre où ils sont contenus. Un système de fermeture connu, à éclisses, permet après la stérilisation d'obturer suffisamment pour quelques jours les boîtes *jusqu'au moment de leur emploi qui est toujours prochain*. C'est le système simple, pratique, de l'autoclave ordinaire, et dont les résultats sont excellents. C'est un des systèmes que nous emploierons à l'Asile Clinique pour les séances opératoires prévues, pour les interventions décidées quelques jours auparavant. Mais nous avons aussi à prévoir dans les Asiles du département des opérations nécessitant un matériel préparé longtemps à l'avance.

A la rigueur ce système pourrait être utilisé à cet effet si la fermeture des boîtes est parfaite. Mais les pansements restent humides, et cette humidité présente des inconvénients faciles à comprendre.

C. *Stérilisation des objets de pansements au moyen de la vapeur d'eau sous pression avec asséchage.* — Ces appareils permettent d'obtenir l'asséchage et par conséquent obvient à l'inconvénient signalé plus haut. Le nombre en est considérable. Nous allons les passer en revue, en indiquant leurs desiderata, et nous décrirons en terminant l'appareil que l'un de nous fait construire par M. Herbet et par MM. Flicoteaux, Borne et Boutet.

1° Le premier est le stérilisateur à vapeur, modèle Sorel, construit par la maison Wiesnegg-Lequeux. C'est, en fait, un autoclave contenant dans son intérieur, au-dessus de la couche d'eau nécessaire, une boîte cylindrique où sont les pansements. « Le séchage s'obtient au moyen du vide déterminé par la trompe » et, pour rétablir la pression normale, on introduit de l'air stérilisé dans l'appareil au moyen d'un tube de platine porté au rouge.

Cet appareil est trop petit pour subvenir à des besoins hospitaliers. Il en faudrait plusieurs et par suite plusieurs autoclaves, autant que de boîtes, dépense qui n'est pas à dédaigner. De plus, il faudrait ajouter à chaque autoclave une trompe si l'on veut chercher à obtenir un asséchage complet. Et encore cet asséchage sera toujours imparfait, à cause du tassement des objets de pansement dans le cylindre récepteur. Cet asséchage incomplet ne présenterait pas d'inconvénients dans les cas où l'on emploie des pansements humides ; il présente les inconvénients signalés plus haut dans les cas d'emploi tardif.

2° Le second appareil est l'autoclave à pansements, système Vaillard, construit par le même fabricant. C'est, d'une part, un autoclave ordinaire, dont le couvercle supporte à sa face inférieure un tube plongeur. On place, à l'intérieur de l'autoclave, une boîte cylindrique percée suivant son axe vertical d'une tubulure verticale que remplit le tube plongeur. Le couvercle de la boîte porte quatre trous servant à laisser circuler la vapeur. « L'autoclave proprement dit sert de chaudière, on y verse de l'eau sur 5 à 6 centimètres de hauteur ; puis on fixe la boîte à pansements sur son support, et on place le couvercle de l'autoclave, en ayant soin de faire pénétrer le tube plongeur dans le tube central de la boîte. Après avoir chauffé jusqu'à ébullition, et chassé l'air, on ferme l'appareil et l'on maintient pendant huit à dix minutes la pression à 1 kilo (120° environ). On éteint le feu, et au moyen d'un robinet latéral placé à la partie supérieure d'un des côtés de l'autoclave, on commence le séchage au moyen d'une trompe à eau.

C'est, en définitive, un autoclave contenant une boîte remplissant exactement sa cavité ; la vapeur produite par l'ébullition de l'eau sous pression traverse la boîte et les pansements qui la remplissent, elle monte ainsi par le canal central, dont la boîte est percée jusqu'au manomètre de l'appareil et à la soupape de sûreté. Le séchage s'obtient incomplètement.

3° Le troisième appareil de cette catégorie que nous avons étudié, est celui que l'un de nous a vu fonctionner à l'hôpital général de Vienne (Autriche). Cet appareil, dont un spécimen réduit existait à l'Exposition, salon Pasteur, est un appareil construit par la maison Rohrbeck, de Vienne (Ehmann et Obermayer, successeurs). Il est très important, et sa disposition a été largement mise à contribution par les ingénieurs et les chirurgiens, que la question intéresse, comme nous allons le voir plus loin. Cette installation a été faite à l'hôpital de Vienne en janvier 1899. Le modèle en a été exposé à l'Exposition du Jubilé à Vienne en 1898.

Il se compose d'une série d'autoclaves, douze à quinze, disposés tout autour d'une salle, la Salle de Stérilisation de l'hôpital. A Vienne, l'administration de l'hôpital général a installé une salle de stérilisation commune aux différents services hospitaliers, et placée sous la direction d'un pharmacien. Ces autoclaves verticaux contiennent chacun une boîte cylindrique de $0^m,68$ de haut, de $0^m,22\ 1/2$ de large, percée sur son fond et son couvercle de trous. Ces trous sont obturés par une feuille de flanelle que l'on trouve au fond et immédiatement au-dessous du couvercle. Chaque boîte cylindrique contient une série de petites boîtes en tôle émaillée, comme le grand cylindre, dont le fond et le couvercle sont percés de trous, obturés eux aussi par une feuille de ouate ou de flanelle, qui sert de « Bakterienfilter. » Elles ont $0^m,13$ de haut, et $0^m,20$ de diamètre. Elles sont placées les unes sur les autres, en général au nombre de cinq, dans le grand cylindre décrit plus haut. Le couvercle du grand cylindre porte un cadenas spécial, analogue à celui que l'on emploie dans l'Administration des Postes. C'est un cadenas en forme de montre, dont la face antérieure peut s'ouvrir à charnière. Entre la face antérieure et le cadenas proprement dit, est intercalée, après la stérilisation, une feuille de papier circulaire, portant la date de la stérilisation, qui reste là intacte au-devant de la serrure du cadenas fermé par pression, jusqu'à ce que l'on ouvre le cadenas en la traversant avec la clef. Chaque cylindre est réuni au précédent et au suivant par un système tubulaire qui apporte dans un premier temps la vapeur d'eau sous pression, produite par une chaudière spéciale, et dans un second temps, l'air surchauffé. Il existe là un courant continu de vapeur, c'est bien ce qu'il y a à souhaiter de meilleur pour un appareil à stérilisation des pansements.

Description de l'appareil (fig. 14). — 1° L'air appelé par le moteur électrique 7 est filtré sur ouate en 5 et passe de

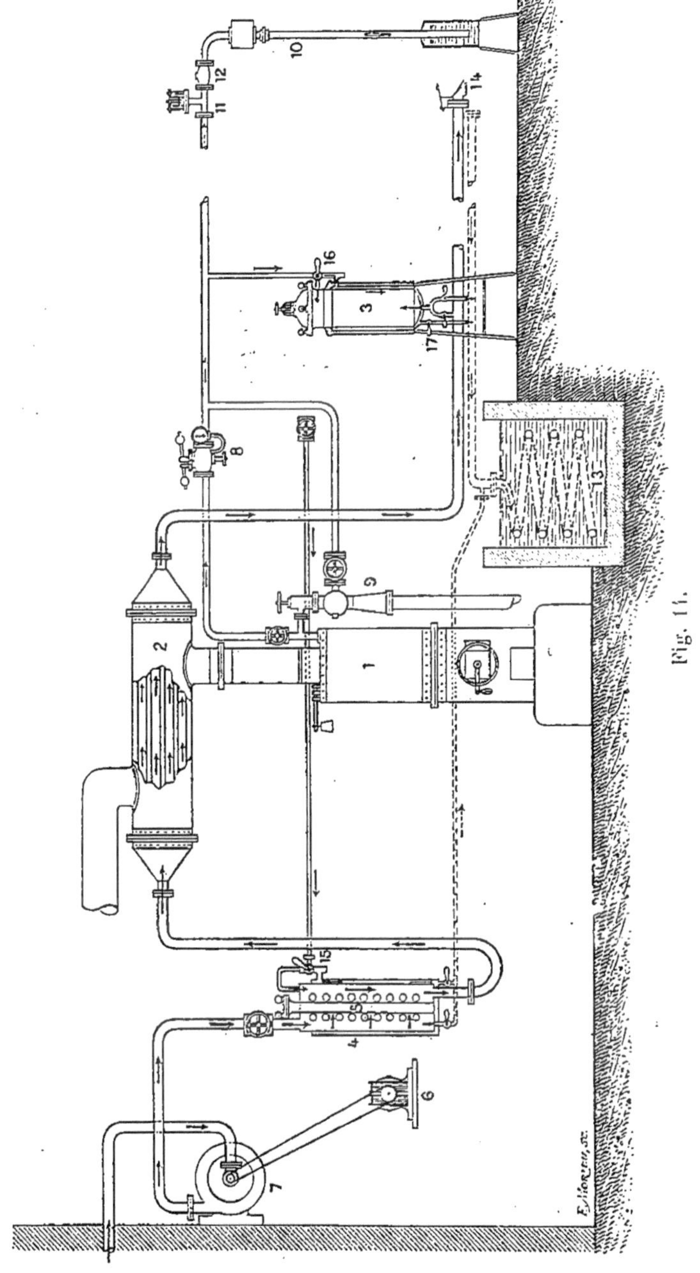

Fig. 11.

là dans le surchauffant 2 porté à la température du rouge.

Celui-ci est formé par tubes métalliques remplis de débris de porcelaine. Cette température est produite par le gaz de calorification qui provient de la chaudière à vapeur 1. Cet air passe alors dans les autoclaves. Il a à ce moment une température intermédiaire entre 200° et 600°, et son courant est assuré par l'existence d'un ventilateur disposé au bout de l'appareil. Le chauffage des autoclaves est assuré de plus par un courant de vapeur d'eau qui passe dans le manchon *a* de l'autoclave 3.

2° On fait le vide dans l'autoclave à l'aide de la pompe à air 9 ; le vide est indiqué par le manomètre 10.

3° Stérilisation à la vapeur. On fait pénétrer le courant de vapeur, qui est à la température de 104° ou 2/10 d'atmosphère en ouvrant le robinet de condensation 17, dans l'autoclave et son manchon *a*. Durée de la stérilisation par la vapeur, trente minutes. Le courant de vapeur est accéléré par le passage de la vapeur, qui a servi, dans le serpentin réfrigérant 13.

4° Assèchement des tissus par l'air surchauffé. On ouvre le robinet à air et on laisse l'air surchauffé traverser l'appareil pendant trente minutes.

Cet appareil est parfait, et avec lui la stérilisation et l'asséchage sont obtenus. Les boîtes cylindriques peuvent alors être transportées par les infirmiers dans les divers services hospitaliers, stérilisées et sèches. Elles sont ouvertes par le chirurgien au moment de leur utilisation, et employées dans les jours qui suivent, très probablement pour éviter que, à la longue, les filtres de flanelle ne puissent être traversés par les microbes.

Cet appareil, malheureusement, demande beaucoup de place et est très coûteux (8 000 florins). Il n'existe dans aucun service hospitalier de France, et si nous en avons parlé, c'est que quelques chirurgiens, adoptant le principe, ont fait construire des appareils similaires, coûteux et ne donnant pas, malheureusement, les résultats de l'appareil de Vienne. Parmi ceux-ci, signalons deux appareils construits par MM. Flicoteaux, Borne, Boutet, l'un pour M. Delétrez, de Bruxelles, l'autre pour MM. Pozzi et Jayle, de Paris.

Le premier, connu sous le nom de « Stérilisateur fonctionnant par la vapeur sous pression (modèle de l'Institut chirurgical de Bruxelles) », du Dr A. Delétrez, se compose d'une batterie de trois autoclaves horizontaux, ayant 0m34 de diamètre intérieur, avec portes à charnières. Ces cylindres sont reliés avec un autoclave vertical, ayant 0m,25 de diamètre, et disposé spécialement pour servir de générateur. Un robinet commande sur l'autoclave la prise générale de la vapeur; d'autre part, chaque compartiment, c'est-à-dire chaque autoclave horizontal, est muni à sa partie supérieure d'un robinet commandant l'arrivée de la vapeur, et d'un robinet de purge à sa partie inférieure. Le deuxième ou troisième autoclave horizontal est relié à une trompe, permettant d'y faire le vide : on réserve ce compartiment pour les pansements, qui doivent être *plus particulièrement secs*. Les pansements sont placés dans des boîtes cylindriques en acier, munies à chaque extrémité, d'une fermeture à éclisses. Les instruments sont placés dans des plateaux ordinaires.

Cet appareil, comme le suivant, donne d'excellents résultats pour un service hospitalier, où les objets de pansement sont utilisés immédiatement. Les deux premiers autoclaves donnent des pansements humides; ils ne sont, en définitive, que des récipients en rapport avec un autoclave. Ce sont les dépendances de l'autoclave générateur, avec cette particularité qui a son importance, que les objets de pansement se trouvent dans un courant de vapeur d'eau. Nous retrouvons là l'excellente disposition de l'appareil de Vienne.

Il n'en est pas de même dans les cas où l'on cherche à obtenir des pansements secs. M. Delétrez lui-même reconnaît qu'on arrive à obtenir une dessiccation « parfaitement suffisante. » Parfaitement suffisante, nous le voulons bien, mais insuffisante pour faire des pansements secs, comme nous serons amenés à le faire dans notre service des aliénés de la Seine.

Ce n'est donc pas l'appareil qu'il nous fallait.

La seconde modification de l'appareil de Vienne nous est présentée sous le nom Polyautoclave fixe, des docteurs

S. Pozzi et P. Jayle, par la maison Flicoteaux (1). Cet appareil est situé, d'après la description publiée, dans une chambre de stérilisation, voisine de la salle d'opérations aseptiques du service. Il est probable que dans l'esprit du chirurgien qui l'a fait établir il n'est pas suffisant : il existe, en effet, dans cette salle et pour le bon fonctionnement du service, « à droite et à gauche de la porte d'entrée, deux autoclaves destinés principalement à la stérilisation de la ouate. Ce sont des autoclaves à pression, construits spécialement par Wiesnegg, selon les indications de M. Pozzi ; ces autoclaves sont une combinaison de l'appareil de Schimmelbusch et de l'étuve à désinfection de Vaillard et Besson. » Ces deux autoclaves doivent être excellents, mais aussi doivent donner de la ouate humide, ce qui n'est pas toujours nécessaire.

Dans cette salle, il existe un second appareil, une étuve sèche ordinaire, qui ne présente rien de spécial, destinée probablement à assécher les pansements réunis sous une faible épaisseur.

Le troisième appareil, qui n'est autre que le polyautoclave, représente « une grande étuve à vapeur sous pression, qui est un modèle nouveau, établi sur nos indications par M. Flicoteaux. »

« Cette étuve comprend un coffre en fer, monté sur trois pieds en fer, et adossé au mur. Ce coffre contient en deux rangées superposées huit récipients en tôle d'acier, placés horizontalement, et s'ouvrant sur la grande face verticale. Ces récipients sont destinés à contenir les instruments, le coton, les pansements et le linge, etc., qui doivent être stérilisés.

Chacun de ces récipients est fermé par une porte à charnière, s'ouvrant et se refermant facilement; une vis à volant placée au milieu de la porte permet d'assurer l'étanchéité du joint. » La vapeur d'eau est formée sur une petite chaudière timbrée à deux atmosphères, et placée à côté de la caisse métallique. « Une canalisation en cuivre conduit la

(1) S. Pozzi et J. Jayle, Le nouveau service de l'hôpital Broca. in *Revue de Gynécologie et de chirurgie abdominale*, n° 1, janvier-février 1899, p. 26.

vapeur produite aux branchements, garnis de valves en bronze, pour la répartir aux récipients deux par deux. Cette vapeur pénètre d'abord dans le récipient supérieur, passe ensuite dans l'inférieur, et l'eau condensée fait retour à la chaudière, par une seconde canalisation en cuivre. On peut, à volonté, stériliser en une seule fois, 2, 4, 6 ou 8 cylindres.

Le fonctionnement de cette étuve a lieu de la façon suivante : la chaudière étant remplie d'eau au niveau normal, on allume le brûleur. Quand la pression atteint deux atmosphères, on ouvre le robinet de prise de vapeur sur la chaudière, et le robinet principal de retour d'eau à la chaudière, et les petits robinets d'introduction de vapeur dans les récipients qui contiennent les objets à stériliser. On ouvre en même temps les robinets correspondants qui commandent les tuyaux de retour d'eau de condensation des récipients mis en fonction et l'opération commence.

Quand l'opération est terminée, on ouvre les récipients... Cet autoclave permet de stériliser dans des compartiments séparés et indiqués tout ce qui est nécessaire au cours d'une opération. Les instruments sont eux-mêmes stérilisés sous pression ; il suffit, pour éviter leur oxydation, de les plonger dans une solution de borate ou de benzoate de soude à 2 p. 100. »

Cet appareil, le Polyautoclave représente l'installation la plus volumineuse et aussi la plus coûteuse qui existe à Paris (6300 francs pour l'appareil à huit récipients).

C'est déjà un sérieux inconvénient; nous allons voir que ce n'est pas le seul. Après lecture, en effet, de l'article de MM. Pozzi et Jayle, on ne sait, si les objets de pansement soumis aux manipulations décrites plus haut sortent de l'appareil secs ou humides : c'est là une lacune bien regrettable, mais il est certain que s'ils sortent secs, c'est qu'ils n'ont pas été soumis à l'action de la vapeur d'eau, que les boîtes à éclisses qui les contiennent restent fermées et que la vapeur d'eau entoure les enveloppes métalliques des boîtes sans pénétrer dans leur intérieur. Dans ces conditions, le Polyautoclave n'est plus qu'un Poupinel de grande dimension chauffé à 135° au lieu de 180°, ce qui serait insuffisant. A défaut de renseignements fournis par les Auteurs, le constructeur nous a déclaré que les boîtes restaient ouvertes, et que les objets de pansement retirés humides ainsi que les blouses et les tabliers indiquaient nettement qu'ils avaient été soumis à l'action de la vapeur. Une grande partie de ces objets ne devait donc pas être utilisable pour les pansements par exemple, et nous trouvons là la raison des deux autoclaves supplémentaires décrits plus haut et de l'étuve sèche ordinaire. L'asséchage dans l'appareil est donc très défectueux. Le constructeur apporta dès lors à l'appareil des modifications susceptibles de l'améliorer et une série de trompes à eau de dimensions de plus en plus fortes fut expérimentée après adjonction à l'appareil. Actuellement, d'après le dire de M. Flicoteaux lui-même, les pansements stérilisés sont presque secs, ils présentent encore un peu d'humidité, mais beaucoup moins abondante que dans l'installation première. On peut donc les utiliser, mais il reconnaît lui-même que ce n'est pas parfait. Cet inconvénient a peut être peu d'importance à l'hôpital où les pansements sont employés assez rapidement et où l'on trouve des blouses non stérilisées pour vous protéger de la fraîcheur de la blouse stérilisée, mais il doit être cependant pris en considération dans l'installation du service de la stérilisation des pansements dans les Asiles de la Seine. J'ai déjà dit plus haut que la stérilisation se faisait dans des boîtes à éclisses ne fermant pas hermétiquement et que par conséquent, les pièces de pansement ne pourraient se conserver aseptiques que deux ou trois jours au plus, ce qui est inacceptable avec les exigences de notre service qui nous oblige à conserver souvent pendant un long temps notre matériel en vue d'une opération urgente. Nous demandâmes alors à M. Herbet, et à M. Flicoteaux de faire, chacun de leur côté, des recherches sur ce point important.

M. Herbet établit sur nos indications le plan d'un appareil assez voisin de l'appareil de l'hôpital général de Vienne, auquel était juxtaposé un appareil à eau stérilisée tel que nous le décrirons plus loin.

Au centre du plan, un autoclave générateur de vapeur

d'eau pour eau stérilisée et pour la stérilisation des pansements. Ne nous occupons que du côté droit du plan sur lequel on peut suivre les détails suivants.

De la chaudière de l'autoclave générateur part un tube destiné à conduire la vapeur d'eau sous-pression dans quatre récipients contenant un grand cylindre émaillé, analogue à celui de l'appareil de Vienne et contenant, lui, cinq petites boîtes secondaires. Au récipient arrive de plus un second tube amenant de l'air chauffé destiné à assécher les pansements et dont la circulation est favorisée par un système de quatre trompes à eau flanquées chacune sur les côtés d'un des autoclaves récipients, trompes qui agissent en activant la circulation du courant d'air chaud et par le vide qu'elles cherchent continuellement à faire. Nous dûmes renoncer à faire construire cet appareil très simple, ne pouvant trouver en France une tôle émaillée suffisante et analogue à celle des appareils de Vienne pour la construction des cylindres et des boîtes, et dans la crainte aussi de ne pas arriver à porter à une température suffisante l'air chauffé qui devait passer stérile. Cette température aurait, en effet, demandé une installation spéciale analogue à celle de Vienne.

L'appareil de MM. Flicoteaux, Borne, Boutet n'était qu'une modification de l'appareil de M. Delétrez de Bruxelles. Il fut établi sur mes conseils et expérimenté par les constructeurs.

Cet appareil présentait la disposition suivante :

Placer les objets de pansements dans le cylindre stérilisateur, chauffer l'extérieur de ce cylindre stérilisateur par la vapeur d'eau et évacuer par la trompe l'air contenu dans le stérilisateur.

Quand la paroi du cylindre est chaude et que le vide est obtenu, envoyer la vapeur de stérilisation qui pénètre bien dans les pansements, puisque la majeure partie de l'air a été chassée.

Après vingt minutes de stérilisation, arrêter la vapeur dans le cylindre intérieur, mais laisser la vapeur dans l'enveloppe et faire fonctionner la trompe à vide. La vapeur d'eau contenue dans les pansements s'évaporera rapidement sous l'action du vide et de la chaleur.

En élevant la température des objets à chauffer, on augmente la tension de l'humidité qui reste sur les pansements et par suite on active l'évaporation. On sait, en effet, que la tension de la vapeur d'eau à 56°, est de 127 millimètres de mercure ; à 106°, de 1242 millimètres de mercure, soit environ dix fois plus élevée.

L'évaporation et le séchage se feront donc sensiblement

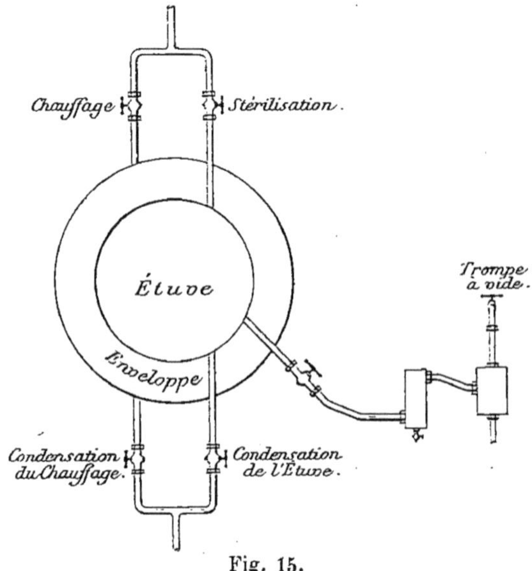

Fig. 15.

dix fois plus vite si on maintient pendant le séchage la température à 100° ou 110° que si la température est aux environs de 50°.

Ces résultats satisfaisants étaient très tentants. Cependant je ne fis pas construire l'appareil qui paraissait présenter, par rapport aux appareils similaires, le maximum de garantie de bonne stérilisation et de parfait asséchage, parce qu'il ne résolvait pas la question de la conservation illimitée et aseptique des objets stérilisés. Le système de boîtes à employer ne pouvait en effet être dans ces cas que de boîtes à éclisses. Ou bien les pansements devaient être, après stérilisation, placés après transport dans d'autres boîtes.

Après l'étude que nous venons de faire et les réflexions qu'elle détermine, nous nous sommes arrêtés à deux modes de stérilisation : 1° à la stérilisation simple et peu coûteuse des objets de pansement dans des boîtes à éclisses, à fermeture à baïonnettes, par la vapeur d'eau sous pression engendrée par un autoclave. Les objets stérilisés ainsi et humides serviront, comme dans les services hospitaliers ordinaires, aux opérations (draps fanons, champs opératoires, ouates, compresses) ; ils serviront aussi aux pansements humides qui peuvent être nécessaires. Ils seront préparés pour une séance opératoire prévue et employés immédiatement ; ils serviront aux pansements humides journaliers ; 2° à la stérilisation des objets de pansements par les vapeurs d'alcool.

Nous ne décrirons pas le premier mode de stérilisation qui est le mode classique.

D. *Stérilisation des objets de pansements par les vapeurs d'alcool, procédé Bardy.* — La stérilisation humide ne peut être adoptée, ainsi que nous l'avons déjà dit, pour les pansements et les opérations d'urgence à faire d'une façon imprévue dans les asiles de la Seine, parce que la fermeture des boîtes n'étant pas mathématiquement hermétique, nous ne pouvons conserver nos objets stérilisés. Pour ces cas, ne trouvant pas d'appareils sûrs et expérimentés qui nous donnent sûrement la stérilisation sèche, nous avons adopté la stérilisation par les vapeurs d'alcool dans des boîtes spéciales. Cette stérilisation que nous connaissons depuis longtemps, puisque nous l'avons vue naître pour ainsi dire à côté de nous, est la stérilisation par les vapeurs d'alcool en boîtes closes, proposée et faite par Bardy dans notre service à l'hôpital Dubois et examinée au point de vue bactériologique, par le docteur Macé, chef du laboratoire de notre service. Elle nous donnera pour les Asiles Extérieurs et pour l'Asile-Clinique les objets de pansements secs qui nous sont nécessaires. En quoi consiste-t-elle? Elle consiste à placer les pièces à stériliser dans des boîtes hermétiquement fermées, et présentant à la partie inférieure une rigole où l'on dépose une petite quantité d'alcool fixée à l'avance.

La boîte est portée fermée à l'autoclave et représente elle-même un autoclave, dans lequel les vapeurs d'alcool sous pression amènent une stérilisation absolue.

Les boîtes étant hermétiquement closes et ne s'ouvrant qu'au moment du pansement, il est bien évident que la stérilisation obtenue se conservera indéfiniment puisque, à aucun moment, l'air ne peut y pénétrer et y apporter des germes.

Pour l'application de cette méthode il a fallu agrandir les boîtes, adopter des modèles variables, et par conséquent modifier la quantité d'alcool pour obtenir une pression déter-

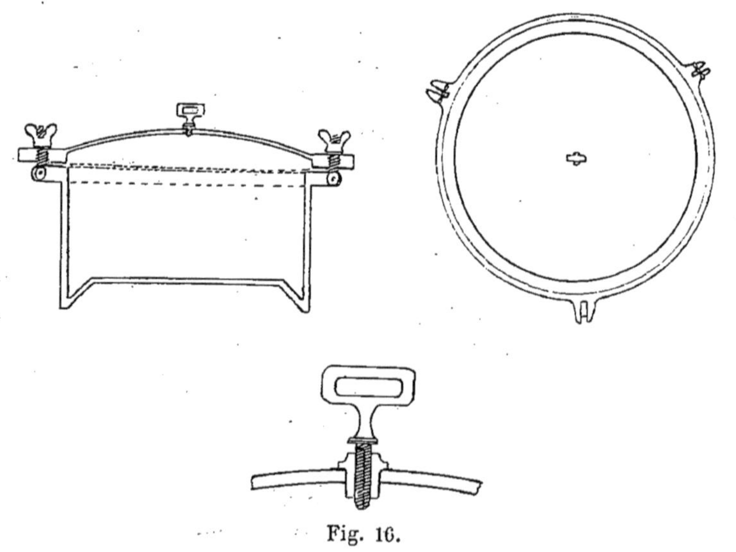

Fig. 16.

minée, trouver un mode de fermeture hermétique, remplacer le verre par le cuivre, toutes modifications qui ont exigé des études longues et minutieuses.

Description de nos boîtes. — Chaque boîte (de dimensions différentes) contient à la partie inférieure une rigole destinée à contenir l'alcool à 90 degrés.

Nos plus grandes boîtes ont $0^m,24$ de hauteur et $0^m,30$ de diamètre, elles sont cylindriques, en cuivre.

Ces boîtes cylindriques sont établies en cuivre, avec rigole à la partie inférieure et bride à la partie supérieure, permettant d'assujettir le couvercle. Cette bride porte une rainure circulaire dans laquelle se place un anneau de caoutchouc.

L'application du couvercle sur la boîte se fait au moyen

d'écrous à oreilles et à articulations qu'il est facile de serrer ou desserrer à la main.

Au milieu du couvercle est disposé un petit appareil spécial permettant, par une rentrée d'air, d'obtenir facilement l'ouverture de la boîte. Cet appareil est combiné de façon à donner le contrôle absolu de la stérilisation; à cet effet, une bande de papier parcheminé traverse l'anneau, et l'ouverture de la boîte ne peut se faire qu'en déchirant cette bande.

Deux séries de boîtes semblables sont établies, l'une pour la salle aseptique, l'autre pour la salle septique.

Procédé pour la stérilisation. — La quantité d'alcool nécessaire ayant été versée dans la rainure et les pansements destinés à l'opération étant placés dans la boîte, on ferme le couvercle; on serre *légèrement* les boulons après s'être assuré que l'anneau de caoutchouc est bien dans la rainure.

On place ensuite la boîte dans l'autoclave, et, comme pour la stérilisation humide, on porte l'autoclave à 130°. Cette température une fois atteinte, on laisse une demi-heure à cette température, on éteint le gaz et on laisse le tout refroidir.

Après complet refroidissement, on sort la boîte, et alors, pour s'assurer de la réussite de l'opération, on desserre les boulons qu'on laisse retomber sur le côté, on prend ensuite la boîte par l'anneau supérieur, ce qui permet de constater qu'elle est bien fermée par la pression extérieure exercée sur le couvercle, et que par conséquent le vide s'est bien produit à l'intérieur. Si la boîte pouvait s'ouvrir à ce moment, c'est que l'opération n'aurait pas réussi et il faudrait recommencer pour cette boîte.

Après avoir constaté que la boîte est bien fermée par la pression extérieure, on passe la bande de papier parcheminé sur laquelle on peut écrire la date de la stérilisation, et on la range pour pouvoir s'en servir quand cela sera nécessaire.

Au moment de l'opération, on rompt la bande, on tourne la vis supérieure qui permet la rentrée d'air et la boîte s'ouvre alors sans difficulté.

Ce mode de stérilisation offre toute garantie pour le chirurgien, puisqu'il lui permet, au moment de l'opération, d'avoir des pansements qui ont été portés à la température de 130° au milieu de vapeurs d'alcool, et qui sont restés, d'une façon absolument certaine, à l'abri de toute contamination extérieure.

Quantité d'alcool à employer. — Dans les mélanges de gaz et de vapeur, chaque gaz et chaque vapeur occupe tout l'espace comme s'il était seul. Si donc nous mettons dans les rigoles de nos boîtes de l'alcool, et si nous chauffons à 125°, l'alcool qui bout à 78° émet des vapeurs qui remplissent toute la boîte et viennent au contact avec toutes les parties des pansements stérilisés. Pour saturer le volume d'un litre à une température de 125°, 1 centimètre cube et demi à 2 centimètres cubes d'alcool sont plus que suffisants. Nos boîtes ayant une capacité x, il faudra donc employer *x fois* 2 centimètres cubes d'alcool pour chaque boîte, soit :

30 et 34 centimètres cubes pour les grandes boîtes
8 — — pour les moyennes boîtes
4 — — pour les petites boîtes

Nos types de boîtes en effet, répondent aux modèles suivants :

Pour les vêtements d'une opération, espace utilisable	0m,24 de haut ; 0m,30 de large.
Pour les grandes opérations, espace utilisable.	0m,20 de haut ; 0m,30 de large.
Pour les pansements des grandes opérations, espace utilisable	0m,06 de haut ; 0m,30 de large.
Pour les petites opérations et les accouchements, espace utilisable	0m,12 de haut ; 0m,20 de large.
Pour le pansement des petites opérations ; espace utilisable	0m,08 de haut ; 0m,20 de large.
Pour les petits pansements	0m,06 de haut ; 0m,15 de large.

Toutes ces boîtes ferment de la même façon ; elles sont munies : 1° sur la face supérieure du couvercle, d'une anse pliable ; 2° sur le plat latéral, de deux tenons verticaux, percés d'un trou. Ces tenons sont destinées à recevoir une bande de papier toile qui passera sur le couvercle et dont les extrémités seront maintenues au niveau de chaque tenon par un fil plombé. Cette bande de toile enraye le dispositif destiné à la rentrée de l'air qui ne peut fonctionner que lorsque la bande est enlevée. La partie moyenne de la bande de papier toile, au niveau du couvercle de la boîte, recevra l'impression d'un timbre dateur, donnant au chirurgien l'époque de la stérilisation de chaque boîte. Elle donnera surtout la certitude absolue qu'on n'aura pas ouvert la boîte avant l'emploi.

Enfin chaque boîte porte à sa face extérieure une petite plaque de cuivre avec l'une des indications suivantes : grande opération, petite opération, accouchement, pansements de grande opération, pansements de petite opération et vêtements.

Nos boîtes étant stérilisées, hermétiquement fermées, c'est le seul procédé qui nous permette d'avoir à sec et toujours sous la main, des pansements stérilisés pour nos opérations et nos pansements imprévus à l'Asile-Clinique ou dans les Asiles extérieurs du département de la Seine où elles seront transportées d'avance, pour répondre aux besoins du service.

II

STÉRILISATION DE L'EAU.

Les appareils à stériliser l'eau sont de date récente. Ils sont apparus avec les progrès de la chirurgie et de la bactériologie et sont venus combler un vide. Pendant longtemps en effet, on s'est contenté d'appareils appelés bouilleurs d'eau qui donnaient de l'eau portée à 100°. A ces appareils était adjoint un réchauffeur qui permettait, grâce à l'emploi de robinets mélangeurs, de donner au chirurgien de l'eau bouillie, froide et chaude. Dans la majorité des services hospitaliers de Paris et dans mon service de l'hôpital Bichat qui fut pendant longtemps considéré comme un service modèle, ce sont encore ces appareils qui sont installés ; dans le mien l'appareil mélangeur n'existe même pas. Ces systèmes sont, nous l'espérons, destinés à disparaître rapidement, pour le bien des opérés et la tranquillité morale des opérateurs. C'est qu'en effet ces appareils ne peuvent donner aucune sécurité : bien des éléments microbiens ne sont pas détruits à cette température. Aussi avons-nous laissé de côté de parti pris ces appareils ainsi que les filtres qui pour des raisons diverses ne peuvent inspirer confiance dans un grand service de chirurgie.

Nous avons d'ailleurs fortement engagé un de nos amis, M. Bardy, à étudier la question et à rechercher un moyen pratique de stérilisation de l'eau. Après plusieurs mois d'expériences, M. Bardy m'apportait le résultat de ses études et dans la séance du 1er juin 1898, je présentai à la Société de Chirurgie un appareil qui répondait à tous les desiderata. Les résultats que nous avons obtenus, la faveur avec laquelle cet appareil a été adopté dans plusieurs services et les petites modifications de détail qui y ont été apportées constituent les preuves des services que cette méthode a rendus et est appelée encore à rendre. Je rappelerai ici les termes dans lesquels l'un de nous en faisait la présentation à la Société de Chirurgie (1) :

Tous ces stérilisateurs à eau, peuvent se réduire à deux types : le stérilisateur continu, le stérilisateur discontinu. Le premier consiste en un récipient chauffé, soit à feu nu, soit dans un sel fusible, soit par la vapeur, dans lequel passe continuellement l'eau qui se rend dans un réservoir. Si on ne sait pas très bien se servir de cet appareil, ou si on veut aller trop vite l'eau qui peut atteindre une température de 100° à 105° n'arrive plus qu'à 80° et même moins, suivant la vitesse du courant.

Enfin, objection beaucoup plus grave, les réservoirs ne sont pas stérilisés.

Les appareils discontinus ne fonctionnent que par intermittence. L'eau est chauffée à l'autoclave à 134°, et recueillie après refroidissement. Les réservoirs peuvent être stérilisés. Cependant il y a deux défauts à signaler : 1° on n'obtient qu'une petite quantité d'eau ; 2° le réservoir étant placé à la même hauteur et même plus bas que l'autoclave, si on oublie de fermer le robinet de communication, l'eau introduite pour une deuxième opération se mêle à l'eau stérilisée, et tout est à recommencer.

D'après mes conseils, j'ai fait construire à M. Bardy un

(1) *Bulletin de la Société de Chirurgie de Paris*, séance du 7 juin 1898, p. 627.

appareil pratique donnant en abondance de l'eau stérilisée à un minimum de 125°.

Description du stérilisateur à eau :

Cet appareil consiste en un autoclave A ; à la partie supérieure, le tube B communique par le tube C avec les réservoirs R, R^1, R^2, contenant l'eau stérilisée. Le robinet D permet d'introduire dans l'autoclave l'eau de la cuve dont la capacité est moindre que celle de l'autoclave.

Un niveau d'eau se trouve en F. A la partie inférieure, le robinet G laisse passer l'eau stérilisée sous pression, qui se rend dans le filtre H contenant de l'amiante. Ce filtre porte une soupape I ne s'ouvrant qu'à une pression d'une atmosphère. L'eau stérilisée passe ensuite dans le réfrigérant J, puis par le tube C dans les réservoirs R, R^1, R^2, et enfin aux robinets de sortie K, K^1. Le réfrigérant J est alimenté par l'eau de la ville V qui arrive déjà chaude dans la cuve E.

Les réservoirs R, R^1, R^2, communiquent tous ; le premier porte un niveau d'eau. Afin de pouvoir les nettoyer, on a ménagé à la partie supérieure une ouverture O sur laquelle est vissé un tube T dont le fond est grillagé pour être rempli d'ouate stérilisée. Pendant la stérilisation des réservoirs, ce tube est fermé hermétiquement par un bouchon P qui, ensuite est enlevé et remplacé par le capuchon S destiné à préserver l'ouate des poussières extérieures.

Manière de s'en servir. — 1° Stérilisation des réservoirs, de tous les tuyaux et des robinets de sortie. — A l'aide d'un robinet D, on introduit dans l'autoclave l'eau de la cuve E. On chauffe à 144° sous une pression de trois atmosphères.

Quand on a obtenu cette température, on ouvre le robinet B, la vapeur d'eau surchauffée se précipite dans les réservoirs, et s'y condense tout d'abord. Mais bientôt les réservoirs s'échauffent et atteignent à quelques degrés près la température de l'autoclave. On ouvre alors les robinets K, K^1, par où la vapeur s'échappe après avoir chassé l'air et l'eau condensée. Une heure suffit pour amener la stérilisation complète des réservoirs, des tuyaux et des robinets de sortie.

2° *Stérilisation de l'eau et réception dans les réservoirs.* — Les réservoirs, tuyaux et robinets étant stérilisés, on enlève les bouchons P, on place dans le tube T de la ouate stérilisée et on recouvre du capuchon S. Les réservoirs sont ainsi transformés en vases communicants. L'eau de l'auto-

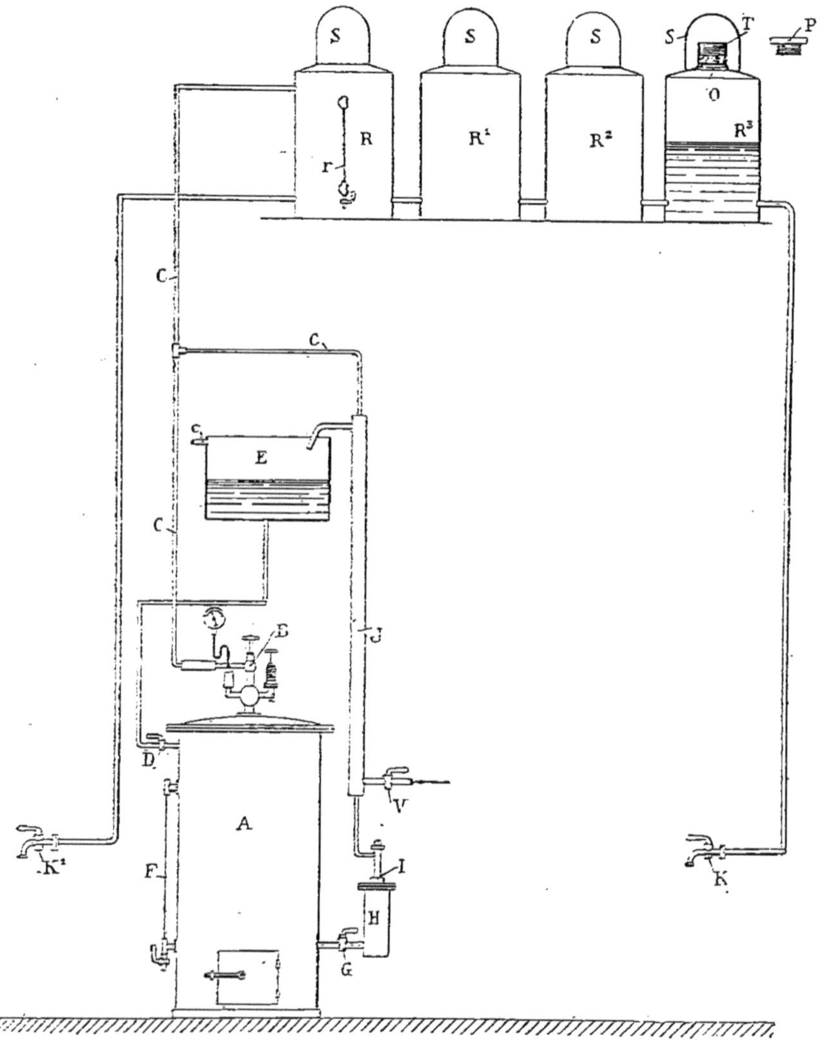

Fig. 17. — Stérilisateur Bardy.

clave étant chauffée à une température de 134° sous pression de deux atmosphères, on ouvre le robinet G. Cette pression, comme on le sait, suffit pour faire monter l'eau à 20 mètres. L'eau passe dans le filtre H, soulève la soupape I, se refroidit en J, et arrive dans les réservoirs R,R',R'', qui sont à environ 3 mètres de hauteur, mais qui pourraient être beaucoup plus élevés. L'eau du réfrigérant J s'échauffe et va dans la cuve E.

Pour faire arriver l'eau de la cuve E dans l'autoclave A, on ramène le manomètre à 0° et on recommence une deuxième opération.

Avantages de ce stérilisateur à eau. — Avec cet appareil on stérilise donc les réservoirs, tous les tuyaux et les robinets de sortie. L'eau est stérilisée à 125° grâce à une soupape qui ne s'ouvre qu'à une pression d'une atmosphère un quart environ. L'eau de la ville n'alimente pas directement l'autoclave. Avec ce stérilisateur, la personne la plus négligente ou la moins expérimentée ne peut envoyer dans les réservoirs que de l'eau véritablement stérilisée.

Bien plus, comme ils sont à 3 mètres de hauteur, il est impossible même en supprimant la soupape, d'y faire monter l'eau si la température est inférieure à 110°. La quantité d'eau stérilisée obtenue dépend de la grandeur de l'appareil ; celui que Bardy a fait construire en donne environ 300 litres par jour.

L'appareil Bardy construit, un certain nombre de constructeurs firent, sur le principe, des appareils similaires et l'on peut dire qu'aujourd'hui tous les appareils de stérilisation dérivent de l'appareil Bardy.

La première modification de l'appareil Bardy fut construite pour les petites installations. C'était plutôt, à cette époque, un appareil d'essayage fait par M. Flicoteaux, qui cherchait à se rendre compte du principe. Il est connu sous le titre de « Stérilisateur » permettant de stériliser l'eau sous pression de 110 à 140°. Petit modèle avec chaudière de 5 litres, applicable pour les petites installations. Il se compose : 1° d'une chaudière en cuivre étamé, avec manomètre et soupape de sûreté ; cette soupape commande un mouvement automatique destiné à éteindre le brûleur dès que l'eau est amenée à la température voulue ; 2° d'un échangeur formé de deux réservoirs concentriques en tôle émaillée ; le cylindre extérieur reçoit l'eau à stériliser et le cylindre intérieur reçoit l'eau stérilisée après qu'elle a passé dans un serpentin immergé dans le premier réservoir.

Le second modèle présente une disposition analogue, mais permet d'obtenir une quantité plus grande d'eau : la chaudière contenant 20 à 40 litres. Un appareil similaire, mais encore trop petit, nous est donné par l'autoclave stérilisateur système Levassort.

M. Flicoteaux construisit alors un appareil de plus grandes dimensions et toujours sur le principe de la stérilisation de l'eau sous la pression. L'appareil se compose d'une chaudière chauffée au gaz et de deux récipients superposés l'un pour l'eau stérilisée chaude, l'autre pour l'eau stérilisée froide. Le premier récipient contient un petit serpentin dans lequel on peut faire passer un jet de vapeur pour réchauffer l'eau ; le récipient à eau stérilisée refroidie contient un serpentin plus important que l'on fait traverser par l'eau de la ville pour refroidir l'eau stérilisée. L'appareil tel qu'il est ainsi est le stérilisateur à eau de Bardy présentant l'inconvénient d'avoir toutes ses portions contenues dans une enveloppe commune qui les cache.

Les réservoirs, au lieu d'être séparés de l'autoclave, y sont fortement boulonnés de manière à ne faire qu'un seul appareil. Le tuyau de dégagement de vapeur pour la stérilisation des réservoirs et des tuyaux part de la partie supérieure de l'autoclave. Le réfrigérant est supprimé et l'eau stérilisée doit arriver à une température de 135° dans la cuve supérieure. Ce n'est pas tout : Tout l'appareil étant superposé (pour le moindre volume, ce quiserait un avantage) et ne faisant qu'un, si pour une cause quelconque il a besoin d'une réparation, il doit être déboulonné entièrement et décomposé pièce par pièce avant d'arriver à la partie qui doit être réparée.

Une fois la stérilisation des réservoirs obtenue, il faut remplir avec de l'eau froide l'autoclave et si l'on fait une seconde opération lorsque les dimensions des réservoirs d'eau stérilisée le permettent immédiatement, on est forcé d'employer de l'eau à la température ordinaire. Cela n'arrive pas avec le stérilisateur Bardy, où l'eau d'une seconde fournée est déjà portée à une température assez élevée avant de retomber dans l'autoclave. Il y a donc avec cet appareil économie de temps et de gaz, ce qui n'est pas à dédaigner.

Enfin le réservoir à eau chaude étant stérilisé se refroidit pendant que l'on chauffe la chaudière, et l'air filtré et privé de microbes le remplit. Quand on veut alors introduire l'eau stérilisée, comme il n'y a pas de réfrigérant sur le parcours, l'eau arrive dans ce réservoir à la température de 135° environ. Elle émet des vapeurs, peut fermer le reniflard et à un moment donné, la pression devient égale à celle de la chaudière et l'eau ne peut plus monter. C'est pour y remédier que l'on a établi une soupape de sûreté à la partie supérieure de la cuve.

Enfin, dernière constatation, si l'eau vient d'être stérilisée, le serpentin réchauffeur est inutile, l'eau étant déjà à une température beaucoup trop élevée ; si l'eau de la cuve est au contraire refroidie, d'où vient la vapeur circulant dans ce serpentin, destinée à réchauffer l'eau? Ou elle vient d'une autre chaudière qu'il faut avoir distincte de l'appareil et chauffer, ou elle vient de l'appareil qu'il faut rallumer. Dans l'appareil Bardy, c'est plus simple et moins dispendieux, un réservoir étant isolé, l'eau est chauffée par une simple rampe de gaz qui porte l'eau beaucoup plus vite à une température moyenne.

Le réservoir à eau froide est placé sur l'appareil Flicoteaux entre deux sources de chaleur : la chaudière et le réservoir à eau chaude. Pour arriver à maintenir cette eau stérilisée à une température basse, on est forcé de la refroidir au moyen d'un énorme serpentin où circule l'eau froide de la ville.

Pour toutes ces raisons, l'appareil de M. Flicoteaux, connu sous le nom de « stérilisateur d'eau garantissant d'une manière absolue la stérilisation », conçu avec modification sur le principe Bardy, ne pouvait pas être adopté par nous à la place du modèle plus simple, plus sûr et moins coûteux de son inventeur.

Il en est de même d'un appareil construit par la même maison et connu sous le nom d' « autoclave à double usage, modèle construit pour l'hôpital d'Angoulême (service de M. le docteur Brisset) et pouvant servir, en plus des usages ordinaires, à la stérilisation de l'eau sous pression ». C'est encore une modification de l'appareil Bardy primitif. Est-ce une amélioration? Nous ne le croyons pas. Cet appareil peut servir aux usages ordinaires de l'autoclave; nous ne croyons pas qu'il puisse servir à fournir de l'eau stérilisée. De quoi se compose-t-il donc? D'un autoclave, d'un réfrigérant, d'un filtre garni d'amiante et de deux réservoirs métalliques en forme de bombonnes munies d'une fermeture aseptique. Un brûleur placé au-dessous d'un des réservoirs permet d'avoir de l'eau chaude.

Quelles sont les modifications apportées au stérilisateur Bardy? Ce sont les suivantes et nous ne les croyons pas heureuses : 1° suppression de la soupape, ne s'ouvrant qu'à la température de 125°. En faisant la stérilisation soi-même, on peut supprimer cette soupape sans inconvénients; mais si cet appareil est confié à un employé, ce qui est le plus fréquent, il est utile de laisser la soupape, qui met l'employé dans l'impossibilité de mal faire; 2° suppression du tube de vapeur, partant de la partie supérieure de l'autoclave pour stériliser réservoirs et canalisation. C'est le tube destiné à faire monter l'eau et qui part de la partie inférieure de l'autoclave qui est chargé de cette stérilisation. Si ce tube est placé trop bas, la quantité de vapeur donnée n'est pas suffisante pour stériliser le tout; s'il est placé trop haut, il y a trop d'eau chauffée perdue à chaque opération. 3° On a supprimé la cuve à eau et on l'a remplacée par l'agrandissement du réfrigérant. Si l'on n'a pas la précaution de vider le réfrigérant pour stériliser les réservoirs, cette stérilisation est rendue presque impossible puisque la vapeur se refroidit dans le réfrigérant. Or pour vider le réfrigérant, d'après le dessin de l'appareil, on est forcé de le vider dans l'autoclave qui ne contient ni niveau d'eau, ni robinet à sa partie inférieure et d'enlever ensuite l'eau de l'autoclave à l'aide d'un seau; 4° enfin la « fermeture aseptique », bouchons d'ouate, ne fermant pas hermétiquement, ne permet pas la stérilisation sous pression desdits récipients.

Ces quatre raisons suffiront amplement à faire rejeter cet appareil.

Voyons maintenant les appareils que nous offre la maison Wiesnegg-Lequeux de Paris. Ils sont au nombre de deux, et partent du principe Bardy sauf un.

La maison Wiesnegg a construit la première sur les plans de M. Bardy le stérilisateur. Elle fut en tant que maison de construction en rapport avec l'inventeur, et cet appareil fait, elle a construit, pour d'autres, des appareils similaires, mais basés toujours sur le même principe.

1° Le premier, connu sous le n° 435 du catalogue de la maison et décrit sous le nom de « *stérilisateur d'eau pour petite installation, chauffage au moyen du gaz ou du charbon* » se compose d'un autoclave ordinaire où l'eau est stérilisée, ou d'un autoclave contenant un serpentin dans lequel la stérilisation de l'eau se produit. L'autoclave étant aux trois quarts rempli d'eau, on chauffe celle-ci jusqu'à ce que la pression arrive à un kilogramme. On élimine alors cette eau par un robinet latéral qui le dirige dans un tube l'amenant au réfrigérant pour retomber enfin dans le réservoir placé à la partie inférieure. On obtient de l'eau plus ou moins chaude suivant la quantité d'eau froide que l'on fait circuler dans le réfrigérant. C'est, comme on le voit, un appareil Bardy de petites dimensions, pouvant donner dix litres d'eau, quantité insuffisante pour nous, et dont le réfrigérant est placé au-dessus du réservoir. Le réservoir contenant l'eau stérilisée peut être stérilisé, mais on ne voit pas sur le dessin la fermeture hermétique qui permet la stérilisation, fermeture qui doit pouvoir s'ouvrir pour laisser passer dans le réservoir l'air filtré qui amènera plus tard l'écoulement du liquide du réservoir.

Le dernier modèle construit se rapproche encore plus de l'appareil Bardy. Il y a deux réfrigérants : le grand réfrigérant sert de cuve à eau qu'il faut avoir soin de vider pour la stérilisation des réservoirs. Nous craignons de plus, d'après l'interprétation du dessin, que l'eau de la ville alimentant directement les réfrigérants ne puisse, par suite de sa pression, monter directement dans les réservoirs sans être stérilisée.

2° *Dernier modèle de stérilisateur d'eau pour salle d'opérations et laboratoires (n° 433 du catalogue)*. C'est un appareil qui se compose d'une chaudière tubulaire formée d'un serpentin de faible diamètre, dans lequel circule l'eau à stériliser, provenant d'un échangeur et d'un réfrigérant destiné à ramener l'eau stérilisée à la température ambiante. Le stérilisateur doit être alimenté au moyen d'eau sous pression de 6 à 8 mètres. Le modèle 433 peut fournir 70 litres à l'heure : les cotes d'encombrement sont : largeur 1^{m},30, hauteur 3 mètres.

L'interprétation de cet appareil nous amène à faire les quelques remarques suivantes : 1° il nous semble que la pression de l'eau alimentant l'appareil étant de 6 à 8 mètres, il est matériellement impossible d'obtenir de l'eau stérilisée à 120°, puisqu'il faudrait pour obtenir une circulation de l'eau une pression d'au moins 12 à 14 mètres ; 2° quelle que soit la pression, en ouvrant plus ou moins les robinets, on obtient un écoulement plus ou moins rapide, et si l'écoulement est rapide, l'eau n'a pas le temps de s'échauffer ; c'est malheureusement ainsi qu'on obtient de l'eau qui n'a pas été portée à une température sous pression à 60°. De plus, les canalisations, les récipients ne sont pas stérilisés. Nous ne nous arrêterons donc pas plus longtemps à cet appareil.

Le stérilisateur d'eau à grand débit, n° 434, ne permet pas non plus la stérilisation des canalisations, des récipients, et est sujet aux mêmes objections que l'appareil précédent.

Tous ces appareils, décrits jusqu'ici diffèrent de l'appareil suivant, adopté à la Maternité de l'hôpital Saint-Antoine, construit par la maison Wiesnegg, et en usage constant. C'est un appareil bon, et dont les résultats sont satisfaisants. C'est « le stérilisateur d'eau par circulation de vapeur ». Nous ne le décrirons pas, parce qu'il n'est applicable que dans les installations pourvues déjà d'une canalisation de vapeur et d'une chaudière en activité continue. Ce n'est pas ce qui avait été prévu par les plans de l'architecte du service de chirurgie de l'Asile-clinique.

Tels sont les appareils construits, d'une part, par M. Flicoteaux, d'autre part par M. Wiesnegg. Il nous reste un mot à dire d'un appareil appartenant à un service hospitalier de la rive droite, et construit sur le principe Bardy, par M. Herbet, qui apporta certaines modifications au principe.

Cet appareil construit par M. Herbet, sur le principe Bardy, est un appareil qui fonctionne depuis plusieurs mois et régulièrement depuis les modifications apportées de nouveau. Il a l'avantage de ne nécessiter aucune manœuvre. On allume le gaz le matin, et il marche tout seul sans discontinuer jusqu'à ce qu'on éteigne le gaz. Cette suppression de l'intervention du personnel a son importance. Il se compose d'un autoclave A, d'un alimentateur B, d'un réfrigérant C, d'un réservoir F.

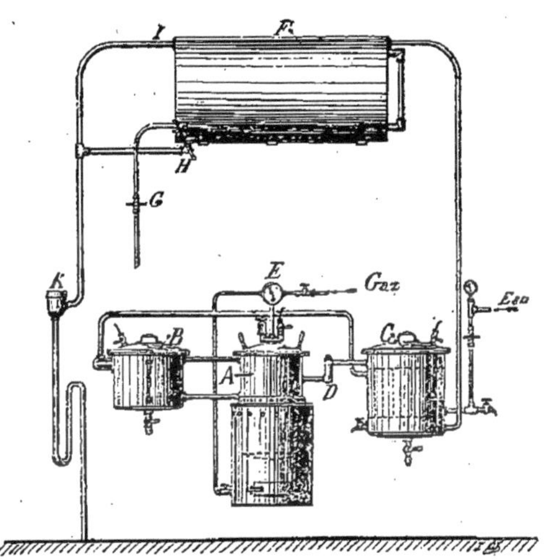

Fig. 18. — Appareil Herbet. — A, autoclave chauffé au gaz ou à la vapeur. — B, alimentateur. — C, refrigérant. — D, soupape de réglage de pression. — E, manomètre régulateur. — F, réservoir d'eau stérile. — G, prise d'eau stérile. — H, vidange du réservoir. — I, trop-plein du réservoir. — K, filtre à air du trop-plein.

L'eau pour sortir de l'autoclave doit soulever une soupape D, chargée à 1 k. 500 par centimètre carré. Le gaz traverse le manomètre K avant d'arriver à la rampe de chauffe de l'autoclave, et dès que la pression maxima est atteinte, par exemple 2 kilogrammes, le passage du gaz est intercepté, de sorte que la pression ne peut dépasser une limite fixée d'avance, et tout danger est écarté.

Le chauffage de l'eau d'alimentation est méthodique. Cette eau s'échauffe peu à peu et est déjà à une température de près de 100° quand elle arrive dans l'alimentateur, où elle séjournera le temps de se mettre en équilibre de température et de pression avec l'autoclave. Dans ce dernier, se fait la stérilisation à 120°, ou plus si on veut; puis sous l'influence de la pression intérieure, l'eau stérilisée est chassée dans le réfrigérant et de là dans le réservoir supérieur.

Les tuyaux et récipients sont stérilisés par un courant de vapeur produit par l'autoclave. Cet appareil ne sert qu'à la

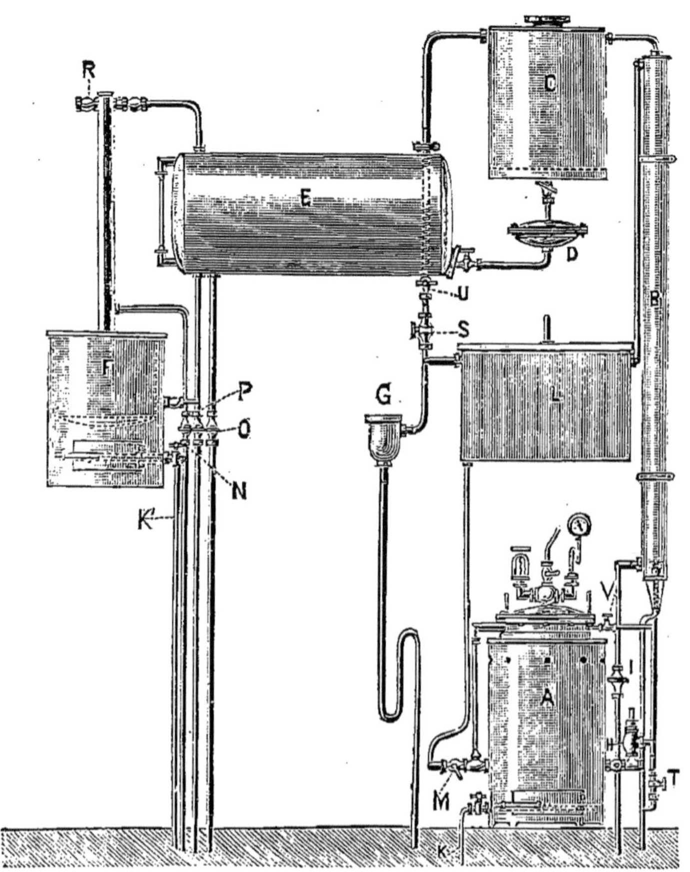

Fig. 19. — Appareil du pavillon de chirurgie.

stérilisation de l'eau. Il exige que l'eau d'alimentation ait une pression de 2 kilogrammes environ.

La stérilisation de l'eau ne peut être faite dans un service hospitalier qu'au moyen d'un appareil simple, peu compliqué, peu coûteux, fonctionnant bien, fonctionnant régulièrement, sûrement au point de vue scientifique, facile à nettoyer et à stériliser dans toutes ses parties, facile à manier par un employé et fonctionnant indépendamment de la bonne ou mauvaise volonté de l'employé qui est chargé de son entretien. Nous nous sommes arrêtés au premier modèle Bardy, auquel, sur l'avis de M. Bardy, nous avons fait apporter par le constructeur, M. Herbet, différentes modifications de second ordre.

Description de l'appareil adopté pour les salles d'opérations de l'Asile Clinique. Stérilisateur Bardy, constructeur Herbet :

Cet appareil est à double usage : il peut servir à la stérilisation des pansements ou de l'eau. Comme stérilisateur, il est intermittent, c'est-à-dire qu'il ne stérilise en une seule fois que 80 litres environ, de sorte que pour avoir une provision d'eau stérile de 100, 150, 200 litres, il faut faire deux, trois ou quatre opérations successives.

Il se compose d'une bâche d'alimentation L, d'un autoclave A, d'un réfrigérant B, d'un récepteur C, d'un filtre D et d'un réservoir E. A la suite de ce réservoir se place un réchauffeur.

Avant de procéder à une opération de stérilisation d'eau, on fait passer un courant de vapeur à travers tous les tuyaux et récipients. Cette vapeur est produite par l'autoclave.

L'opération comprend alors deux temps :

1er temps : Stérilisation successive des conduites afférentes à chaque lavabo. — La vapeur est mise par un robinet spécial en communication avec le tuyau qui doit conduire l'eau stérile au sortir de l'autoclave, jusqu'au lavabo correspondant, elle suit le même chemin que doit suivre cette eau stérile *et finalement sort par le jet du lavabo.*

Chaque opération successive dure un quart d'heure : pendant ce temps la communication avec les récipients supérieurs est interrompue. L'opération entière dure une heure.

2e temps : Stérilisation des récipients. — La communication avec les lavabos est interrompue : les récipients sont vidés et l'autoclave est mis en communication avec eux. Le passage de la vapeur sous pression dure également un quart d'heure. L'opération terminée on ferme le gaz pour faire tomber la pression à 0. Alors on alimente l'autoclave presque jusqu'au haut du niveau d'eau, puis on chauffe. Quand la pression de 2 kilogrammes est atteinte, on laisse cette pression stationnaire pendant dix à quinze minutes, puis on ouvre le robinet d'évacuation. La soupape H placée après ce robinet ne laisse passer l'eau que si la pression est de $1^{kgr},5$ au moins. L'eau stérilisée est chassée dans le tube central du réfrigérant, s'y refroidit en partie et se rend dans le récipient supérieur C. Le rôle de ce récepteur consiste à recevoir cette eau rapidement afin qu'on puisse recommencer une deuxième opération sans attendre. On évite ainsi de faire passer trop vite l'eau à travers le filtre, ce qui donnerait une filtration insuffisante, — de la faire filtrer trop lentement, ce qui ferait durer trop longtemps chaque opération. Donc l'eau est envoyée presque instantanément dans le vase supérieur, d'où elle s'écoule lentement dans le grand réservoir voisin E, en traversant le filtre D, composé de dix doubles de flanelle et disposé pour être enlevé et remplacé facilement.

Le réchauffeur T placé à la suite du grand réservoir E forme avec celui-ci deux vases communiquants ; de cette façon l'eau chaude et l'eau froide ont la même pression en arrivant aux robinets mélangeurs. Il est muni à sa partie supérieure d'un clapet permettant la sortie de la vapeur s'il s'en produit et d'un autre clapet permettant la sortie de l'air venant du grand réservoir. Cet air vient d'un entonnoir spécial, contenant de l'ouate où il s'est préalablement purifié en le traversant. La réserve d'eau stérile dans cet appareil est de 200 litres. Il suffit de faire de temps à autre une séance de stérilisation pour maintenir la réserve toujours entière.

ROLE DE LA CHIRURGIE

DANS

L'ÉTIOLOGIE ET LE TRAITEMENT DE L'ALIÉNATION MENTALE (1)

PAR

ALBERT PELAS

Ancien Interne des Asiles publics d'Aliénés de la Seine

INTRODUCTION.

Pendant la quatrième année d'internat que nous avons accomplie dans le service de notre excellent maître, le Dr Febvré, médecin en chef du service des femmes à Ville-Évrard, nous avons assisté M. le Dr Picqué, chirurgien des hôpitaux de Paris, dans ses examens gynécologiques et dans ses opérations chirurgicales, régulièrement pratiqués dans le service des femmes.

Ainsi nous avons vu l'application de la méthode, suivie par nos deux maîtres, au point de vue séméiologique et thérapeutique. Ainsi nous avons recueilli les observations des malades aliénées, que M. le Dr Picqué a opérées, à l'asile de Ville-Évrard. Ainsi nous avons été le témoin fidèle des interventions gynécologiques que nous avons enregistrées, dont nous avons soigneusement noté les résultats.

Ce sont ces observations que nous apportons, comme thèse inaugurale. Elles ont été consciencieusement recueillies, minutieusement prises, sous la direction de MM. Febvré, médecin en chef, et Picqué, chirurgien en chef, des Asiles publics d'aliénés de la Seine.

(1) Thèse présentée pour le doctorat en médecine.

Nous avons vu nos deux maîtres examiner les malades aliénées de Ville-Évrard, au point de vue purement séméiologique, au début. C'était là certes de la bonne séméiologie. Le médecin explorait le système nerveux central et périphérique, l'appareil circulatoire, l'appareil respiratoire, l'appareil digestif et l'appareil urinaire. Le chirurgien explorait l'utérus et les annexes, et pratiquait l'examen chirurgical des malades. Il ne s'agissait au début que du diagnostic. Après de nombreux examens, s'est posée la question de l'intervention pour les cas tout à fait nécessaires. Et ce n'est qu'après de longues discussions, de multiples examens, que le médecin et le chirurgien, tous deux collaborateurs, ont décidé d'abord et pratiqué cette intervention. L'opération, pour eux, n'avait qu'un but : débarrasser, soulager la malade, et calmer ses douleurs; guérir une infirmité grave, et supprimer une lésion dangereuse. Elle n'avait pas pour but de guérir ou d'améliorer une psychose ; elle n'avait pas pour but d'agir sur l'état mental de la malade. Elle était pratiquée dans les mêmes conditions, avec les mêmes indications que chez un sujet normal, ne présentant aucun trouble psychique. Et nos deux maîtres assimilaient la femme aliénée, séquestrée dans un asile, à une femme absolument normale, en traitement dans une salle d'hôpital. Les opérations n'ont été pratiquées que pour des affections chirurgicales incidentes, après délibération, après de multiples examens, le diagnostic étant solidement établi, vérifié, contrôlé. De plus, ces opérations n'ont été pratiquées qu'avec le consentement des familles des malades, avec le consentement des malades elles-mêmes. Et puis, ces tentatives ont été couronnées de succès. Non seulement le but opératoire a été atteint; mais encore a-t-on constaté des modifications de l'état mental des opérées. Le plus souvent, c'est une amélioration qu'on a notée, quelquefois une guérison ; jamais l'aggravation n'a pu être déplorée. Même à ce moment, malgré des faits si encourageants, malgré ces succès, jamais l'opération n'a eu pour but une action sur l'état mental. Elle est restée strictement chirurgicale en ses indications.

Cependant, au début, un grave problème était à résoudre, un obstacle apparaissait, quelque chose semblait contre-indiquer cette intervention chez les aliénées. Cette contre-indication paraissait même formelle, catégorique, impérieuse. C'était la grande question des psychoses post-opératoires. Elle était à l'ordre du jour, à ce moment. L'opération, capable de déterminer des psychoses et de causer la folie, pouvait-elle être pratiquée chez des aliénés? Ne devait-elle pas aggraver leur état, provoquer des exacerbations dans leurs manifestations délirantes? Et n'était-ce pas un non-sens d'opérer des aliénés, quand il existe des psychoses post-opératoires? En un mot, la question des psychoses post-opératoires était-elle une contre-indication de l'intervention?

L'observation nous a prouvé le contraire. Et déjà, même au début de ses interventions, M. Picqué considérait l'aggravation d'un délire vésanique après une opération comme rare, exceptionnelle, à la condition que l'intervention fût justifiée d'une manière absolument formelle, à la condition que l'opération fût une opération d'urgence ou de nécessité, que la gravité du cas chirurgical l'exigeât absolument. Mais M. Picqué provoquait, à ce moment même, une série de discussions sur la question des troubles psychiques consécutifs aux opérations. C'était lui qui faisait des communications sur ce sujet. Certes il attribuait une importance capitale à ces psychoses post-opératoires. Il hésitait à bon droit. Mais bien différente était l'opinion de M. le Dr Febvré, médecin de Ville-Évrard : il était loin d'attacher la même importance à ces psychoses, et surtout il ne les considérait pas comme une contre-indication d'une opération nécessaire. Et puis, ce n'était pas la première fois qu'on opérait des aliénés : de nombreuses interventions avaient été déjà faites, toutes d'urgence et toutes au moins nécessaires. Avec ces faits, nos maîtres avaient suffisamment d'arguments, pour se faire une opinion. D'ailleurs, nous ne saurions trop le répéter, les interventions gynécologiques ont été pratiquées par M. Picqué, dans le but de supprimer, d'atténuer tout au moins des troubles physiques, organiques, ayant une grande importance, occupant une large place dans la vie mentale de la malade, en raison des conceptions délirantes. Ainsi les douleurs abdominales et lombaires, chez une femme aliénée, ne sont pas telles que chez une femme absolument normale. Il en est de même des métrorrhagies. L'état mental accentue, comme il atténue, suivant les cas, suivant la forme clinique du délire vésanique. Et ce n'est que dans le but de supprimer des lésions, causes de troubles physiques graves, en présence de troubles fonctionnels exagérés, multipliés, amplifiés par un cerveau malade, ce n'est que dans ce seul but qu'ont été pratiquées les opérations, dont nous apportons les observations.

D'abord, avant tout, nous devons déclarer qu'il est une catégorie de malades, chez lesquelles M. Picqué s'est abstenu de toute intervention : ce sont les hystériques. Et M. Picqué connaissait ces malades, au point de vue gynécologique. Il avait rarement opéré d'hystériques ; il en avait cependant opéré. Son opinion était faite, et sa religion éclairée, sur ce point. Pour M. Picqué, si les statistiques étrangères sont aussi peu favorables à l'intervention chirurgicale chez les aliénées, c'est parce qu'on s'est adressé à des hystériques, qu'on a opéré des hystériques, alors qu'on eût dû s'en abstenir, et se borner chez elles à des interventions d'urgence, hernie étranglée par exemple.

Les hystériques constituent une catégorie de malades à part ; elles ne sont point des aliénées. C'est elles que les aliénistes et les chirurgiens étrangers ont opérées, comme aliénées. Voilà pourquoi les résultats qu'on a obtenus à l'étranger, ne sont point favorables à l'intervention chez les aliénées. Mais M. Picqué considère le diagnostic d'hystérie comme une contre-indication formelle, absolue, catégorique, à toute intervention. C'est un point que nous voulions solidement établir.

Aux hystériques, il nous faut ajouter les grands persécutés, dégénérés, persécutés-persécuteurs et délirants chroniques, qui sont si dangereux pour les chirurgiens, qu'ils poursuivent et accusent de préjudice grave, après l'opération. Chez les persécutés, les résultats peuvent être excellents, au point de vue opératoire, au point de vue purement chirurgical. Ils déterminent malheureusement trop souvent des exacerbations du côté mental, et cette exacerbation du délire est une contre-indication de l'intervention chez les persécutés.

La grande famille des hystériques et la grande famille des persécutés doivent être épargnées par l'opération chirurgicale.

Exception faite de ces deux catégories de malades, pour lesquels les faits antérieurs ont déterminé l'opinion de MM. Febvré et Picqué, toutes les autres catégories d'aliénés sont susceptibles d'intervention.

Les aliénées du service ont été opérées suivant leurs besoins, suivant les exigences de leurs cas gynécologiques; elles n'ont pas été choisies d'avance et spécialement, pour fournir des sujets d'observations. Elles ont été opérées, parce qu'elles avaient besoin de l'être, et pour cette seule raison.

Nous apportons donc ici des observations, peu nombreuses, mais consciencieusement recueillies. De ces observations, nous tirerons, nous dégagerons des conclusions, à la fin de notre modeste travail.

Ce modeste travail comprend deux parties, répond à deux questions, fournit une solution à deux problèmes.

A celui des psychoses post-opératoires, nous donnons une solution comme à celui de l'action exercée par l'opération sur l'état mental des opérées.

Nous étudions d'abord le rôle de la chirurgie dans l'étiologie de la folie. Puis nous étudions le rôle que joue la chirurgie dans le traitement de la folie.

Nous faisons précéder ces deux chapitres d'un court historique, et le nôtre est succinct, parce que nous renvoyons, pour la partie historique, aux travaux, si documentés, publiés dans ces derniers temps.

Nous faisons suivre ces deux chapitres de nos observations, qui constituent nos arguments, nos preuves : il n'y a pas d'arguments aussi péremptoires et de preuves aussi palpables que des faits.

Nous terminons par des conclusions, dégagées de ces observations.

I

HISTORIQUE DE LA QUESTION DES PSYCHOSES POST-OPÉRATOIRES.

L'idée des psychoses post-opératoires remonte au XVIe siècle, où Ambroise Paré, le premier, s'occupe du délire auquel il ne faut chercher d'autre cause que l'opération chirurgicale : « Avant l'opération, dit-il, le malade doit être maintenu dans un état d'esprit calme, afin d'éviter le délire ou autres mauvais effets. »

Longtemps après, paraît, en Allemagne, en 1804, un livre de Schrœtter, intitulé : *De morbis animi, præcipue in combinatione vulnerum*; mais ce livre reste inconnu, sans avoir aucun retentissement.

Dupuytren, dans ses leçons de clinique chirurgicale, en 1819, décrit un délire éclatant chez les blessés comme chez les opérés, délire qu'il différencie du *delirium tremens*. Un élève de Dupuytren, Chaillou, consacre à ce délire sa thèse inaugurale, en 1833. Ce délire est bien distinct du délire alcoolique : il se développe chez des blessés, chez des opérés, non alcooliques, sur un terrain purement névropathique. Telle ne sera pas, plus tard, l'opinion de Broca, comme celle de Festal, qui n'admettront pas cette distinction du délire nerveux de Dupuytren, avec le délire alcoolique. Ils ne constituent tous deux qu'un seul et même délire, à l'avis de Broca comme de Festal, avis que Verneuil partage un certain temps, pour établir ensuite deux formes de délire chez les blessés et les opérés : d'abord une forme d'excitation, d'origine alcoolique, et puis une forme de dépression, d'origine purement névropathique. Griesinger, en 1861, Sichel, en 1863, Lanne et Magne publient quelques observations de cas de folies post-opératoires isolés.

Courty fait connaître, en 1865, une manie aiguë, consécutive à une ovariotomie : pour la première fois, la gynécologie se trouve incriminée.

Davidson, en 1875, signale un cas de manie qui éclate après une amputation de cuisse.

En 1875 aussi, Barwell, Lawson Tait, Edith relatent des cas de psychoses consécutives à des opérations gynécologiques. En 1878, Schmid-Rimpler publie des cas de délires à hallucinations visuelles prédominantes, délires consécutifs à des opérations de cataracte.

En 1880, Herm Lossen et Fuerstner font connaître un cas de manie qui éclate après une hystérectomie; Fuerstner signale des cas de psychoses consécutives à des opérations ophtalmologiques.

En 1883, Schnabel, d'Innsbruck, et Jager, de Vienne, relèvent les cas de folies post-opératoires observés dans leurs services respectifs : Schnabel en trouve 6,50 p. 100; Jager, 0,75 p. 100.

L'année 1884 est marquée par le magistral article de M. Régis sur les Folies sympathiques, dans le *Dictionnaire encyclopédique des Sciences médicales.*

En 1885, Barwell, Torto, Keth, Dent, Mérédith et Bristove ont relaté des cas de psychoses post-opératoires en gynécologie; Landesberg, Kretschmer ont relaté des cas de psychoses post-opératoires en ophtalmologie.

Le 22 octobre 1887, paraît, dans l'*Union médicale*, l'observation de M. Polaillon, qui, ayant pratiqué le 11 août une hystérectomie abdominale avec castration sur une femme ayant un fibromyome du fond de l'utérus, a vu son opérée s'agiter après l'intervention, puis, au bout de quelques jours, tomber dans la mélancolie, qui nécessita son admission à Sainte-Anne, le 3 octobre.

Dans sa thèse intitulée « Traumatisme et Névropathie », M. Bataille publie des cas de psychoses consécutives à des traumatismes crâniens, à l'extraction de chicots dentaires, à un catéthérisme de l'urèthre, où la prédisposition semble jouer un rôle essentiel.

Edward de New-York ajoute trois observations personnelles à sept observations de Graube, A. Martin, Duerelius, P. Ruge, de « Psychopathies aiguës à la suite des opérations de gynécologie » qui sont le titre et le sujet de son mémoire.

Czempin rapporte cinq cas de folies post-opératoires : un, consécutif à une ovariotomie, terminé par la mort en quelques jours, un consécutif à une extirpation d'hémorrhoïdes, un consécutif à une opération de prolapsus utérin, deux consécutifs à une opération de cancer du rectum.

Girouk publie un cas de mélancolie consécutive à une périnéorrhaphie.

Savage assigne aux anesthésiques une valeur étiologique prépondérante dans ses cinq observations de psychoses après des interventions gynécologiques.

Il n'est pas d'accord avec Werth, de Kiel, auquel on doit six cas d'aliénation chez 228 opérées : pour Werth, il ne faut pas incriminer les antiseptiques, et, seul, le traumatisme opératoire est responsable des accidents cérébraux.

Au Congrès de la société allemande de gynécologie, tenu en mai 1887, à Halle, Langer, Martin, Ahlfeld et Frommel apportent, après Werth, un certain nombre d'observations.

Sheperd relate, en décembre 1888, six cas de psychoses post-opératoires.

Langer fournit deux observations qui font jouer à l'iodoforme un rôle pathogène important.

Tillebronn, de Hambourg, rapporte deux cas de mélancolie et un cas de manie consécutives à des opérations gynécologiques : un intervalle de trois à quatre mois sépare l'intervention de l'éclosion de la psychose.

En 1889, paraissent dans le Bulletin médical les deux leçons cliniques de M. le professeur Mairet, de Montpellier.

Une psychose a éclaté chez une femme de quarante-deux ans que M. Tévenat venait d'opérer d'un kyste hydatique du foie. Ce cas fournit à M. le professeur Mairet le sujet de ses deux leçons cliniques, où il étudie la pathogénie de ces troubles intellectuels. L'opération peut être une cause occasionnelle ; elle peut faire éclore un délire sur un terrain préparé ; mais, dans certains cas, elle est « la note étiologique dominante ». Il faut accorder une grande valeur aux troubles de la nutrition des opérations graves, et ne pas trop négliger l'anesthésie. Seuls, les traumatismes opératoires graves sont les causes de ces psychoses post-opératoires et surtout ceux de la gynécologie.

Telles sont les conclusions de M. le professeur Mairet. Ce

sont celles aussi de son élève, M. Denis, qui, dans sa thèse, fait jouer un rôle important aux anesthésiques.

Dent, en avril 1889, a publié cinq observations de psychoses post-opératoires, ou plutôt de troubles intellectuels, étiquetés : « Aliénation mentale consécutive aux opérations chirurgicales. » Une malade opérée meurt onze jours après une ovariotomie : Dent est loin d'omettre la suppuration dans son observation; mais il l'oublie dans l'explication de ce délire maniaque, au milieu duquel l'opérée succombe.

En mai 1889, Gaillard Thomas fournit quatre cas de manie, cas de mélancolie, tous suivis de mort rapide. Dans la discussion que son mémoire soulève à l'Académie de médecine de New-York, Alf. Loomis, J. B. Hunter, Nicholes, Paul Mundé, William Polk, Landon Carter Gray font appel, les uns aux antiseptiques et les autres aux anesthésiques, quelques-uns même à la crainte et à l'appréhension de l'intervention, pour expliquer les troubles psychiques consécutifs à cette dernière. Ils admettent à l'unanimité la prépondérance de la gynécologie.

M. Dufournier fait, dans les archives générales de médecine, une revue générale au sujet des folies post-opératoires.

Raffaelo Gucci, toujours en 1889, apporte quatre observations de troubles psychiques ayant éclaté chez des prédisposés.

Le 9 août 1890, paraît dans la *Gazette médicale* le travail de M. Pozzi sur les complications de l'ovariotomie, suivie de manie aiguë ou de mélancolie chez des héréditaires, d'après l'auteur, qui fait jouer un rôle essentiel à la prédisposition, tout en réservant une place à l'alcool et à l'iodoforme parmi les facteurs étiologiques.

A la société d'ophtalmologie, M. Parinaud fait, de l'occlusion compressive des yeux par le pansement, la cause unique des psychoses post-opératoires en ophtalmologie.

Frankl-Hochwart a tiré de 27 observations, toutes encore empruntées à cette dernière, la conclusion suivante : la crainte de la perte de la vision est la cause efficiente principale, et l'opération, la cause occasionnelle.

La communication de M. Valude au Congrès d'ophtalmologie, en 1890, sur « le délire à la suite des opérations sur l'œil », est appuyée d'observations de Gillet de Grandmont, de Vignes, de Gorecki : pour l'auteur « on rencontre surtout ce délire chez les irréguliers au point de vue mental ».

Le délire consécutif à l'opération de la cataracte est, pour Calderon, un simple délire alcoolique.

En 1891, M. le professeur Le Dentu consacre deux leçons cliniques à l'étude des délires post-opératoires, dont il possède douze observations, dont sept d'excitation maniaque et cinq de dépression mélancolique. M. le professeur Le Dentu différencie le *delirium tremens* et le délire post-opératoire, auquel il assigne une forme d'excitation maniaque et une forme de dépression mélancolique.

En outre, M. le professeur Le Dentu attribue à la gynécologie un rang prépondérant dans l'étiologie du délire traumatique.

En juin 1891, paraît la thèse de Vène : « Des délires post-opératoires, Paris, juin 1891. » On y trouve soixante-huit cas, dont trente-huit de gynécologie et trente cas variés. L'auteur attribue le délire à une intoxication par l'alcool, le chloroforme, l'éther, la morphine, l'iodoforme ou à une prédisposition héréditaire, ou à une maladie mentale ou nerveuse.

Dans un travail intitulé : « Des folies consécutives aux opérations gynécologiques » (*Annales de psychiatrie et d'hypnologie*, 1893), M. le Dr Segond déclare n'avoir constaté que trois cas de psychose post-opératoire chez quatre-vingt-douze opérées.

Le 18 novembre 1892, à la *Société médicale des hôpitaux*, M. le professeur Debove communique l'observation d'un cas d'hystérie consécutive à une ovariotomie, et conclut que les interventions chirurgicales peuvent déterminer des accidents hystériques. En outre, M. le professeur Debove pense que l'abus des opérations a développé chez certaines femmes un état mental particulier. Ces femmes croient que leurs organes sont malades ; elles demandent qu'on les leur enlève. La communication de M. le professeur Debove provoque une discussion. M. Rendu cite une observation de troubles psychiques, consécutifs à un anus contre nature, pour cancer

MM. Desnos et Mathieu citent des cas de folie post-opératoire, en gynécologie.

Nous ne pouvons passer sous silence le mémoire de Ferrarini, pas plus que celui du Dr Ostermayer.

Dans le journal médical de Bordeaux, M. Regis publie, le 18 septembre 1893, un cas de folie consécutive à une ovario-salpingectomie.

Buttler-Smith relate une manie aiguë qui éclate chez une femme opérée d'un kyste de l'ovaire.

Dans le travail de Luys, intitulé : « Des folies sympathiques consécutives aux opérations gynécologiques », nous trouvons les idées de Glœnœcke : à son avis, l'ablation des ovaires et l'ablation de l'utérus ont pour conséquences des troubles physiques et des troubles psychiques, qui constituent les psychoses post-opératoires.

Dans sa thèse inaugurale, intitulée : « De la folie consécutive aux traumatismes opératoires sur le système génital de la femme » (*Thèse* de Lille, 1895), M. Musin assigne à la prédisposition héréditaire ou personnelle un rôle essentiellement prépondérant, l'opération n'étant qu'une cause occasionnelle, et il accorde à la gynécologie la plus large place dans l'étiologie des folies post-opératoires, relativement aux autres branches de la chirurgie.

Toujours en 1895, Krœmer étudie l'intervention de la gynécologie dans la neurologie et la psychiatrie.

Rudolph Lœvy consacre un travail aux troubles mentaux consécutifs à l'extraction de la cataracte, et il les attribue, dans son mémoire, au traitement dans l'obscurité.

John Wilson, en novembre 1896, fait paraître un article intitulé : « Troubles mentaux consécutifs à des opérations chirurgicales », et, pour lui, la cause essentielle de ces troubles est la prédisposition héréditaire ou personnelle, la crainte de l'opération, le traumatisme, étant seulement des causes accessoires.

Dans sa thèse inaugurale, intitulée : « Contribution à l'étude des troubles mentaux consécutifs aux opérations gynécologiques » (*Thèse* de Nancy, 1896), M. Seeligmann formule les conclusions suivantes : « Il y a bien réellement une relation de cause à effet entre le traumatisme opératoire gynécologique et la folie consécutive ; — les traumatismes opératoires gynécologiques comptent pour la bonne moitié dans les cas de folie post-opératoire ; — toutes les vésanies ont été observées, mais surtout la mélancolie et aussi la manie aiguë.

En 1897, Christian Simpsan publie 26 cas de folie post-opératoire.

M. Marlier présente à la Faculté de Paris sa thèse, intitulée : « La folie post-opératoire » (Paris, 1897).

En octobre 1897, au congrès de chirurgie, M. le Dr Rémy, professeur agrégé de la Faculté de Paris, fait une communication sur « les effets du traumatisme chez le vieillard et en particulier du choc prolongé à forme nerveuse ».

L'artério-sclérose, et les lésions des artères de l'encéphale en particulier, sont, pour M. Rémy, l'explication des troubles mentaux des vieillards.

Le 19 mars 1898, paraît, dans la *Presse médicale*, une leçon de M. le professeur Joffroy : « Troubles psychiques post-opératoires. » Pour M. le professeur Joffroy, ces troubles psychiques post-opératoires se développent chez les prédisposés ; l'opération n'est pas, par elle-même, une cause de folie. Cette cause, il faut la chercher dans l'activité psychique, appréhension, suggestion, auto-suggestion, de l'opéré.

C'est en mai 1898 que paraît la thèse inaugurale du Dr Truelle : « Étude critique sur les psychoses dites post-opératoires. » Après un exposé historique, extrêmement documenté, après une exposition très complète de faits multiples, après une discussion très serrée, l'auteur attribue la vraie cause de ces psychoses à la prédisposition héréditaire ou acquise ; il fait jouer à l'opération le rôle de simple cause occasionnelle ; il admet que ces accidents sont rares. Ici, nous devons reconnaître que nous avons lu et relu le travail, si complet, de notre distingué collègue et excellent ami, le Dr Truelle qui nous a devancé dans l'étude de la question des psychoses post-opératoires. Inspiré de ses idées, nous avons longtemps partagé ses conclusions. Seules, les observations que nous avons recueillies, sous la direction de M. le Dr Picqué, à Ville-Evrard, ont légèrement modifié notre opinion, longtemps après.

La thèse, si complète et si remarquable, du Dr Truelle est inspirée des idées de M. le professeur Joffroy et de M. Magnan.

La question des psychoses post-opératoires est à l'ordre du jour, à ce moment.

En mars 1898, M. Picqué provoquait à la Société de chirurgie, une discussion sur les psychoses post-opératoires, en faisant, sur ce sujet, une communication, en collaboration avec M. le Dr Briand (de Villejuif). MM. Picqué et Briand démontrent que les psychoses post-opératoires, si elles existent, en revanche, elles sont exceptionnelles, se rencontrent chez les dégénérés prédisposés, les hystériques et les vieillards. Ils ajoutent que la nature de l'intervention, qu'elle soit gynécologique ou autre, est sans importance. Ils insistent sur les dégénérés, vrais aliénés, qui présentent des obsessions. Ces obsessions les poussent à demander aux chirurgiens des opérations dont ils n'ont qu'un besoin purement imaginaire. C'est surtout chez ces aliénés, ces dégénérés à obsessions, que l'on rencontre de nombreux cas de psychose post-opératoire.

Cette savante communication provoque à la société de chirurgie une discussion, à laquelle prennent part MM. Broca, Walther, Richelot, Reynier, Monod, Segond, Lucas-Championnière, Routier, Hartmann, Potherat, Barette, Tuffier, Bouilly, qui, tous, apportent dans cette discussion le résultat de leur grande expérience et de leurs multiples observations.

Enfin, cette importante question était à l'ordre du jour du Congrès des médecins aliénistes et neurologistes, tenu à Angers, en août 1898. M. le Dr Rayneau, médecin en chef de l'asile d'Orléans, rapporteur, a fait de cette question la mise au point la plus complète.

Voici les conclusions de M. le Dr Rayneau, que nous faisons suivre du compte-rendu de la discussion des psychoses post-opératoires, au Congrès d'Angers (*Compte-rendu des Archives de Neurologie*).

CONGRÈS D'ANGERS

CONCLUSIONS DE M. LE Dr RAYNEAU

1° Les troubles psychiques post-opératoires présentent les symptômes les plus divers ; il n'existe donc pas un type spécial de psychose, que l'on pourrait étiqueter folie post-opératoire.

2° Si l'on excepte certaines opérations sur le crâne et la thyroïdectomie, dans lesquelles l'intervention peut engendrer seule les troubles mentaux le rôle principal dans leur genèse revient à la prédisposition héréditaire ou acquise.

3° Diverses autres causes peuvent agir efficacement dans la production de ces accidents. Les unes ont une importance des plus considérables et des plus manifestes, ce sont : 1° les intoxications d'origine interne ou externe, alcoolisme, infection, auto-intoxication ; 2° le choc moral ou la préoccupation qui accompagne l'opération.

Les autres ont une action très secondaire ; ce sont les anesthésiques, les antiseptiques, l'état d'anémie ou de cachexie du sujet, la nature de l'intervention, son siège, les organes sur lesquels elle porte.

4° Il n'apparaît pas que les opérations gynécologiques exposeraient, plus que les autres, aux troubles psychiques post-opératoires.

5° Les troubles psychiques sont peu fréquents à la suite des opérations. Les statistiques ne relèvent guère qu'un chiffre moyen de 1 à 2, délires sur 100 interventions, et encore est-ce contestable.

6° Leur époque d'apparition est des plus variables. Le plus souvent, ils surviennent sitôt après l'opération, dans d'autres cas, au contraire, ils n'apparaissent qu'à une époque plus éloignée.

7° Leur évolution et le pronostic dépendent des causes qui les ont fait naître et des formes qu'ils revêtent. A ce point de vue, chaque cas doit être considéré en particulier.

Discussion. — M. Régis estime que les psychoses post-opératoires sont surtout observées dans les hôpitaux et que les chirurgiens sont peu préparés à une étude de ce genre. Depuis six ans, il a examiné tous les cas de psychoses qui se sont produites à l'hôpital Saint-André à Bordeaux et il a pu distinguer deux catégories :

1° Troubles post-opératoires survenant à l'occasion de l'opération.

2° Troubles relevant de l'opération.

Les malades de la première catégorie vont à l'asile ; ce sont les prédisposés ; les malades de la seconde catégorie sont atteints de troubles relevant bien de l'opération, mais que ne voient pas les aliénistes.

Ces troubles affectent la forme de la confusion mentale, depuis l'état dépressif jusqu'à l'état méningitique, et il y a un état particulier délirant ayant ses caractères propres.

Il est nocturne, a les éléments du rêve ; il cesse au matin quand il est léger, c'est un délire onirique.

Plus intense, il se prolonge comme un rêve, mais avec des intervalles.

Très intense, il est continu, le malade rêve le jour comme la nuit. Mais c'est le rêve d'un sommeil pathologique, somnambulique, rappelant la profession de l'individu, pouvant se suspendre quand le malade ouvre les yeux, spontanément ou artificiellement ; enfin, le malade sort de son délire comme on sort d'un rêve ; il y a de l'amnésie, comme dans un état somnambulique, et M. Régis a pu faire recouvrer le souvenir perdu, en mettant le malade dans l'état hypnotique. Or, les délires toxiques se rapprochent de ces états somnambuliques.

Au point de vue de l'époque d'apparition on a : des délires immédiats s'expliquant par l'intoxication de l'anesthésique à laquelle s'ajoute le shock.

Les délires secondaires, apparaissant du deuxième au dixième jour ; ce sont les plus fréquents et on peut les attribuer à la septicémie ou à l'auto-intoxication.

Les délires tardifs, apparaissant plusieurs semaines après l'opération, et pouvant être attribués à l'asthénie due à la suppuration, au pansement, au décubitus, à la perte d'un organe à sécrétion interne.

La conclusion est qu'on doit recommander aux chirurgiens la prudence, non seulement chez les prédisposés nerveux, mais encore chez ceux qui peuvent faire de l'auto-intoxication.

Le diagnostic doit être étiologique, on doit rechercher les intoxications.

Le pronostic se tire, non seulement de la forme symptômatologique, mais aussi de l'étiologie, et il faut rechercher si la cellule nerveuse est inhibée ou détruite.

Le traitement doit consister à combattre la cause. Enfin, il existe des cas mixtes, des délires toxiques passant au délire vésanique, et une opération peut faire disparaître un délire vésanique. On s'est demandé alors si une opération est une arme à double tranchant; mais on connaît l'influence dérivative chez les aliénés et on l'explique par un trouble de nutrition.

M. Picqué n'admet pas que les délires septicémiques soient qualifiés de délires post-opératoires, car ils ne sont pas le fait de l'opération, mais de l'opérateur; de même, les délires d'intoxication après le chloroforme ou après le pansement à l'iodoforme doivent être séparés des délires psychiques. M. Picqué proteste contre l'accusation portée contre la chirurgie gynécologique de prêter à l'éclosion des troubles mentaux.

Les malades, chez lesquelles on voit apparaître ces troubles, sont des aliénées ou ont été aliénées, ce sont des malades à idées obsédantes, à troubles subjectifs.

M. Grandjux a observé qu'on ne signale pas de psychose post-opératoire chez les militaires, au moins en temps de paix, et l'attribue à la sélection qui élimine les prédisposés. Il n'en a pas observé à l'ambulance de Froeschsviller, installée dans une église à laquelle les allemands mirent le feu et malgré les conditions déplorables où les blessés se trouvèrent pendant plusieurs jours; il n'en a pas vu non plus à Sedan, ni à l'armée de la Loire. Le shock inhérent au traumatisme peut donc être rejeté au deuxième plan et la question primordiale est celle du terrain.

M. Paul Garnier, qui a souvent vu des opérés à l'infirmerie du Dépôt n'a jamais observé la confusion mentale décrite par M. Régis qui, probablement, a assisté, au bon moment, à l'éclosion d'un délire toxique. Les cas observés par M. Garnier sont en opposition avec ce qu'a décrit M. Régis.

M. Garnier a cité l'observation curieuse d'une femme, fille d'alcoolique, mais n'ayant jamais eu de troubles mentaux. En 1891, elle est opérée d'un fibrome de l'utérus et a, dans les deux heures qui suivent l'opération, du pseudo-délire de persécution. En 1893, elle subit l'ovariotomie et a, consécutivement, pendant quelques semaines, du délire. En 1895, on lui pratique l'hystérectomie abdominale, et cette fois le délire de persécution s'établit et ne la quitte plus.

M. Joffroy est d'avis qu'une opération est un acte complexe, et il ne faut pas mettre de côté tel ou tel groupe de délire, limiter la question aux délires d'intoxication, d'auto-intoxication ou de septicémie, comme le fait M. Régis, ni rejeter tous ces cas, comme le demande M. Picqué. Il y a un rapprochement à faire entre les paralysies hystéro-traumatiques et les troubles psychiques post-opératoires. On les observe :

Chez les femmes hystériques ;

Chez les dégénérés ;

Chez les intoxiqués.

Il faut aussi tenir compte du rôle que joue la rumination intellectuelle, et si cette rumination intellectuelle précède l'opération, on aura le trouble psychique pré-opératoire.

II

DU ROLE DE L'INTERVENTION CHIRURGICALE DANS LE TRAITEMENT DE L'ALIÉNATION MENTALE

La grave question du rôle de la chirurgie dans le traitement de l'aliénation mentale est posée pour la première fois, d'une manière extrêmement modeste, par notre vénéré maître, M. le Dr Picqué, dans son rapport de 1892 sur la chirurgie des asiles de la Seine.

Le 31 août 1897, au 65me congrès annuel de la Brit. med. Association (section de psychiatrie) congrès tenu à Montréal, Rohé médecin en chef de l'asile de Maryland, et Hobbs, médecin en chef de l'asile de London (Ontario), tous deux provoquent la discussion célèbre de l'intervention chirurgicale chez les aliénés.

Rohé, sur 34 opérations chirurgicales a noté 3 morts, 11 résultats nuls au point de vue mental, 9 améliorations, et 11 guérisons.

Hobbs, sur 88 opérations chirurgicales, a noté 4 morts, 28 résultats nuls au point de vue mental, 18 améliorations, et 30 guérisons.

Malgré ces résultats, si favorables et si encourageants, Russel, directeur de l'asile de Hamilton, a combattu très énergiquement l'opinion de Hobbs et Rohé. Russel a fait appel au témoignage des aliénistes de l'Amérique et de l'Angleterre, et ces derniers, qui ont répondu à son appel, au nombre de 120, ont, à l'unanimité, condamné l'intervention de la chirurgie dans le traitement de l'aliénation mentale.

En juillet 1897, Cuylitz, fait une communication à la Société de Médecine Mentale de Belgique, et, de ses observations, il conclut à la condamnation de l'intervention chirurgicale en psychiatrie. Malheureusement, dans le travail de Cuylitz, il ne s'agit que des hystériques et des épileptiques. Il n'est pas question des psychoses, et ce sont elles qui nous occupent.

Jacobs admet l'intervention chez les aliénées qui présentent des lésions de l'utérus ou des annexes; il la comprend, au point de vue logique, comme une déduction des rapports qui existent entre la vie mentale et la vie génitale de la femme; mais il ne lui accorde qu'une confiance très médiocre, en dépit d'un cas de guérison de troubles intellectuels chez une femme atteinte de suppuration pelvienne.

En Italie, Angelucci et Pierraccini publient, en 1897, un grand travail sur l'opportunité et l'efficacité du traitement chirurgico-gynécologique dans la névrose et les aliénations mentales (Riv. sp. di. fren, 1897, fascicule I). Les deux auteurs ont fait une enquête internationale, et, de cette enquête, ils concluent que : l'ablation de l'utérus ou des annexes normales doit être formellement proscrite du traitement de l'hystérie ou de la folie. L'hystérie constitue presque une contre-indication aux opérations chirurgicales, ayant un but purement gynécologique. La gravité des maladies des organes génitaux à enlever, constitue la seule, l'unique indication d'opportunité des opérations, indépendamment des considérations relatives à l'espérance d'influer éventuellement sur l'état névropathique des sujets à opérer. « Dans ces cas, on peut seulement profiter de l'opération, rendue nécessaire par les conditions pathologiques des organes sexuels pour tenter d'exercer une suggestion sur un état névropathique coexistant. Enfin, mais seulement dans un but de suggestion et quand on a inutilement expérimenté tous les moyens réputés les plus efficaces pour combattre l'hystérie, on peut recourir à la simulation d'une laparotomie. » (Compte rendu, Analyse, Séglas, *Archives de Neurologie*, 1898, novembre.)

Des 117 observations, que leur a fournies l'enquête internationale, Angelucci et Pierraccini concluent par un rejet de l'intervention chirurgicale en psychiatrie.

Nous avons montré l'importance de la question en Amérique, en Belgique, en Italie ; nous avons vu comment les aliénistes étrangers l'avaient résolue. Voyons maintenant quelle solution lui ont fournie les aliénistes et les chirurgiens français.

La discussion des psychoses post-opératoires à la Société de chirurgie, en 1898, avait soulevé la question du rôle de la chirurgie dans le traitement de la folie. Mais la question fut à peine effleurée ; les observations furent rares, et, fait capital, à toutes il manqua la griffe de l'aliénation mentale.

M. Gérard-Marchant a dit à M. Picqué n'avoir jamais observé de fait qui puisse lui faire admettre la guérison des psychoses par une opération chirurgicale.

M. Potherat relate deux cas de prolapsus avec troubles intellectuels, où il a constaté une amélioration passagère et une rechute; il ajoute deux autres cas où le résultat fut nul au point de vue mental. Il termine par un cas de guérison chez une femme, à qui fut pratiquée l'ablation du sein pour une tumeur, et qui, pendant dix ans, ne présenta aucun trouble psychique. Et M. Potherat conclut à la chirurgie d'urgence en aliénation.

M. Bouilly relate un cas de folie, dont l'évolution a été parallèle à celle d'une affection des annexes et où le résultat de l'opération a été nul, au point de vue mental.

En vérité, ce qui manque à toutes ces observations, c'est la griffe de l'aliénation mentale.

Au 6ᵉ congrès des médecins aliénistes de France, à Bordeaux, en 1896, M. Piéchaud, chirurgien de l'asile des aliénés de Bordeaux, communique au Congrès deux cas de guérison, l'un de manie chronique après l'ablation d'une tumeur du sein, l'autre, de mélancolie anxieuse après un curettage et une amputation du col, nécessités par une endométrite.

A la Société de médecine légale, le 10 septembre 1898, M. Charpentier attribue la disparition de troubles psychiques à l'application d'un pessaire de Dumontpallier pour un léger prolapsus.

Dans sa thèse inaugurale, en 1895, à Montpellier, M. Cossa relate des faits cliniques où l'aliénation fut guérie par l'intervention chirurgicale.

En 1898, M. Siredey, dans la *Gazette hebdomadaire*, et son élève, M. Soulèyre, dans sa thèse inaugurale, ont étudié les rapports de la neurasthénie et des affections de la sphère génitale.

Enfin, M. le Dʳ Picqué fait à la Société de chirurgie, le 29 mars 1899, sa grande communication sur le rôle de l'intervention chirurgicale, et en particulier des opérations gynécologiques, dans certaines formes d'aliénation mentale.

Notre thèse porte sur le même sujet. Nos observations sont les mêmes. Elles ont été recueillies sous la direction de MM. Picqué et Febvré. C'est sous leur inspiration que nous avons eu l'idée de ce modeste travail.

D'ailleurs, nous ne saurions trop le dire, il n'y a personne qui se soit occupé plus que MM. Picqué et Febvré, de la question, si importante de la chirurgie des aliénés.

Ce n'est pas au congrès de Montréal, le 31 août 1897, que fut posée, pour la première fois, la question du rôle de l'intervention chirurgicale dans le traitement de l'aliénation mentale. En 1892, dans son rapport sur le service chirurgical des Asiles de la Seine, nous voyons cette question posée très nettement par M. le Dr Picqué. C'est donc par un sentiment de modestie, qui l'honore, que notre vénéré maître a paru, dans sa communication de 1899, ignorer son rapport de 1892, où l'on trouve formulée pour la première fois la question du rôle de l'intervention chirurgicale dans le traitement de l'aliénation.

Cette même année, 1892, il apportait aussi à la Société médico-psychologique un travail en collaboration avec M. le Dr Febvré. Citons à ce propos l'observation d'un délire polymorphe greffé sur un fond de débilité mentale, lequel délire fut amélioré par une intervention pour un kyste et un fibrome utérin.

Mais l'année féconde en travaux de M. Picqué sur le sujet qui nous occupe, a, sans conteste, été l'année 1898. En mars, c'était sa grande communication sur les psychoses post-opératoires, en collaboration avec M. le Dr Briand (de Villejuif). Cette communication provoquait à la Société de chirurgie une discussion très intéressante.

Et puis, c'est le congrès d'Angers où M. Picqué prend une part si active. Il tente en vain de provoquer la discussion sur un point qu'il élucidera dans le *Bulletin médical*, le 14 septembre 1898 : Que doit-on entendre par psychose post-opératoire?

Au *Bulletin médical* encore, il discute au point de vue médico-légal l'intervention chez les aliénés.

Plus tard, à la Société médico-psychologique, en sa séance du 26 décembre 1898, M. le Dr Febvré donne lecture d'une observation, recueillie en collaboration avec M. le Dr Picqué : c'est l'observation d'un cas de mélancolie anxieuse, guéri à la suite d'une laparotomie pratiquée pour un fibrome utérin.

« Le terme de folie sympathique ou délire sympathique a été, dit M. Febvré, abandonné par la plupart des médecins aliénistes ; il évoque l'idée vague de retentissement à distance de certains organes les uns sur les autres ; mais il consacre en revanche l'importance des causes physiques dans la genèse du délire. »

M. Picqué *était venu*, en 1898, au congrès d'Angers, soutenir et défendre ses idées sur la question des psychoses post-opératoires. Il venait, en 1899, au congrès de Marseille apporter le fruit de ses observations, sur le rôle de l'intervention gynécologique dans les services de femmes aliénées, toujours avec son collaborateur, M. le Dr Febvré.

De grands travaux vont paraître encore et bientôt sur la chirurgie des aliénés.

Terminons ce court historique, en rappelant les deux récentes et magistrales leçons de M. le professeur Duplay sur « la folie post-opératoire » et de M. le professeur Berger sur « les opérations chez les aliénés ».

PSYCHOSES POST-OPÉRATOIRES

Sous le nom de psychoses post-opératoires, il faut entendre les troubles de l'idéation, consécutifs aux opérations chirurgicales et résultant du traumatisme opératoire, abstraction faite de l'intoxication par les anesthésiques et les antiseptiques d'une part, et de l'infection d'autre part.

Une psychose post-opératoire est un ensemble de troubles psychiques affectant les trois facultés, sensibilité, intelligence et volonté, troubles psychiques offrant un rapport de causalité avec une opération chirurgicale, à laquelle ils sont consécutifs.

Il faut absolument distinguer les psychoses post-opératoires du délire infectieux de la septicémie.

Le délire de la septicémie n'est pas une maladie mentale autonome : il est, comme le délire fébrile ou comme le délire pneumonique, un symptôme accessoire, un élément symptomatique additionnel, un épiphénomène.

Il est constitué par un ensemble de troubles psychiques,

essentiellement passagers, non permanents, causés par une infection généralisée de l'économie, infection que révèlent les grands signes de la septicémie, qui sont pathognomoniques, comme la température par exemple.

Ici, la maladie, c'est la septicémie ; le délire est l'un des symptômes de cette maladie, mais il n'est qu'un symptôme.

La psychose post-opératoire est une maladie mentale autonome, et non pas un symptôme. Elle est constituée par un ensemble de troubles psychiques, essentiellement permanents, qui, seuls, absolument seuls et sans aucun trouble psychique, quel qu'il soit, avec une intégrité complète de tous les appareils et l'heureuse harmonie de toutes les fonctions de l'économie, peuvent par eux-mêmes constituer une maladie purement mentale, et à laquelle on cherche en vain un substratum physique au moyen d'un examen minutieux de l'état général. Ici, pas de température ; rien au cœur, au poumon ni aux autres organes : il n'y a que des troubles de l'idéation, dans le tableau clinique.

Ainsi, nette et tranchée, nous apparaît la distinction du délire septicémique et des psychoses post-opératoires. Ils diffèrent autant l'un de l'autre que le délire d'un pneumonique ou d'un typhoïdique diffère de la manie ou de la mélancolie aiguës. L'observation respective et la comparaison nous offrent un contraste aussi frappant qu'entre un délire urémique et un délire chronique de persécution. Le délire septicémique, comme les délires pneumoniques, typhoïdiques, urémiques, est un délire d'hôpital ; les psychoses post-opératoires, au contraire, sont des maladies mentales, spéciales aux asiles d'aliénés. Seule, l'erreur grossière du diagnostic peut faire franchir les murs de l'asile au malheureux septicémique, comme au malheureux pneumonique, comme au malheureux typhoïdique, qui ne doivent pas quitter l'hôpital.

Qu'est-ce donc que toutes ces nombreuses observations de psychoses post-opératoires? En général, les chirurgiens ont opéré des aliénés, sans aucun doute. Ils ont découvert un peu tard un délire antérieur à l'opération même. Ainsi se sont multipliés les cas de folies post-opératoires. Et peut-être une seule aliénée fut-elle le sujet de plusieurs observations. Qui ne connaît ces dégénérées, ces hypochondriaques et ces hystériques courant de chirurgien en chirurgien, jusqu'à ce qu'elles aient rencontré l'opérateur ardemment désiré, qui met un terme à leurs maux?

Longtemps elles ont cherché ; mais un jour elles ont enfin trouvé le sauveur attendu. L'opération faite, on s'est aperçu que l'opérée délirait : « C'est une psychose post-opératoire, a-t-on dit ». C'était tout simplement une exacerbation de l'état mental habituel. Et puis souvent la délirante a été soumise à l'examen d'un aliéniste, qui n'a vu là qu'une psychose ayant pour cause occasionnelle une opération chirurgicale. Un autre aliéniste a pu dire : « C'est un délire de dégénérescence ». Un autre encore a dit : « Cette malade est aliénée de longue date ; il y a longtemps qu'elle est entre les mains des chirurgiens ; ses journées sont consacrées à des consultations ; son temps se passe dans les salons des chirurgiens ; voici la liste de tous ceux qu'elle a consultés ». De là jaillit la discussion. Mais il subsiste une magnifique observation de psychose post-opératoire.

Les psychoses post-opératoires existent, et le fait est incontestable : un homme absolument normal au point de vue psychique et n'ayant jamais présenté le moindre trouble intellectuel, est opéré sous chloroforme, et se réveille aliéné ; ce n'est pas un délire passager, transitoire ; il n'y a pas trace d'infection ; l'idée de la septicémie ne doit même pas surgir à l'esprit de clinicien ; ce n'est pas non plus l'iodoforme qu'on peut incriminer ; reste encore à éliminer le chloroforme, et l'on peut accuser l'opération d'avoir provoqué l'éclosion de la maladie mentale autonome et permanente qui nécessitera l'admission de l'opéré dans un asile d'aliénés. Supposons, par exemple, un jeune soldat, sain d'esprit, paraissant tout à fait normal au point de vue psychique et très bien pondéré : ce jeune militaire est atteint d'un varicocèle ; on lui fait une cure radicale de varicocèle, sans chloroforme ; après l'opération, l'état général est excellent, la température est normale, et le résultat opératoire est parfait ; mais ce jeune soldat présente des troubles intellectuels aussitôt après l'intervention; il reste aliéné; deux mois après sa cure radicale de varicocèle, il est envoyé dans un asile d'aliénés par le chirurgien militaire, avec le diagnostic de « psychose post-opératoire » et le médecin aliéniste est obligé de s'incliner devant ce diagnostic étiologique incontestable; il transformera l'étiquette « psychose post-opératoire » en cette autre « délire de dégénérescence », oui, mais le fait brutal, évident, c'est que ce jeune homme, qui jouissait d'un état mental apparemment parfait jusqu'au jour de sa cure radicale de varicocèle, eh bien! ce jeune soldat jouissait de toutes ses facultés, le matin même de l'opération, et, le soir, il délirait, comme il a toujours déliré depuis; certes on peut à bon droit rendre entièrement responsable de cet accès de folie l'opération de cure radicale de varicocèle, et l'on peut dire : Voici une psychose post-opératoire. En effet, ce n'est pas un délire septicémique, un délire infectieux, car il n'y a pas eu la moindre infection ; ce n'est pas non plus un délire d'intoxication par les antiseptiques, car un délire toxique est essentiellement passager, transitoire et, dans le cas présent, le médicament à usage externe n'aurait pas eu le temps d'agir ; on ne peut, cette fois, faire appel au chloroforme afin d'expliquer la genèse de ces troubles de l'idéation; l'opération doit être seule incriminée. La psychose post-opératoire est incontestable. Il y aura cependant des aliénistes qui tenteront une discussion de l'existence de ces psychoses post-opératoires : ils en feront des délires de dégénérescence, purs et simples; ils allégueront que des dégénérés délirent à l'occasion d'une opération chirurgicale aussi bien qu'à l'occasion d'un malheur, ruine, incendie, perte de parents, qui font éclore un délire dans un terrain tout préparé, chez un dégénéré prédisposé. Là, n'est pas la question. L'accès de manie ou plutôt de mélancolie, qui éclate après une opération chirurgicale, est une psychose post-opératoire. Après avoir solidement établi ce premier point, sur lequel tout le monde est d'accord, il reste à étudier le mécanisme de l'action exercée par la cause, ici, l'opération, sur l'effet qui est la psychose, en un mot il faut étudier la pathogénie de ces psychoses.

PATHOGÉNIE DES PSYCHOSES POST-OPÉRATOIRES

Les causes, invoquées pour les psychoses post-opératoires, sont :

1° l'infection ;

2° l'anesthésie ;

3° le shock opératoire ;

4° l'alcoolisme ;

5° la modification d'une sécrétion interne par la suppression d'un organe, au moyen d'une opération ;

6° l'auto-intoxication.

Or, nous avons suffisamment différencié le délire de la septicémie, pour éliminer l'infection d'emblée : l'infection détermine un délire septicémique, qui n'a rien de commun avec la psychose post-opératoire, et nous avons suffisamment insisté sur ce sujet. Nous en dirons tout autant de l'anesthésie : comme l'infection, elle détermine un délire spécial, un délire toxique, et non des psychoses post-opératoires ; aussi sera-t-elle impitoyablement rayée des causes de ces dernières.

Arrivons maintenant à la question du shock opératoire. Et d'abord, qu'est-ce donc que le shock opératoire? Une action réflexe ; une action nerveuse réflexe ; un choc, un ébranlement du système nerveux central, ayant pour point de départ, pour cause, pour origine l'opération, la douleur, le choc physique, le traumatisme opératoire, la section des organes par le bistouri du chirurgien. Voilà ce qu'on appelle le shock opératoire. Il faut avouer que ce n'est pas très clair, et même que la conception du shock opératoire est encore un peu obscure, en dépit des progrès de la physiologie. De plus, ce shock opératoire, Ambroise Paré aurait pu l'invoquer ; mais aujourd'hui le chloroforme a supprimé la douleur et le shock opératoire : aujourd'hui le malade s'endort, et se réveille sans avoir rien senti, sans avoir souffert, et le bien-être est l'impression du réveil.

Ni l'infection, ni l'anesthésie, ni le shock opératoires ne

peuvent expliquer la pathogénie des psychoses post-opératoires. Est-il permis de faire appel à l'alcoolisme? Assurément non. D'abord un grand nombre d'observations concernent des opérés, chez lesquels l'alcool ne peut être incriminé : des sujets, qui n'ont jamais bu que de l'eau, ont présenté des troubles intellectuels à la suite d'une opération chirurgicale. Et puis, l'alcoolisme, en pathologie mentale, est caractérisé cliniquement par un ensemble de signes pathognomoniques, insomnie, cauchemars, hallucinations visuelles terrifiantes et zoopsiques, avec tremblement généralisé spécial. Or, un délire alcoolique aigu, éclatant chez un opéré, c'est d'un diagnostic assez facile. Est-ce ce que nous constatons dans les nombreuses observations de psychoses post-opératoires? Où lisons-nous, pour ainsi dire entre les lignes, un diagnostic d'alcoolisme aigu?

L'alcoolisme est à rayer des causes invoquées pour expliquer les psychoses post-opératoires.

Et les antiseptiques?

Comme les anesthésiques, ils sont des poisons capables d'engendrer un délire toxique, essentiellement transitoire et passager, mais jamais une psychose.

Après avoir éliminé l'infection et l'intoxication par les antiseptiques et les anesthésiques, à quels autres facteurs pathogènes allons-nous faire appel?

Les auto-intoxications sont à l'ordre du jour, et les gigantesques travaux de M. le professeur Bouchard retentissent en aliénation : MM. Régis et Chevalier-Lavaure accordent à l'auto-intoxication une large place dans l'étiologie des psychoses post-opératoires, et puerpérales, de la folie de la fièvre typhoïde et des fièvres éruptives, de l'influenza, des polynévrites, de l'érysipèle et du choléra. M. G. Ballet signale l'hypertoxicité des urines dans deux cas de confusion mentale, puerpérale et consécutive à des excès de fatigues physiques.

Les travaux de Brown Séquard sur la sécrétion des glandes et son grand principe que « toutes les glandes, pourvues ou non de conduits excréteurs donnent au sang des principes utiles dont l'absence se fait sentir après leur extirpation ou leur destruction par la maladie », toutes ces théories trouvent un écho dans l'aliénation mentale, Mainzer, Mond, Chrobak, Muret, Jayle, Lissac et Curatulo cherchent si les ovaires ne produisent pas une sécrétion interne capable de détruire dans l'organisme certains principes nuisibles, et si l'administration de pulpe d'ovaire ou de suc ovarien, ovarine, par la voie hypodermique ou la voie buccale, n'est pas capable de remédier aux troubles résultant de l'ovariotomie, troubles à comparer avec ceux de la ménopause. En ce moment, nous voici plongés dans l'opothérapie.

Mais nous nous écartons de la question des psychoses post-opératoires.

En effet, ces dernières sont loin d'être l'apanage exclusif de la gynécologie ; mais la chirurgie tout entière a le droit de les revendiquer. La cure radicale de varicocèle ou d'hydrocèle ou de hernie, comme une amputation de cuisse occupent un rang très honorable dans la hiérarchie étiologique des folies post-opératoires. On ne peut donc invoquer ces théories des auto-intoxications comme des sécrétions internes, afin d'expliquer la pathogénie des psychoses post-opératoires, et ces théories de M. le professeur Bouchard et de Brown-Sequard, si elles sont des hypothèses gigantesques et séduisantes, en revanche, elles ne sont que des hypothèses.

Les psychoses post-opératoires sont rares, exceptionnelles. Elles ne peuvent éclore que sur un terrain ensemencé : leur condition nécessaire est la prédisposition. Seuls, les prédisposés sont capables de présenter des troubles psychiques à la suite d'une opération chirurgicale. Il reste à déterminer la cause occasionnelle, à rechercher l'étincelle qui fait éclater le délire, à établir la responsabilité des divers facteurs de l'opération. Nous avons démontré qu'on ne pouvait incriminer ni l'infection, ni l'anesthésie, ni l'antisepsie, ni l'auto-intoxication, ni la modification, la suppression d'une sécrétion interne, ni l'alcoolisme, ni la cachexie de l'opéré. Pour nous, l'agent pathogène est l'appréhension : la crainte et la peur ont la responsabilité pleine et entière de la genèse des troubles psychiques consécutifs à une opération. C'est l'opinion de Dent, de Krafft Ebing. A la préoccupation, M. le professeur Joffroy fait jouer un rôle important : « Cette préoccupation deviendra rapidement, chez certains malades, une véritable idée fixe qui absorbera à son profit toute l'attention, captivera toute la pensée et remplira complètement de son objet la capacité de l'esprit. Tout d'abord il y aura cette phase dans laquelle l'opération est redoutée, mais non encore décidée, et alors, le malade est anxieux sur la décision qui sera prise. Dans la phase suivante, l'opération est décidée et le malade est envahi par la peur du chloroforme, de la douleur, des hémorragies, de la mort, et cette nouvelle préoccupation, qu'il trouve de plus en plus justifiée, s'étend encore davantage et envahit tout le champ de la conscience. »

La cause des psychoses post-opératoires est l'appréhension, la crainte ou la peur de l'opération. C'est un trouble profond de la sensibilité psychique, un sentiment de terreur pour l'acte chirurgical. Une émotion violente, intense, envahit, puis remplit la vie mentale du futur opéré ; ses facultés sont ébranlées, bouleversées par cette tourmente ; il est épouvanté par la pensée du traumatisme opératoire ; il ne délire pas encore, aujourd'hui, veille de l'opération ; mais il délirera demain, quand cette dernière aura diminué la résistance de l'organisme, amoindri le sujet, transformé brusquement par l'acte chirurgical en infirme provisoire, en malade alité, tout à fait impotent.

Voilà la vraie, la seule cause des psychoses post-opératoires, et voilà comment elles se développent.

Elles ne frappent pas un opéré quelconque ; elles ne frappent que des dégénérés. Car encore ont-elles à faire un choix parmi ceux-ci. Tous les dégénérés ne sont pas susceptibles de délirer, pour une opération chirurgicale, et, seuls, les sensitifs, émotifs, en sont capables. Il n'y a qu'une catégorie de dégénérés, chez lesquels on ait quelque chance de rencontrer des psychoses post-opératoires, et cette catégorie, c'est celle des émotifs. Ils présentent une altération spéciale et profonde de la sensibilité psychique ; ils ont une sensibilité tout à fait exagérée ; chez eux, les émotions font rage ; un rien les fait tressaillir ; un rien les fait vibrer.

Ainsi l'exagération de la sensibilité, trouble fondamental, un sentiment de terreur ou de crainte, et l'appréhension nous fournissent une explication logique et rationnelle de la pathogénie des psychoses post-opératoires.

Elles sont l'apanage des dégénérés psychiques, émotifs. Aussi pouvons-nous dire qu'elles sont rares, exceptionnelles, dans la pratique chirurgicale, et qu'elles ne sont que de rares accidents. Chez les sujets normaux, robustes et bien constitués, le chirurgien n'a jamais à déplorer de tels accidents. Chez les dégénérés, qui ne sont pas des émotifs, on ne voit pas non plus de psychoses post-opératoires. On n'en voit pas davantage chez les aliénés convalescents qu'on opère. Et, s'il y a des facultés fragiles, il faut avouer que c'est bien dans le cerveau d'un mélancolique qui se réveille à peine, ou dans celui d'un maniaque, qui commence à se calmer. C'est là notre argument capital.

Loin d'enrayer la convalescence des aliénés, l'opération chirurgicale, indiquée, l'accélère, et, loin d'aggraver le pronostic des formes cliniques de l'aliénation, l'opération chirurgicale, indiquée, le favorise, ce pronostic.

En effet, chez les aliénées opérées par M. le Dr Picqué à Ville-Évrard, on ne note aucune aggravation de l'état mental; on ne note aucune rechute chez les convalescentes; on ne voit que des améliorations plus ou moins notables; à peine a-t-on constaté des états stationnaires après l'intervention. Si les psychoses post-opératoires étaient fréquentes, il faut avouer que les opérées de M. Picqué présentaient un terrain bien ensemencé, bien préparé pour l'éclosion de ces psychoses. Elles étaient, ces opérées, de magnifiques prédisposées. Des tares héréditaires écrasantes ne valent point la convalescence de vésanies, comme prédisposition. Bien plus, elles vaudraient encore moins les vésanies, si les psychoses post-opératoires existaient *stricto sensu*, si l'appréhension de l'opération n'était la cause essentielle de ces troubles psychiques, consécutifs à l'intervention.

Nous pouvons dire que l'opération chirurgicale, en elle-même, envisagée au point de vue de l'anesthésie, de l'antisepsie, du traumatisme opératoire, est impuissante à provoquer l'éclosion d'une psychose chez des sujets normaux comme chez des sujets prédisposés ; que, seule, l'appréhension, la crainte ou la terreur de cette opération est capable de faire éclater un accès d'aliénation, chez les dégénérés, névropathes, émotifs ; et que l'opération chirurgicale est contre-indiquée seulement chez ces émotifs, et nullement contre-indiquée chez les dégénérés qui ne sont pas des émotifs.

Il s'ensuit que l'examen de la sensibilité psychique devrait être pratiqué par le médecin aliéniste, avant l'intervention. Si cet examen ne révèle aucun trouble, aucune exagération de la sensibilité psychique, il laisse la voie libre au chirurgien. Les mêmes dispositions, les mêmes règles et les mêmes conclusions sont applicables aux aliénés.

Le chirurgien, peut donc, à bon droit, pratiquer les opérations chirurgicales indiquées, chez les aliénés comme chez les dégénérés prédisposés ; mais à la condition formelle, et *sine qua non*, que le médecin aliéniste ait, au préalable, examiné la sensibilité psychique, en même temps que les autres facultés de l'aliéné comme du dégénéré.

C'est surtout chez les aliénés que cet examen psychique a de l'importance. Il n'est pas absolument obligatoire chez les dégénérés, prédisposés, qui, le plus souvent, vivent en liberté, tout à fait ignorés, méconnus. Sans doute, il n'en vaudrait que mieux qu'il fût pratiqué. S'il l'était, peut-être aurait-on moins enregistré d'observations de psychoses post-opératoires. En tout cas, nous devons admettre qu'il est le plus souvent impossible, impraticable, chez les dégénérés.

Mais il s'impose absolument chez les aliénés, cet examen psychique, et, chez les vésaniques, aucune opération ne doit être pratiquée par le chirurgien, sans que le médecin aliéniste ait reconnu l'état des facultés, de la sensibilité en particulier, sans que le médecin aliéniste ait, pour ainsi dire, « ouvert la voie libre au chirurgien », délivré comme « un permis d'opérer ».

Ainsi nous apparaît une chirurgie spéciale des aliénés, chirurgie qui nécessite, de la part du chirurgien, le concours et la collaboration du médecin aliéniste, et, à défaut, des connaissances spéciales, une habitude, une éducation des aliénés. Le mieux, l'idéal assurément, c'est à la fois la collaboration, l'assistance du médecin aliéniste, et la pratique de la clinique des maladies mentales, pour le chirurgien. Ce dernier s'il connaît les aliénés, d'une part, et si, d'autre part, il est éclairé par le médecin aliéniste, assurément peut, en toute sécurité, opérer les aliénés, sans craindre une rechute dans la convalescence ou une aggravation de l'état mental de ces malades.

DU RÔLE DE LA CHIRURGIE, DE LA GYNÉCOLOGIE EN PARTICULIER, DANS LE TRAITEMENT DE L'ALIÉNATION MENTALE

La psychiatrie n'est qu'une branche de la médecine, et, comme le disait Lasègue « toute branche séparée du tronc est destinée à périr ».

On l'a peut-être oublié quelquefois. Voilà pourquoi la psychiatrie se meurt en France, ce berceau de l'aliénation, patrie de Pinel et d'Esquirol.

Un aliéné n'est qu'un malade, et c'est un malade comme tous les autres malades. Il doit être l'objet d'un examen minutieux, complet, tant au point de vue physique qu'au point de vue psychique, et tous les appareils, tous les organes doivent être explorés, comme en clinique générale. La méthode de cette dernière est la méthode de la clinique des maladies mentales. Autrement, pas de séméiologie sûre, et pas de thérapeutique efficace. Un examen psychique est insuffisant ; l'examen physique est son complément nécessaire. Après la constatation d'un état d'excitation ou de dépression des facultés avec idées de satisfaction, de grandeur ou de culpabilité, de ruine et damnation, quand le diagnostic de manie aiguë ou mélancolie anxieuse est apparu net, évident, la tâche de l'aliéniste est loin d'être remplie ; là ne se borne point son rôle. Il lui faut ausculter le cœur et le poumon, palper, percuter le foie, la rate, explorer tous les organes et scruter soigneusement tous les appareils. Il lui faut s'assurer des diverses fonctions.

L'analyse des urines est obligatoire : elle doit être absolument complète.

L'albumine, le glucose, l'urée, les phosphates, les chlorures sont recherchés, dosés ; les pigments biliaires et l'urobiline sont activement recherchés. Capitale est l'importance du foie, du rein : le fonctionnement de ces deux grands organes exprime et traduit l'ensemble des phénomènes biologiques, dont l'organisme est le laboratoire. Ainsi l'économie révèle ses secrets. Une cirrhose, une néphrite, une dégénérescence graisseuse ou amyloïde ne peuvent passer inaperçues. La vie de la cellule hépatique n'a plus de mystères. Est-ce tout maintenant? L'aliéniste est-il à bon droit satisfait? Clinicien, anatomo-pathologiste, histologiste, bactériologiste et chimiste, un médecin tel, est complet. Jusqu'ici l'aliéné a été l'objet d'un examen minutieux, qui ne laisse rien à désirer, au point de vue de la clinique spéciale des maladies mentales et de la clinique interne. Encéphale, moelle et nerfs, cœur, artères, poumons, estomac, intestin, rate, foie, reins, tous ces organes ont été successivement passés en revue. La tâche de l'aliéniste est pourtant encore inachevée. Considérer l'aliéné comme un malade d'une salle de médecine est beaucoup ; mais ce n'est pas tout. Le mélancolique est plus exigeant que le tuberculeux. Tout au moins est-il aussi exigeant. Reste encore à pratiquer l'examen chirurgical, et la clinique externe, à satisfaire, à son tour. Alors seulement finira le rôle de l'aliéniste au point de vue séméiologique. Hernie, varicocèle, hydrocèle, lipôme, fibrome, kyste, cancer, rien ne doit être négligé. Les moindres affections externes doivent être mises en pleine lumière : un phimosis, un orteil en marteau, un pied plat doivent être soigneusement notés.

Il serait peut-être excessif, exagéré, de dire qu'un hallux valgus a quelque action, quelque influence sur un état mental quelconque.

Et nous choisissons l'hallux valgus, à dessein.

Mais en est-il de même d'un cancer de l'utérus ou d'un fibrome ou d'une simple métrite hémorragique ? On ne saurait nier l'action dépressive des maladies des voies urinaires sur un cerveau, plus ou moins anormal et déséquilibré. Souvent, chez les nerveux, les névropathes, une blennorrhagie détermine une véritable mélancolie. Les rétrécissements de l'urèthre ont une influence incontestable, incontestée, sur l'état mental des malades. Ils déterminent insomnie, craintes, terreurs, idées hypochondriaques, obsessions, phobies. Les fissures à l'anus ont une action, bien connue. Ce n'est pas seulement la dépression mélancolique qu'engendrent ces maladies chirurgicales. Les malades sont souvent en proie à des conceptions délirantes, à des idées de culpabilité, d'humilité, de damnation. Les idées de suicide en sont des conséquences, souvent désastreuses. Elles sont un appel à la délivrance de tortures, de maux, de douleurs, où la sensibilité morbide, exagérée, troublée, vient amplifier les sensations, et attribuer à leur degré d'intensité un coefficient élevé.

Chez la femme, il existe d'étroits rapports entre l'aliénation mentale et la gynécologie.

Qui ne connaît l'irritabilité, l'irascibilité, l'impressionnabilité, les modifications du caractère de la femme, au moment des règles ? Les affections de l'utérus et des annexes exercent une action marquée sur l'état mental. Il y a là, d'abord une action réflexe, et puis une action, non pas réflexe, mais exclusivement psychique, uniquement cérébrale, et plus ou moins consciente. Comment expliquer les rapports entre la sphère génitale et la zone psychique du lobe frontal, chez la femme? En vérité, ces rapports existent ; ils sont incontestables : on constate, depuis longtemps l'action marquée de l'utérus et des annexes, sur la vie mentale. Il y a là, certes, un mécanisme extrêmement complexe, un ensemble d'actes réflexes, un ensemble de sensations multiples, une élaboration cérébrale inconsciente, et la sensibilité psychique est un puissant agent dans ce complexe mécanisme, où tous les phénomènes psychiques aussi bien qu'organiques, ici sont intimement liés les uns aux autres par des rapports de causalité. Mais les limites de notre travail et le plan, que nous nous sommes tracé, nous empêchent de tenter une explication, de débrouiller ce complexus et de chercher à apprécier la part qui revient à chacun des facteurs.

Il nous suffit de constater un fait et de l'enregistrer. Nos observations semblent montrer que les troubles et lésions de la sphère génitale de la femme exercent une influence, ont une action marquée, retentissent sur la zone psychique du lobe frontal. Un rapport existe entre les troubles psychiques et les troubles de la sphère génitale de la femme. Est-ce un rapport de causalité ? Les faits par nous enregistrés semblent montrer que la suppression des troubles et lésions de la sphère génitale a déterminé la suppression des troubles psychiques. Au moins ces derniers sont-ils atténués. Rarement nous avons constaté leur état stationnaire, et jamais nous n'avons constaté leur aggravation. Généralement nous avons constaté le parallélisme de l'amélioration de l'étal mental et de l'amélioration de l'état physique, après les interventions gynécologiques.

Au début de notre modeste travail, dans notre introduction, nous avons écarté systématiquement les hystériques, et nous avons dit que le diagnostic confirmé d'hystérie constituait une contre-indication de l'intervention gynécologique. Et nous avons ajouté que les statistiques étrangères étaient si peu favorables à l'intervention chez les aliénés, parce que les aliénistes et les chirurgiens étrangers avaient opéré des hystériques, au lieu d'opérer des aliénées. Nous ne saurions trop affirmer ce principe. En effet, les hystériques, qui ne sont pas d'ailleurs des aliénées, les hystériques ont un état mental spécial, et le résultat de toute intervention gynécologique, au point de vue mental, est déplorable. L'opération devient un fait important de la vie de l'hystérique, et ce fait important, l'hystérique le grossit, l'amplifie, le modifie, le transfigure. Il devient une idée fixe ; il obsède la malade ; il donne une teinte variable au délire ; il occupe toute la vie psychique de la malade ; il détermine illusions sensorielles, sensations fausses, interprétations délirantes ; il détermine un ensemble de conceptions délirantes. Après l'opération chez l'hystérique, on constate une aggravation de l'état mental, une exacerbation du délire ou l'apparition de ce dernier, s'il n'existait pas auparavant.

L'hystérie constitue donc une contre-indication de l'intervention chirurgicale.

Il y a toute une catégorie d'aliénés, chez lesquels l'intervention chirurgicale est aussi contre-indiquée : Ce sont les persécutés, dégénérés persécutés-persécuteurs et délirants chroniques. En raison de leur état mental et de leurs idées de persécution, idées fixes, systématiques, une opération ne fait qu'aggraver leur délire de persécution; sous l'action de l'opération, l'idée délirante de persécution grossit, se développe et s'étend. Le persécuté poursuit le chirurgien, l'accusant de lui avoir causé un préjudice grave, de l'avoir mutilé, d'avoir fait de lui un infirme. Il n'y a pas de malades, aussi terribles, aussi dangereux que les persécutés. Malheur au chirurgien qui touche à ces sinistres aliénés ! si la séquestration ne met pas un rempart ou tout au moins un mur entre l'opérateur et l'opéré, le dénouement du drame est souvent tragique, et, si le premier acte du drame a été l'opération chirurgicale, le dernier acte est peut-être l'assassinat du soi-disant bourreau par sa victime imaginaire.

Étant donné qu'on ne peut qu'aggraver la psychose ou maladie mentale, ou délire du persécuté par l'intervention, ce serait téméraire, pour le chirurgien, d'exposer sa tranquillité, sa vie même, et la meilleure conduite est l'abstention, dans l'intérêt de l'opérateur et de l'opéré.

Pour MM. Picqué et Febvré, l'intervention chirurgicale est contre-indiquée chez les hystériques et les persécutés, persécutés-persécuteurs ou délirants chroniques.

Elle est indiquée, chez toutes les autres catégories de malades aliénés. C'est dans ces diverses catégories que se sont trouvées les malades, dont l'état psychique a nécessité l'intervention gynécologique. Elles ont été opérées pour améliorer cet état physique, et non pour améliorer leur état mental. Ce n'est qu'après l'intervention que nous avons constaté avec étonnement des modifications importantes de cet état mental

Obs. I. — *Mélancolie chronique. Endométrite cervicale. Amputation du col. Guérison.* — Mme R..., Pauline, âgée de quarante-deux ans, couturière, entre dans le service du Dr Febvré, à l'asile de Ville-Évrard, le 8 avril 1898, avec le diagnostic suivant : « lypémanie chronique, délire, hallucinations génitales très intenses — on lui brûle, on lui arrache la matrice —, et très pénibles, entraînant un état d'irritabilité avec tendances dangereuses.

Antécédents héréditaires. — Père, mort de variole hémorragique à soixante et onze ans ; mère rhumatisante morte à soixante-quinze ans : pas d'antécédents névropathiques.

Antécédents personnels. — Fièvre typhoïde à vingt et un ans. Réglée à treize ans, et dès lors régulièrement. Trois accouchements normaux spontanés, sans accidents, le dernier, il y a dix ans.

La malade se plaignant de douleurs abdominales, de leucorrhée, on l'examine, au point de vue génital. Examen gynécologique : Rien dans les annexes ; lèvre antérieure du col volumineuse ; lèvre postérieure ulcérée ; prolapsus utérin accompagné de rectocèle et de cystocèle légers : hystérométrie : 7 centimètres et demi.

En août 1898, la malade est toujours dans le même état mental. Elle reste sous l'influence d'un délire hallucinatoire très intense : elle est en proie à des hallucinations de la sensibilité générale, à des hallucinations de la sphère génitale en particulier. « Toutes les nuits, l'on vient lui brûler, lui électriser la matrice ; on la lui arrache. » Elle a des idées de persécution très actives. Elle est triste, irritable, irascible. Elle ne veut même pas voir son mari, refuse de répondre aux questions qu'on lui pose ou y répond sur un ton qui traduit son irritabilité ; pour tout, elle oppose une résistance.

C'est dans ces conditions que M. le Dr Picqué lui fait une amputation du col, suivie d'un curettage qui ramène de nombreuses fongosités.

23 décembre 1898. — La malade est très calme, très régulière dans ses actes, elle a conscience de sa situation passée. Un congé de huit jours lui est accordé.

2 janvier 1899. — On prolonge le congé de huit jours. Pendant ce temps, elle a ses règles.

18 janvier 1899. — On délivre le certificat de sortie.

Elle revient fin janvier en visiteuse. L'état mental et l'état général sont excellents.

Obs. II. — *Débilité mentale, avec délire, excitation maniaque. Endométrite cervicale. Amélioration de l'état mental après l'opération. Guérison du délire.* — F..., âgée de quarante-quatre ans, sans profession, a été traitée pendant sept mois dans un asile, en 1881, à la suite d'un grave accident survenu à son mari, alors qu'elle nourrissait son premier enfant. En 1896, à la suite de son deuxième accouchement elle est internée, de nouveau, dans un asile pour débilité mentale avec excitation, idées de persécution, hallucinations de la vue, de l'ouïe, érotisme, mysticisme, appoint alcoolique. Elle est transférée à l'asile de Bégard, d'où elle ne tarde pas à sortir. En juillet 1898, la malade a encore une rechute, à la suite d'un grand chagrin, causé par la maladie grave du dernier enfant qui lui reste. Elle est alors en proie à une excitation maniaque intense, avec idées de persécution, jalousie morbide, désordre dans les actes, hallucinations, illusions. De juillet à septembre, la malade est restée très excitée : elle veut s'évader, dérobe de l'argent et de menus objets à ses voisines. En septembre, apparaissent des idées hypochondriaques, qui se surajoutent au délire. En outre, on constate, chez la malade, de l'amaigrissement, de la pâleur, un état général défectueux.

Antécédents personnels. — Pas de maladie générale infectieuse; goitre peu volumineux.

Réglée à treize ans, la malade a eu trois enfants.

Le premier accouchement a été long, difficile, quoique normal, et depuis, la malade a toujours plus ou moins accusé des douleurs abdominales. Mais l'état génital ne s'est aggravé que dans l'année 1898.

Novembre 1898. — Examen gynécologique pratiqué par M. Picqué : l'utérus est en antéflexion légère. Rien d'appréciable dans les annexes. Le col est gros, violacé. Déchirure transversale, à droite.

25 novembre 1898. — M. Picqué pratique un curettage, et une amputation du col. Peu de fongosités dans la cavité utérine.

25 décembre 1898. — Etat physique satisfaisant. Les idées hypochondriaques ont disparu. Les autres conceptions délirantes s'effacent peu à peu.

25 février 1899. — État général très satisfaisant. Les idées délirantes ont disparu. La malade est calme. Elle travaille avec zèle, avec goût.

5 mars 1899. — L'état général est très satisfaisant : plus de maigreur; elle a engraissé; plus de douleurs ; aucun trouble génital. L'état mental est aussi satisfaisant que possible. Il n'y a plus trace de délire; il n'y a plus d'idées hypochondriaques. La malade se trouve heureuse de ne plus souffrir, et elle attend avec patience sa sortie, qui serait accordée, si le mari — détourné par ailleurs — n'y mettait obstacle. — Elle sort, avec un nouveau certificat, qui établit que le maintien à l'asile n'est plus justifié.

Obs. III. — *Dégénérescence mentale, avec délire mélancolique. Kyste vaginal, amélioration, puis guérison après l'opération.* — Mme P..., âgée de trente-deux ans, ouvrière en couronnes, entre dans le service du Dr Febvré, à l'asile de Ville-Évrard, avec le certificat suivant : « Est atteinte de dégénérescence mentale, avec délire mélancolique, hallucinations visuelles et auditives terrifiantes, agitation par intervalles, idées de suicide, excès alcooliques ».

Réglée à douze ans, régulièrement, mais accuse, depuis quelques années, des douleurs au moment de ses règles. 4 accouchements normaux, spontanés, et une fausse couche. Elle a reçu, dit-elle, un coup de pied dans le ventre, pendant sa dernière grossesse.

Examen gynécologique pratiqué par M. Picqué : Pointe de hernie crurale gauche. Kyste vaginal d'origine wolfienne, implanté à droite ; il est translucide, et fait saillie à la vulve ; il a la grosseur d'une noix.

M. le Dr Picqué tente la dissection sans ouverture préalable, mais la paroi cède : il s'écoule un liquide blanc visqueux ; M. Picqué résèque alors aux ciseaux toute la paroi du kyste qui est libre, et il décolle celle qui est adhérente.

12 octobre 1898. — État local très satisfaisant. Résultat opératoire excellent. Bon état général. L'amélioration de l'état mental, antérieure à l'opération, continue, progresse, après cette dernière. Avant l'intervention, déjà les troubles psychiques commençaient à se dissiper. Depuis l'opération, l'amélioration s'accentue de jour en jour ; elle s'affirme de plus en plus. La malade entre en convalescence. Elle sort, guérie, le 28 décembre 1898.

Obs. IV. — *Dégénérescence mentale, avec excitation maniaque, idées de persécution, de grandeur, de suicide, hallucinations, illusions, impulsions, obsessions. Endométrite cervicale. Amélioration, puis guérison.* — Mme J. B..., âgée de trente-quatre ans, sans profession, entre à Ville-Evrard, dans le service de M. le Dr Febvré, le 4 juin 1897, et M. le Dr Febvré, rédige, à son entrée, le certificat suivant : « Est atteinte de dégénérescence mentale, avec excitation très vive, idées de persécution, de grandeur, de suicide, hallucinations, illusions, impulsions, obsessions ».

Réglée à onze ans, et régulièrement jusqu'à son mariage, à dix-sept ans. Depuis lors, dysménorrhée très nette. Elle a eu sept enfants, et fait deux fausses couches. Des sept enfants, quatre sont morts, dont trois de méningite. Le premier accouchement a été suivi de fièvre ; au dernier, (juillet 1896), elle s'est levée, le deuxième jour.

En avril 1898, la malade est anxieuse ; elle a des frayeurs, des appréhensions ; le moindre bruit détermine, chez elle, un tremblement généralisé ; la malade est brisée ; elle est en proie à des crises paroxystiques de désespoir. Elle se désespère ; elle a des idées de suicide.

A ce moment, en outre, la malade présente un état général défectueux : faiblesse ; tendances à la syncope. Les règles sont toujours très douloureuses. Elles surviennent avec des retards de deux ou trois semaines, et s'accompagnent de métrorrhagies. Plusieurs fois, à ce momont, nausées ; vomissements. M. le Dr Picqué pratique l'examen gynécologique, qui révèle un gros utérus en antéflexion, une ulcération sur la lèvre antérieure du col, et pas de lésions annexielles.

Le 7 septembre, M Picqué fait un curettage qui ramène beaucoup de fongosités.

L'état mental s'améliore. Les troubles psychiques disparaissent. Les conceptions délirantes s'effacent peu à peu. L'état général est excellent. La maladc sort, à la fin d'octobre, en liberté.

Obs. V. — *Mélancolie anxieuse. Débilité mentale. Staphylome cornéen. Enucléation. Guérison du délire.* — V... Pauline, âgée de trente-huit ans, sans profession, célibataire, entre à Ville-Évrard, le 6 juin 1898, dans le service de M. le Dr Febvré, qui rédige le certificat suivant : « Est atteinte d'affaiblissement intellectuel, avec agitation anxieuse, mobilité, cris, terreurs, insomnie absolue. Prévention de vagabondage. Hémiplégie faciale droite. Embarras gastrique ».

Cette malade est une débile. Elle est très bornée au point de vue intellectuel, et sa sensibilité, sa volonté ne sont pas plus développées que son intelligence. Cependant ce n'est pas une imbécile ; loin de là. Ce n'est pas non plus une démente ; tant s'en faut !

C'est une débile, sur le terrain de débilité de laquelle est venu se greffer un accès de mélancolie anxieuse. Elle est triste, anxieuse, excitée, très hypochondriaque. Pendant le mois de juin 1898, on constate chez elle une altération de sa santé générale. Elle est soumise au repos au lit.

M. Picqué l'examine. Il lui découvre un staphylome cornéen : « Cornée encore un peu transparente, et bosselée; vision abolie; pas de douleurs. » Ophtalmie sympathique, au début.

M. Picqué pratique l'énucléation du globe oculaire, par le procédé classique.

La malade est transférée à la colonie de Dun-sur-Auron, le 26 janvier 1899, avec le certificat suivant : « Délire mélancolique, compliqué d'agitation anxieuse, de mutisme; est redevenue très active, n'accuse plus aucune douleur, aucune souffrance, aucun vertige, aucune idée délirante, depuis l'ablation de l'œil; serait toutefois incapable de subvenir aux besoins de son existence.

Obs. VI. — *Mélancolie. Enucléation du globe oculaire. Convalescence mentale. Endométrite. Amélioration de l'état mental et Guérison plus tard.* — Miss R..., âgée de trente-cinq ans, institutrice, entre à Ville-Évrard, dans le service de M. le Dr Febvré, le 4 août 1897. A son entrée, M. le Dr Febvré rédige le certificat immédiat suivant : « Est atteinte de dépression mélancolique, avec idées de persécution dirigées contre une de ses tantes, qui lui refuse un pardon imploré depuis de nombreuses années; tentative de suicide par submersion. A déjà été soignée dans un asile d'aliénés. »

Antécédents héréditaires. — Le père s'est tué à quarante-sept ans. — Mère inconnue et mystérieuse, venant voir sa fille, en se présentant comme une tante.

Antécédents personnels. — Rougeole. Migraines. Rhumatisme cérébral. Réglée à dix-neuf ans. Élevée en France, dans un couvent. Institutrice, elle est victime d'un accident de lawn-tennis, où elle perd un œil. Excentricités, abus d'éther et d'alcool. Idées de grandeur; est internée, cinq mois à Villejuif, en octobre 1895.

En décembre 1896, elle fait une fausse couche de six mois; depuis lors, elle accuse des douleurs abdominales et lombaires, elle a des métrorrhagies, de la leucorrhée. A ce moment déjà, douleurs oculaires. Abus d'alcool et d'éther. C'est dans ces circonstances, qu'elle entre, en août 1897, chez M. le Dr Febvré.

En septembre 1897, on constate toujours des idées de suicide.

En octobre 1897, même état mental; et violentes douleurs oculaires.

En novembre 1897, aggravation de l'état mental.

Le 7 janvier 1898, M. le Dr Picqué pratique l'énucléation du globe oculaire, les douleurs oculaires étant intolérables.

En février 1898, l'état génital est toujours le même. La malade ne veut pas se laisser examiner. La dépression mélancolique est atténuée; les conceptions délirantes sont un peu effacées.

De février à août 1898, la dépression des facultés reste atténuée légèrement; mais on constate des exacerbations coïncidant avec les règles. En juillet, vomissements incoercibles.

En août 1898, M. le Dr Picqué pratique enfin l'examen gynécologique. Voici le résultat de cet examen : l'utérus est gros ; il est en antéflexion légère. Le col est volumineux, et laisse échapper beaucoup de mucus. Rien du côté des annexes.

Le 3 août 1898, M. le Dr Picqué pratique un curettage, et ramène beaucoup de fongosités.

Octobre 1898. — La malade est encore irritable impressionnable. La moindre contrariété, la moindre émotion suffisent pour accentuer la dépression; mais l'état mental est amélioré.

Novembre 1898. — Cette amélioration progresse. La dépression s'atténue; les conceptions délirantes disparaissent.

Décembre 1898. — Encore un peu d'irritabilité, d'irascibilité; quelques accès mélancoliques, provoqués par des causes insuffisantes.

23 décembre 1898. — La dépression mélancolique est de beaucoup diminuée. Plus d'idées délirantes. Plus d'idées de suicide. Plus de tristesse. État physique et mental satisfaisants. La malade sort, et rentre à Paris, chez son ami.

Obs. VII. — *Mélancolie aiguë. Endométrite cervicale. Amputation du col. Amélioration progressive et guérison.* — H..., âgée de vingt-cinq ans, employée, entre, le 26 août 1898, dans le service de M. le Dr Febvré, qui rédige le certificat suivant : « Est atteinte de mélancolie aiguë, avec idées hypochondriaques, idées de culpabilité, idées de suicide. Tentative de suicide par précipitation. »

Cette malade est une mélancolique classique ; elle est triste ; elle présente une dépression très marquée des facultés psychiques ; elle est en proie à des idées délirantes, d'ordre essentiellement mélancolique, et, parmi ces conceptions délirantes, on constate, avant tout, des idées hypochondriaques.

Au point de vue gynécologique, comme antécédents personnels, elle fut réglée à quatorze ans, toujours régulièrement, sauf à dix-sept ans, âge auquel elle présenta une courte aménorrhée; pas d'avortement; un accouchement normal et spontané, en 1894; voilà tout ce que nous notons comme antécédents personnels.

La malade accuse une leucorrhée continue, et des douleurs abdominales et lombaires.

L'examen révèle à M. le Dr Picqué tous les signes d'une vaginite intense et totale. Le col est gros: la lèvre postérieure est ulcérée. L'utérus est petit, en antéflexion légère et antéversion complète. Il n'existe aucune lésion notable dans les annexes; néanmoins l'on perçoit une douleur légère, à la pression. De plus, l'examen physique complet révèle encore une cyphose dorso-lombaire congénitale et une fracture probable et ancienne du calcanéum.

M. Picqué prescrit d'abord le traitement de la vaginite, et, grâce à ce traitement, la vaginite est de beaucoup diminuée.

M. Picqué pratique ensuite une amputation du col.

Le résultat opératoire est parfait.

Quant à l'état mental, il a subi des modifications très importantes, dès le lendemain de l'opération. D'abord, on constate que les idées hypochondriaques et les autres conceptions délirantes s'effacent peu à peu; la dépression des facultés persiste. Au début, l'amélioration est lente et légère : elle ne porte que sur les idées délirantes, hypochondriaques en particulier. Mais bientôt l'amélioration s'accentue; sa marche est rapide et progressive: on voit se dissiper la tristesse, et les facultés, se relever. La malade sort de sa torpeur intellectuelle; elle se réveille; elle commence à causer; elle cause spontanément; elle sourit. Plus de dépression des facultés. Plus de tristesse. État normal. La malade est satisfaite, enchantée, de son opération. Plus de conceptions délirantes: absence complète d'idées hypochondriaques; absence complète d'idées de culpabilité; absence complète d'idées de suicide. Il n'y a plus de sentiment d'impuissance; il n'y a plus de tristesse; il n'y a plus de délire. H...., est guérie de mélancolie aiguë.

CONCLUSIONS.

Notre but, avons-nous déclaré dans notre introduction, était d'apporter comme thèse inaugurale, un certain nombre d'observations consciencieusement recueillies.

De ces observations, minutieusement prises, sous la direction de MM. Picqué, chirurgien en chef des asiles de la Seine, et Febvré, médecin en chef de Ville-Évrard, de ces faits, scrupuleusement observés, nous croyons pouvoir conclure que :

Loin d'enrayer la convalescence des aliénés, l'opération chirurgicale indiquée, l'accélère, et, loin d'aggraver le pronostic des formes cliniques de l'aliénation mentale, exception faite des hystériques et des persécutés, l'opération chirurgicale indiquée, favorise ce pronostic.

Attendu que la prédisposition suprême est réalisée par la convalescence des maladies mentales, et que cette convalescence est favorisée par l'opération chirurgicale, indiquée ; attendu que l'état mental des vésaniques est amélioré par l'opération chirurgicale indiquée ; que jamais il n'est aggravé par ladite opération :

L'opération chirurgicale n'est pas une cause de folie.

Les psychoses post-opératoires sont des accidents, causés par l'appréhension, la crainte ou la terreur de l'opération, chez certains dégénérés prédisposés, émotifs. Un trouble profond de la sensibilité psychique est la condition de ces accidents.

Ces accidents sont rares, exceptionnels. Ils peuvent être prévus par l'examen mental de l'opéré, cet examen pratiqué par un médecin aliéniste.

L'opération chirurgicale est contre-indiquée chez les dégénérés psychiques émotifs.

Elle n'est pas contre-indiquée par la dégénérescence ou l'aliénation mentale, s'il n'y a pas de troubles émotifs de la sensibilité psychique.

Elle doit être pratiquée comme traitement curatif des maladies chirurgicales en général, et des affections gynécologiques en particulier, des dégénérés comme des aliénés.

L'intervention chirurgicale améliore l'état mental des aliénés, favorise le pronostic des vésanies, par la suppression de troubles organiques et physiques, qui paraissent avoir un rapport de causalité avec les troubles psychiques.

Elle peut avoir un résultat nul, au point de vue mental.

Elle n'aggrave jamais le délire vésanique.

Elle est surtout efficace, au point de vue mental, dans les délires polymorphes des dégénérés, et dans la mélancolie aiguë ou chronique.

Elle est surtout efficace dans les états caractérisés par la dépression des facultés, dans les diverses formes cliniques de la mélancolie.

L'intervention chirurgicale est contre-indiquée dans les arrêts de développement, dans l'idiotie, l'imbécillité, si l'on recherche un résultat, au point de vue mental.

Elle est aussi contre-indiquée, dans le même but, dans la démence et la paralysie générale progressive, dans tous les états démentiels, partout où il y a lésions macroscopiques ou microscopiques de l'encéphale, et affaiblissement des facultés psychiques.

Elle paraît seulement pouvoir agir sur les délires de la paralysie générale et sur les psychoses greffées sur un fond démentiel, ou développées sur un terrain de débilité mentale.

L'intervention chirurgicale est contre-indiquée chez les hystériques et les persécutés, dégénérés persécutés-persécuteurs et délirants chroniques.

RAPPORT ANNUEL

PRÉSENTÉ

A M. LE PRÉFET DE LA SEINE

(ANNÉE 1899) (1)

PAR

Lucien PICQUÉ

Monsieur le Préfet,

La statistique que j'ai l'honneur de vous adresser accuse une augmentation très sensible du nombre des malades soumis à mon examen dans les asiles au cours de l'année 1899.

346 malades m'ont été présentés, représentant près de 700 examens (exactement 682), c'est-à-dire près de 300 de plus que l'année précédente.

Le nombre des opérations pratiquées est de 89 (67 en 1898).

Les affections observées ont été surtout des traumatismes, des suppurations superficielles et profondes, des affections portant sur les organes génitaux de la femme et l'appareil urinaire de l'homme, quelques affections des yeux et des oreilles.

Sous le rapport des traumatismes, je suis heureux de faire remarquer la diminution notable du nombre des traumatismes produits à l'asile, diminution qui est évidemment en rapport avec l'augmentation numérique des infirmiers mis

(1) Extrait du Rapport officiel publié chaque année par le Service de la Préfecture de la Seine.

par l'Administration à la disposition des médecins et aussi avec la pratique de l'alitement, question de doctrine mise à part.

La progression du chiffre des malades soumis à mon observation depuis trois ans, avant même l'ouverture du pavillon de chirurgie, est intéressante à constater.

Elle indique que l'attention est de plus en plus attirée vers les affections chirurgicales que présentent les malades pendant leur séjour à l'asile. D'ailleurs, les résultats opératoires qui sont obtenus grâce à l'amélioration des pansements que nous devons aux internes, au zèle desquels je suis heureux de rendre hommage ainsi qu'aux infirmiers dont l'instruction professionnelle se perfectionne chaque jour, constituent évidemment des facteurs importants dans l'extension du service chirurgical.

L'examen de la statistique, en ce qui concerne les suppurations superficielles et profondes qui exigent tant de soins dans les pansements consécutifs, montre les résultats vraiment excellents auxquels nous sommes arrivés.

Le « rendement chirurgical » de chaque service présente des variations qu'il est également intéressant de signaler.

Dans tous les services, les malades sont aujourd'hui examinés avec le plus grand soin au point de vue chirurgical.

Le tégument, la surface des membres et du tronc sont examinés pour la découverte des tumeurs ou des affections inflammatoires; les courbes thermiques sont d'ailleurs pour ces dernières d'un précieux secours. C'est la « chirurgie qui se voit », à laquelle il faut ajouter les affections qui ne se révèlent que par des symptômes bruyants, imposants d'emblée leur origine chirurgicale et constituant le cadre de la chirurgie d'urgence.

Dans le service de M. Febvré, à Ville-Évrard, où nous avons organisé un service d'« observation chirurgicale », le chiffre des malades est naturellement plus considérable, parce que nous y recherchons systématiquement et dans des conditions que nous avons maintes fois indiquées « la chirurgie qui ne se voit pas », mais qui présente un intérêt plus considérable encore.

Telle affection ordinairement viscérale peut évoluer lentement, insidieusement, et produire brutalement des complications rapidement mortelles. Ce sont ou des affections annexielles chez la femme ou des affections hépatiques ou pleurales ou bien encore des lésions profondes de l'appareil urinaire de l'homme. Cette chirurgie présente un intérêt de premier ordre chez l'aliéné ; elle exige, à la vérité, de grandes précautions : en ce qui concerne l'examen des organes génitaux de la femme, il convient de solliciter l'autorisation préalable des familles ; de la part du chirurgien, elle nécessite des visites multiples dans les services, mais les résultats obtenus à Ville-Évrard sont là pour prouver que cette chirurgie est nécessaire.

Je dois reconnaître que, dans plusieurs services, les chefs de service procèdent eux-mêmes à ces visites minutieuses et nous aident beaucoup dans notre tâche. Je pourrais citer tel service où récemment je pus éviter à un malade un abcès cérébral, en lui ouvrant à temps la cavité de l'antre, malade qui m'avait été signalé par un collègue attentif, alors qu'il ne présentait qu'une simple hémicranie avec un état fébrile peu accusé ; tel autre où je pus reconnaître un pyosalpinx à marche très insidieuse ; tels autres encore chez lesquels je reconnus une suppuration profonde du rein, une grossesse extra-utérine, une appendicite latente, toutes affections qui auraient entraîné, à un moment donné, la mort du malade par l'apparition brusque de complications fatalement mortelles. Ces faits qui tendent à se multiplier chaque jour démontrent bien que la chirurgie dans les asiles ne saurait plus désormais être laissée au hasard des constatations inattendues ou des complications graves contre lesquelles nous restons impuissants ; que le chirurgien ne doit plus se contenter d'être opérateur, mais que son devoir est de rechercher, dans des visites fréquentes, les cas qui demandent, le plus souvent, pour être reconnus, l'expérience d'un chirurgien de carrière.

Ce n'est qu'en procédant de la sorte qu'on restera convaincu, comme je le suis moi-même par une pratique déjà longue, que les cas chroniques sont beaucoup plus fréquents dans les asiles que ne le croient peut-être encore quelques collègues éloignés des grands centres, qui ont des services relativement restreints, et qui n'ont l'occasion que de voir, chaque année, quelques cas d'urgence, les autres affections masquant leur origine profonde et leur caractère chirurgical sous le masque médical de complications ultimes.

A ce point de vue, l'étude des affections des voies urinaires de l'homme présente un intérêt de premier ordre. Depuis deux ans, je m'applique à développer ce service, et j'espère, l'an prochain, pouvoir vous présenter les résultats obtenus dans cette voie : il y a une question de matériel instrumental et de désinfection qui m'occupe tout particulièrement.

Je dois enfin dire que parfois les médecins ont recours au chirurgien dans les cas d'affections qui semblent être le point de départ d'obsessions comme dans les cas publiés par moi il y a deux ans à la Société de chirurgie.

Dans ces dernières semaines j'ai eu ainsi l'occasion d'opérer deux cas à la demande des chefs de service, chez des mélancoliques anxieux : l'une, atteinte d'une affection utérine, l'autre d'une affection des fosses nasales. La première malade s'est trouvée très améliorée de l'opération, le deuxième est opéré depuis trop peu de temps pour qu'on puisse apprécier le résultat de l'intervention sur l'état mental. Il est certain qu'on ne saurait se flatter d'obtenir une guérison définitive chez des malades qui présentent des signes de dégénérescence mentale. Les résultats obtenus dans ces conditions n'en sont pas moins intéressants à signaler.

Je tiens à vous rappeler, en terminant, que le Congrès d'assistance qui vient de se tenir à Paris, appréciant la responsabilité administrative dans la question de l'assistance chirurgicale des aliénés et comprenant d'autre part tout l'intérêt social qui s'y rattache, a émis le vœu qu'un service de chirurgie soit organisé dans tous les asiles départementaux.

Service des femmes.

Le traumatisme chez la femme nous a fourni dans les asiles 31 cas, dont : 1 contusion de l'épaule; 2 entorses du poignet;

4 plaies, dont 1 tendineuse; 14 fractures, dont 6 du col du fémur, 1 d'orteil, 2 du maxillaire inférieur, 1 du maxillaire supérieur, 2 de l'humérus, 2 malléolaires, 1 de jambe; 1 hématome de la fesse gauche.

Diverses suppurations ont été observées, parmi lesquelles : 4 abcès du cou; 1 adéno-phlegmon grave; 2 adénites cervicales; 5 panaris; 2 anthrax; 1 collection purulente de la région inguinale; 1 parotidite suppurée; 1 abcès du tibia; 1 phlegmon diffus du coude; 1 phlegmon de l'avant-bras; 1 phlegmon de la jambe; 1 phlegmon de la région trochantérienne; 1 synovite palmaire suppurée; 1 abcès sus-pubien; 1 ostéomyélite; 1 dacryocystite suppurée; 1 mammite suppurée; 1 suppuration de la vésicule biliaire.

Les articulations nous ont fourni : 4 arthrites de l'articulation du genou; 2 arthrites de la hanche; 2 arthrites du coude; 1 arthrite du pied.

Au point de vue des tumeurs, nous relevons : 9 cancers du sein; 1 tumeur parotidienne; 1 lipome de la cuisse; 1 lipome de l'aisselle; 1 tumeur du thorax; 2 tumeurs du grand angle de l'œil; 1 tumeur de la paupière; 1 tumeur de l'aile du nez; 1 ostéome du brachial antérieur.

Les hernies nous ont donné : 2 hernies inguinales; 4 hernies crurales, dont 1 double; 1 hernie ombilicale.

Les organes urinaires nous donnent : 1 tumeur de la vessie; 1 hématurie non déterminée; 1 pyonéphrose.

Les oreilles : 1 otite externe; 4 othématomes.

Les membres : 1 éléphantiasis du membre inférieur ; 1 cas de varices du membre inférieur; 1 cas de périostite du tibia; 1 cas d'orteil en marteau; 1 gangrène du pied ; 1 cas d'hallux valgus.

Affections diverses : 1 cas d'hypertrophie des amygdales ; 1 cataracte; 1 iritis syphilitique; 1 perforation du voile du palais; 2 fistules dentaires; 1 mall de Pott avec abcès; 3 prolapsus du rectum; 1 hygroma du genou; enfin 2 grossesses seulement m'ont été signalées comme présentant quelques particularités anormales.

4 malades opérées dans les hôpitaux m'ont été présentées : 1 kyste du foie; 2 kystérectomies abdominales; 2 amputations, dont 1 de cuisse et 1 d'avant-bras ; 1 néphropexie.

Utérus et annexes. — Lesions inflammatoires de l'utérus et du col, 44 cas; lésions inflammatoires des annexes, 5 cas; tumeurs utérines (fibromes et cancers), 8 cas; tumeurs des annexes, 3 cas; déplacements utérins, 10 cas; troubles menstruels dépendant de lésions qui n'ont pu être déterminées *en raison du refus des familles,* 2 cas; malformation des organes génitaux, 1 cas; déchirures du périnée dues à des grossesses antérieures, 2 cas; affections de l'urèthre et de la vessie chez la femme, 2 cas; malades opérées à l'hôpital d'affections gynécologiques, 3 cas.

Je ferai remarquer que ce chiffre est surtout fourni par le service des femmes de Ville-Évrard, où nous avons installé un service d'observation chirurgicale ; les malades y sont examinées systématiquement avec l'autorisation préalable des familles.

Dans les autres services, le chirurgien n'est appelé que sur la demande des malades ou du médecin, lorsque la malade présente des symptômes sérieux ou apparents. C'est ainsi que le service de femmes de la Maison de santé donne 3 cas; le service des femmes de l'asile Clinique donne 6 cas; le service des femmes de Villejuif donne 4 cas; le service des femmes de Vaucluse donne 5 cas et celui de Ville-Évrard donne 68 malades.

Opérations. — 10 opérations ont été pratiquées dans la sphère génitale, 3 sur les annexes (1 kyste de l'ovaire, 1 pyosalpinx, 1 salpingite); 1 sur l'utérus (fibrome); 1 laparotomie exploratrice; 5 pour des lésions inflammatoires de l'utérus (amputation du col et curettage).

En tout 5 grosses opérations et 5 opérations moyennes. Il y a eu 10 succès.

Une malade du service de M. Briand, opérée à l'hôpital Bichat avec un kyste inclus dans le ligament large, compliqué d'un fibrome enclavé dans le petit bassin a succombé.

Je reviendrai sur ces résultats dans un travail en cours de préparation.

Il n'y a eu aucune aggravation sur l'état mental.

Les opérations ont été peu nombreuses cette année en raison du refus ordinaire des familles et aussi parce que l'infirmerie de Ville-Évrard contenant des maladies contagieuses, on a dû renoncer pendant de longs mois à toutes les opérations non urgentes.

En dehors des cas gynécologiques, presque toutes les opérations pratiquées ont été des opérations urgentes, pratiquées, par conséquent, sans qu'on eût besoin de recourir à l'autorisation des familles. Parmi celles-ci, 8 collections purulentes superficielles ou profondes; 5 panaris; 1 luxation de l'épaule; 1 suture du tendon; 1 résection du coude; 1 opération pour fracture du maxillaire supérieur; 1 parotidite suppurée; 1 adéno-phlegmon du cou; 1 phlegmon diffus du coude; 1 synovite palmaire suppurée; 1 mammite suppurée; 1 plaie de tête; 1 gangrène du pied suivie de mort. En tout 24 opérations urgentes.

Les opérations demi-urgentes et facultatives sont en très petit nombre pour les raisons que j'ai plusieurs fois indiquées (refus des familles, défaut de local).

Nous en comptons seulent 7, dont 1 seul cancer du sein qui a nécessité 2 opérations; 1 ganglion tuberculeux du cou; 1 opération pour tumeur blanche du genou; 1 ostéomyélite ancienne; 2 othématomes.

On peut parcourir la statistique pour se rendre compte combien d'opérations auraient pu être pratiquées, si la question des conditions d'opérations était enfin tranchée, et si le pavillon était ouvert. Qu'il me suffise de dire qu'une seule femme sur 9, atteintes de cancer du sein, a pu être opérée!

Au point de vue de la mortalité, nous ferons remarquer que sur 31 opérations dont beaucoup étaient graves, pratiquées en dehors de la sphère génitale, ont donné 30 succès et 1 décès, et que 10 opérations pratiquées sur la sphère génitale ont également donné 10 succès, en tout 41 opérations avec 1 décès.

Une seule femme, opérée en dehors des asiles, a succombé.

Service des hommes.

La chirurgie des membres nous a fourni :

Traumatismes. — Membres inférieurs : 1 contusion de la hanche; 1 contusion du genou; 4 entorses tibo-tarsiennes; 2 luxations tibio-tarsiennes; 1 écrasement du gros orteil.

Membres supérieurs : 1 contusion de l'épaule; 2 luxations de l'épaule, dont 1 récidivante; 1 plaie contuse de l'avant-bras; 1 plaie des 2 poignets par section; 1 section du médius.

Nous avons eu à soigner 17 fractures, dont 1 du frontal, 1 de l'apophyse épineuse de 2e vertèbre lombaire, 1 du sternum, 1 de l'humérus, 1 des deux os de l'avant-bras, 3 de l'extrémité inférieure du radius, 1 décollement épiphysaire du radius.

Aux membres inférieurs, nous relevons : 1 fracture de cuisse; 1 fracture de rotule; 1 fracture du tibia; 1 fracture du péroné; 4 bimalléollaires.

Les autres affections chirurgicales des membres se répartissent ainsi : Membres inférieurs : 1 adénite tuberculeuse du pli de l'aine; 1 ulcération d'un moignon de cuisse; 3 hydarthroses du genou; 1 hygroma suppuré ; 1 hygroma prérotulien ; 1 brûlure de jambe; 1 ostéomyélite du tibia ; 1 phlegmon diffus, jambe; 1 suppuration profonde, jambe ; 2 varices; 1 rupture de varices; 1 paralysie infantile; 1 gangrène des 2 pieds; 1 suppuration du pied; 1 gangrène du 5e orteil; 1 gelure des pieds.

Membres supérieurs : 1 paralysie du deltoïde; 1 lymphangite du bras ; 3 phlegmons diffus de l'avant-bras; 1 anthrax de la région du coude; 2 arthrites du poignet; 1 kyste synovial du poignet; 1 gangrène de la main; 2 arthrites suppurées du doigt; 1 gangrène du doigt; 3 panaris.

Les voies génito-urinaires de l'homme ont donné : 1 phlegmon périnéphrétique; 1 hypertrophie prostatique; 1 rupture de l'urèthre; 2 rétrécissements de l'urèthre ; 1 uréthrite blennorrhagique; 3 hydrocèles; 1 hématocèle vaginale; 1 varicocèle; 1 épididymite tuberculeuse; 1 testicule syphilitique ; 2 paraphimosis; 1 tumeur du testicule non déterminée.

Tumeurs. — Nous relevons : un kyste du cou; 1 lipome de la région sus-épineuse ; 1 tumeur de la parotide ; 1 polype des fosses nasales; 1 othématome; 1 tumeur de l'aisselle; 1 tumeur du 5e métacarpien.

Les autres affections chirurgicales constatées et soignées dans les divers quartiers se répartissent ainsi :

Région de l'œil. — 1 plaie du sourcil; 3 cataractes, dont 1 double; 1 iritis; 1 épisclérite; 1 kératite; 1 chalazion; 4 conjonctivites catarrhales.

Tête et face. — 1 hématome du cuir chevelu; 2 plaies de tête; 4 trépanations anciennes; 1 brûlure de la lèvre supérieure; 1 impétigo nasal rebelle; 1 épistaxis rebelle; 1 déchirure étendue de la muqueuse palatine (mutilation volontaire); 2 otites externes; 3 otites moyennes, dont 1 avec fistule mastoïdienne : 1 ostéo-périostite suppurée du maxillaire supérieur.

Cou. — 1 gomme tuberculeuse du cou; 1 gomme tuberculeuse de la région sus-claviculaire ; 2 adénites sous-maxillaires ; 1 adéno-phlegmon sous-angulo maxillaire ; 1 abcès du cou.

Thorax. — 3 pleurésies purulentes ; 2 abcès froids du thorax; 1 cancer de l'œsophage.

Abdomen et intestins. — 1 plaie de l'abdomen; 1 tuberculose péritonéale; 3 hernies inguinales; 5 hernies étranglées; 3 hémorrhoïdes ; 1 phlegmon de la marge de l'anus ; 2 abcès de la fosse ischio-rectale ; 1 prolapsus du rectum ; 5 fistules anales ; 1 érythème anal tenace.

Divers. — 1 dermatose généralisée ; 1 fistule de la région sacrée ; 1 cas de gommes syphilitiques généralisées.

Les opérations pratiquées dans les divers quartiers d'hommes sont au nombre de 48.

Elles se décomposent également en opérations urgentes, soit 39 opérations et en opérations non urgentes, 9 opérations. On voit encore combien le 1er groupe est considérable par rapport au 2e groupe.

Ici le 2e groupe ne contient que des opérations peu importantes. 1 seul malade déjà trépané 2 fois a succombé à une 3e intervention pratiquée à la Pitié dans mon service.

Les autres se décomposent ainsi : 3 fistules anales ; 1 onyxis ; 1 hydrocèle : 1 chalazion ; 1 lipome volumineux du dos ; 1 polype des fosses nasales ; tous ces malades ont guéri.

Les opérations urgentes, au nombre de 39, comprennent : 5 hernies étranglées, l'une réduite par manœuvres externes, procédé thérapeutique justement abandonné mais qui, chez les aliénés, trouve parfois des indications ; 4 opérées par kélotomie, 5 succès ; 1 hématocèle volumineux de la tunique vaginale, 1 succès ; 1 extirpation de ganglions tuberculeux de l'aine, 1 succès ; 1 pleurésie purulente, 1 succès ; 3 abcès froids du thorax, 3 succès ; 1 anévrysme probable de l'artère rénale, 1 mort ; 1 cancer de l'œsophage, gastrostomie, mort rapide au 6e jour ; 1 résection de l'urèthre (rétrécissement infranchissable), 1 succès ; 1 périostite suppurée du maxillaire supérieur, 1 succès ; 1 adéno-phlegmon sus-angulo maxillaire, 1 succès ; 1 abcès du cou, 1 succès ; 1 suppuration diffuse de la lèvre inférieure, 1 succès ; 1 kyste néoplasique du cou, guérison opératoire, mort de cachexie cancéreuse.

Membres supérieurs : 1 anthrax du coude, 1 succès ; 3 phlegmons diffus de l'avant-bras, 2 succès, 1 mort chez un paralytique ; 2 panaris, 2 succès ; 1 gangrène de la main chez un paralytique général, 1 mort ; 1 arthrite suppurée du doigt, avec eschare du sacrum chez un paralytique général, 1 mort ; 1 arthrite suppurée du doigt, 1 succès.

Membres inférieurs : 1 phlegmon de jambe, 1 succès ; 1 hygroma suppuré, 1 succès ; 1 suppuration du dos du pied, 1 succès ; 1 amputation du pied, 1 succès ; 1 gangrène du pied, résection partielle, 1 succès; 1 écrasement d'orteil, 1 succès.

Divers. — 2 paraphimosis, 2 succès ; 1 phlegmon de la marge de l'anus, 1 succès ; 2 abcès de la fosse ischiorectale, 2 succès.

Dans cette statistique opératoire des cas urgents, nous relevons 6 morts.

Je ferai remarquer que sur ces 6 morts, nous relevons 3 phlegmons diffus accompagnés de gangrène chez des paralytiques généraux avancés ; 1 cancer des ganglions du cou chez un cachectique ; 1 cancer de l'œsophage qui a succombé quelques jours après la gastrostomie.

Enfin 1 malade, du service de M. Legrain, atteint d'un anévrysme abdominal probable. La tumeur présentait sur le vivant des connexions intimes avec le rein et s'accompagnait de phénomènes fébriles et douloureux qui me la fit considérer comme une collection purulente périrénale. L'incision me conduisit dans une poche hématique dont la nature anévrysmale ne put être fixée de suite. Ce n'est que plusieurs jours après l'incision que le malade succomba à une hémorragie secondaire ; l'autopsie démontra qu'il s'agissait probablement d'un anévrysme dont on ne put pas à l'autopsie déterminer le siège exact.

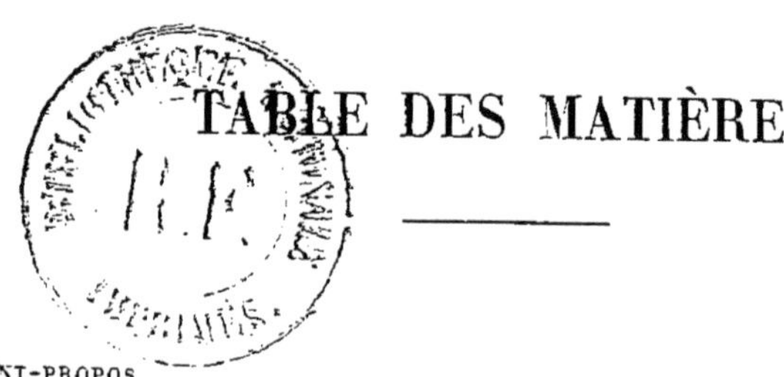

TABLE DES MATIÈRES

11567-00. — CORBEIL. IMPRIMERIE ÉD. CRÉTÉ.

A LA MÊME LIBRAIRIE

Traité de Chirurgie d'urgence, par Félix Lejars, professeur agrégé à la Faculté de médecine de Paris, chirurgien de l'hôpital Tenon, membre de la Société de Chirurgie. Troisième édition, revue et augmentée. 1 vol. gr. in-8, de 1035 pages, avec 751 figures dont 351 dessinées d'après nature, par le Dr Daleine, et environ 172 photographies originales. Relié toile .... 25 fr.

Cliniques chirurgicales de la Pitié, par le Dr Paul Reclus, chirurgien de l'hôpital de la Pitié, professeur agrégé à la Faculté de médecine de Paris, membre de la Société de Chirurgie. 1 vol. in-8 avec figures dans le texte .... 10 fr.

Traité de l'Uréthrostomie périnéale dans les rétrécissements incurables de l'urèthre. *Création au périnée d'un méat contre nature*, par M. Antonin Poncet, professeur de clinique chirurgicale à l'Université de Lyon, ex-chirurgien en chef de l'Hôtel-Dieu, membre correspondant de l'Académie de médecine, et Xavier Delore, ex-prosecteur, chef de clinique chirurgicale à l'Université de Lyon, lauréat de l'Académie de médecine. 1 vol. in-8 avec 11 figures dans le texte, broché .... 4 fr.

Maladies des Voies urinaires. Urèthre. Vessie, par le Dr Bazy, chirurgien des hôpitaux, membre de la Société de Chirurgie. 4 vol. petit in-8 de l'*Encyclopédie des Aide-Mémoire* .... 10 fr.

Chaque volume est vendu .... 2 fr. 50

Tome I. — *Urèthre. Vessie. Exploration, traitement d'urgence.* 2e édit. entièrement revue.
Tome II. — *Séméiologie.*
Tome III. — *Thérapeutique générale, thérapeutique symptomatique, médecine opératoire.*
Tome IV. — *Thérapeutique spéciale.*

Traité de Chirurgie, publié sous la direction de Simon Duplay, professeur à la Faculté de médecine de Paris, membre de l'Académie de médecine, chirurgien de l'Hôtel-Dieu, et Paul Reclus, professeur agrégé, membre de l'Académie de médecine, chirurgien des hôpitaux : par MM. Berger, Broca, Pierre Delbet, Delens, Demoulin, J.-L. Faure, Forgue, Gérard-Marchant, Hartmann, Heydenreich, Jalaguier, Kirmisson, Lagrange, Lejars, Michaux, Nélaton, Peyrot, Poncet, Quénu, Ricard, Rieffel, Segond, Tuffier, Walther. *Deuxième édition, entièrement refondue.* 8 vol. gr. in-8 avec nombreuses figures dans le texte. *Ouvrage complet* .... 150 fr.

Cliniques chirurgicales de l'Hôtel-Dieu, par Simon Duplay, professeur de clinique chirurgicale à la Faculté de médecine de Paris, membre de l'Académie de médecine, chirurgien de l'Hôtel-Dieu, recueillies et publiées par les Drs Maurice Cazin, chef de clinique chirurgicale à l'Hôtel-Dieu, et S. Clado, chef des travaux gynécologiques à l'Hôtel-Dieu. 1 vol. in-8 avec figures dans le texte. 7 fr.

Deuxième série. 1 vol. in-8, avec figures dans le texte .... 8 fr.
Troisième série. 1 vol. in-8, avec figures dans le texte .... 8 fr.

Traité d'Anatomie humaine, publié sous la direction de Paul Poirier, professeur agrégé à la Faculté de médecine de Paris, chirurgien des hôpitaux, et de A. Charpy, professeur d'anatomie à la Faculté de Toulouse ; avec la collaboration de MM. O. Amoedo, A. Branca, B. Cunéo, P. Fredet, P. Jacques, Th. Jonnesco, E. Laguesse, L. Manouvrier, A. Nicolas, M. Picou, A. Prenant, Rieffel, Ch. Simon, A. Soulié. 5 vol. gr. in-8 avec nombreuses figures, la plupart tirées en couleurs. *En souscription* .... 150 fr.

Manuel de Pathologie externe, par les Drs Reclus, Kirmisson, Peyrot, Bouilly, professeurs agrégés à la Faculté de médecine de Paris, chirurgien des hôpitaux. Édition complète, illustrée de 720 figures. — I. *Maladies des tissus et des organes*, par le Dr P. Reclus. — II. *Maladies des régions. Tête et Rachis*, par le Dr Kirmisson. — III. *Maladies des régions. Poitrine, Abdomen*, par le Dr Peyrot. IV. *Maladies des régions. Organes génito-urinaires*, par le Dr Bouilly, 4 vol. in-8, avec figures dans le texte .... 40 fr.

Chaque volume est vendu séparément .... 10 fr.

Traité des Résections et des opérations conservatrices que l'on peut pratiquer sur le système osseux, par le Dr L. Ollier, professeur de clinique chirurgicale à la Faculté de médecine de Lyon : 3 vol. gr. in-8 avec figures .... 50 fr.

Anatomie du Cerveau de l'homme. — *Morphologie des hémisphères cérébraux ou cerveau proprement dit.* Texte et figures, par E. Brissaud, professeur à la Faculté de médecine. 1 atlas gr. in-4, de 43 planches gravées sur cuivre, représentant 270 préparations, grandeur naturelle, avec explication en regard de chacune ; et 1 vol. in-8 de 580 pages, avec plus de 200 figures schématiques dans le texte. 2 vol. reliés toile anglaise .... 80 fr.

L'Analgésie chirurgicale par Voie rachidienne. (*Injections sous-arachnoïdiennes de Cocaïne*), *technique, résultats, indications*, par le Dr Tuffier, professeur agrégé à la Faculté de médecine de Paris, chirurgien des hôpitaux (No 24 de l'*Œuvre médico-chirurgical*) 1 br. gr. in-8 .... 1 fr. 25

L'Asepsie opératoire, par MM. Pierre Delbet, professeur agrégé à la Faculté de Paris, chirurgien des hôpitaux, et Louis Bigeard, chef de clinique chirurgicale adjoint à la Faculté de Paris, ancien interne des hôpitaux (No 25 de l'*Œuvre médico-chirurgical*) 1 br. gr. in-8 .... 1 fr. 25

10 271-00. — Corbeil. Imprimerie Éd. Crété.